Kishori Aird

Die 13. Helix

Kishori Aird

DIE 13. HELIX

Ein Praxisbuch zur Erweckung unseres verlorenen Gens

Aus dem Französischen von Klara Deichsel

//////////////////// SILBERSCHNUR ////////////////////

Copyright © 2004: Kishori Institute, Inc. P.O. Box 252 · Magog, Quebec · JIX 3W8 ·
www.kishori.org

Originaltitel: "DNA Demystified Volume 1 –
A Practical Guide to Reprogramming the 13 Helixes at Zero Point"

Copyright © 2010 der deutschen Ausgabe:
Verlag »Die Silberschnur« GmbH

ISBN: 978-3-89845-290-8

1. Auflage 2010

Aus dem Französischen von Klara Deichsel
Gestaltung: XPresentation, Güllesheim
Satz: Eins64 GbR
Druck: Finidr, s.r.o. Cesky Tesin

Verlag »Die Silberschnur« GmbH
Steinstraße 1 · D-56593 Güllesheim
www.silberschnur.de · E-Mail: info@silberschnur.de

Inhalt

Dank der Autorin   9

Einführung   11
    Wir gestalten unsere Wirklichkeit   12
    Zum Entstehen dieses Buches   13

Kapitel 1: Wir sind programmiert!   19
    Das physische Schema der DNA   19
    "Junk"-DNA   23
    Die verloren gegangene, ursprüngliche DNA   24
    Die DNA-Helices   26
    Die 13. Helix   27
    Tabelle der Helices   30
    Der hundertste Affe   31

Kapitel 2: Wir programmieren unsere DNA neu   35
    Unsere Vorprogrammierungen   37
    Magisches Denken   39
    Die Verletzlichkeit   41
    Die Dualität in der Absicht erkennen   43
    Der Zustand ist mächtiger als die Form   46
    Respekt vor unserem Gegenüber   48
    Kinesiologie und angeborene Intelligenz   49
    Die Macht der richtigen Fragen   52
    Die DNA neu programmieren   53

Kapitel 3: Die Neuprogrammierung unserer DNA   57
    Der Aufbau der Protokolle   60
    Protokoll Nr. 1: Reintegration der 12 Helices   66
    Detailliertes Beispiel anhand von
    Protokoll Nr. 1   73

Protokoll Nr. 2: Installation und Integration der 13. Helix   83
                  Tabelle der Indikatoren   92
Protokoll Nr. 3: Neuharmonisierung der 13 Helices   100
Protokoll Nr. 4: Neuprogrammierung eines fehlerhaften Gens   110
Protokoll Nr. 5: Der neue Gesundheitscode   118
Protokoll Nr. 6: Allgemeines Protokoll zur Durchführung
                  einer Neuprogrammierung   127
Protokoll Nr. 7: Installation eines Programms für
                  Jugendlichkeit und langes Leben   135
Protokoll Nr. 8: Reparatur eines Gens in einem Chromosom   143
Protokoll Nr. 9: Steigerung der Fähigkeit, Informationen zu
                  entschlüsseln   152

Kapitel 4: Jenseits der Dualität der beiden Helices   161
Die polarisierte Dualität und der Nullpunkt   163
Protokoll Nr. 10: Installation des neuen Paradigmas für
                  die Entscheidung, im Zustand der Liebe
                  am Nullpunkt zu sein   169
Protokoll Nr. 11: Integration der Negativpolarität   187
                  Detailliertes Beispiel zu Protokoll Nr. 11   197
Protokoll Nr. 12: Integration der Positivpolarität   209

Kapitel 5: Wie lebt man mit den neuen Programmen?   221
Protokoll Nr. 13: Programm, um ganz in der Gegenwart
                  am Nullpunkt zu sein   224
Protokoll Nr. 14: Programm, um die Verbindung zu den
                  Verbündeten der 13 Helices in der DNA
                  wiederherzustellen   238
Protokoll Nr. 15: Programmierung für die Verträglichkeit
                  der veränderten Frequenz   249
Protokoll Nr. 16: Programm zur endgültigen Bestätigung   261
Protokoll Nr. 17: Meditation über die Implosion im Inneren
                  der eigenen DNA   271

Schlussbemerkung   279

Anhang I   Glossar   282
Anhang II   Kinesiologie   285
Anhang III   Mögliche Blockaden   290
Anhang IV   Liste der Emotionen   294
Anhang V   Emotionen und Affirmationen (Intentionen)
                  für den mentalen Aspekt   310
Anhang VI   Blockaden der physischen Energie   313
Anhang VII   Liste der Systeme   317
Anhang VIIII   Lebenslauf und Lehrgänge   318

DANK DER AUTORIN

Ich möchte meinem Mann Bruno Simard danken, der mich für die Dauer des gesamten Projekts begleitet, bei Laune gehalten und für die nötige Bodenhaftung gesorgt hat. Dank seiner Spiritualität, seiner liebevollen Unterstützung und seiner umsichtigen Mitwirkung konnten wir das Konzept der DNA-Neuprogrammierung auch zu einem festen Bestandteil unseres Alltags machen.

Ich danke meinen vier Indigo-Kindern Devin, Shawn, Marie-France und Merlin, die mich durch ihre kostbare Präsenz immer wieder unterstützt haben.

Mein Dank geht an meinen Coach Jean Cloutier, der eine stete Quelle der Ermutigung und des Beistands für mich war. Als Meister in der Kunst der Kommunikation hat er mir viel von seinem Wissen und seiner Präzision vermittelt.

Ausdrücklich danken möchte ich meiner Freundin Alice Melanson. Ihre Freundschaft und Hilfe waren im gedanklichen Prozess wesentlich für die Ausarbeitung der Protokolle.

Mein Dank gilt all jenen, die diesen Text gelesen, auf Fehler durchgesehen und mir geholfen haben, ihn in seine endgültige Form zu bringen.

Besonders hervorheben möchte ich den unschätzbaren Beitrag der Studenten meiner Lehrgänge für Intuitive Medizin und, seit Januar 2000, für DNA-Neuprogrammierung. Sie haben meine Ideen dem Praxistest unterzogen und durch ihre vielfältigen Kommentare meinen Blick geschärft. Sie haben beherzt Ja gesagt und sich Schritt für Schritt ihres eigenen Gen-Codes angenommen. Es ist ein großes Geschenk zu erleben, wie die eigenen Ideen im Alltag umgesetzt werden.

Schließlich danke ich all denen, die mittel- oder unmittelbar am Zustandekommen dieses Buches und seiner Verbreitung mitgewirkt haben.

Einführung

Es gehört nicht viel dazu, heutzutage kopfschüttelnd die Welt zu betrachten und die gegenwärtige Epoche für einigermaßen chaotisch zu halten. Allerdings ist es auch erstaunlich, wie wandelbar alte Strukturen in turbulenten Zeiten sein können. Neue, gänzlich ungebräuchliche Konzepte gehen unter Umständen in unser kollektives Vorstellungsvermögen ein. Zum Beweis: Das 20. Jahrhundert war insbesondere in seiner zweiten Hälfte chaotisch, aber man muss sich nur vor Augen halten, was für uns heute selbstverständlich ist und was unsere Vorfahren von Invitro-Befruchtung und Internet gehalten hätten, um zu begreifen, was für faszinierende Veränderungen turbulente Zeiten mit sich bringen können.

In der jetzigen Zeit könnte man fast meinen, "Wahrheit" werde neu definiert. Das lehren uns sämtliche Wissenschaftszweige und allen voran die Quantenphysik, derzufolge es feste Materie nicht gibt und die konkrete Wirklichkeit durch unser Denken bestimmt wird. Vor diesem Hintergrund steht eines jedenfalls fest: Die gefürchteten Katastrophen, die unser Leben unter Umständen auf den Kopf stellen, können auch der Ausgangspunkt für eine neue Art des Denkens und Handelns sein.

Man denke nur an die Geschichte, die in dem Film *Lorenzos Öl* erzählt wird. Die Eltern eines Jungen, der an einer Erbkrankheit leidet, wollen die medizinische Prognose und die gesellschaftliche Ächtung infolge der Krankheit nicht hinnehmen. Im Zuge ihres Widerstands, ihrer Recherchen und Beobachtungen findet bei ihnen ein Umdenken statt: Sie gehen gedanklich neue Wege, und dieser Prozess mündet in der Entdeckung eines Mittels, das die Krankheit lindert.

Diese Geschichte zeigt, wie fast alle großen Entdeckungen der Menschheit verlaufen. Deshalb bin ich auch überzeugt, dass gerade das derzeitige Chaos, das uns die Chance bietet, die Wirklichkeit anders zu definieren, es uns ermöglichen wird, unsere DNA und unseren Gen-Code umzugestalten und neu zu programmieren.

Wir gestalten unsere Wirklichkeit

Das war für mich auch der Grund, dieses Buch jetzt zu schreiben, denn ich bin überzeugt, dass der Moment gekommen ist, da wir wieder über uns selbst verfügen sollten. Zu einem Zeitpunkt, da Wissenschaftler und Pharmakonzerne versuchen, sich mit entsprechenden Patenten unseres Erbguts zu bemächtigen, können wir die Souveränität über unsere eigene DNA – und damit ein selbstbestimmtes Leben – wiedererlangen, und diese Macht über die Wirklichkeit kann von nun an für immer in unseren Genen codiert werden. Auf einen Nenner gebracht lautet die Botschaft, die ich in diesem Buch vermitteln möchte, folgendermaßen: Wir haben viel mehr Macht, als wir für möglich halten!

Dass wir durch unsere Haltung unsere Gesundheit und unsere Weiterentwicklung beeinflussen können, wissen wir bereits. Es ist auch schon viel über zelluläre Neuprogrammierung und das Psychoneuroimmunsystem geschrieben worden, doch eigenartigerweise ist, abgesehen von Teilinformationen unserer Wissenschaftler – und ihrem bruchstückhaften Wissen über unsere DNA –, nur wenig über die genetische Neuprogrammierung bekannt.

Wir benutzen im Wachzustand nur einen kleinen Teil unseres Gehirns. Unsere DNA funktioniert nicht zu 100 Prozent. Es gibt eine Vielzahl möglicher Kombinationen der verschiedenen DNA-Proteine, die nicht aktiviert sind, was die Biologen, die das menschliche Genom definiert haben, zu dem Schluss gebracht hat, 97 Prozent unserer DNA seien überflüssig! Alles deutet darauf hin, dass wir im Zuge der Mutationen, die die menschliche Gattung durchlaufen hat, einen Großteil unseres genetischen Erbes verloren haben. Es gibt sogar die Ansicht, wonach unsere DNA im Laufe der Menschheitsgeschichte durch genetische Veränderungen geschwächt wurde.

Es ist, als hätten wir ein Auto mit allen möglichen interessanten Optionen wie elektrischen Fensterhebern und Klimaanlage, von denen wir aber keinen Gebrauch machen. Der Verkäufer hat uns nicht darüber informiert, was alles in dem Fahrzeug steckt, und aus irgendeinem Grund haben wir nicht daran gedacht, dass diese Eigenschaften von uns bedient werden wollen. Ich möchte Sie daher einladen, neue Verbindungen zu knüpfen und sich neue Fragen zu Ihrer genetischen Programmierung zu stellen.

Um besser nachvollziehen zu können, was für einen riesigen Entwicklungssprung die Menschheit soeben vollzieht, müssen wir verstehen, wie wichtig der Gen-Code für die Definition des Menschen ist. Hinter der DNA verbirgt sich eine immense Macht, die wir uns wieder aneignen müssen. Transgene Manipulationen, wie sie von der Industrie betrieben werden und über die die Öffentlichkeit nicht informiert wird, machen deutlich, was auf dem Spiel steht.

Ich meditiere nun seit fast dreißig Jahren und habe im Laufe dieser Jahre der spirituellen Praxis gespürt, dass sich mein Schwingungszustand verändert. Ich bin überzeugt, dass die Zeit für einen Wandel der alten Paradigmen unserer menschlichen Genprogramme endlich reif ist. Ich weiß, dass wir in einer Epoche leben, in der wir uns das kollektive Erbe in uns, in jeder einzelnen Zelle unseres Körpers, wieder aneignen müssen, denn alles deutet darauf hin, dass die aktuelle planetarische Konstellation günstig dafür ist. Und entscheidend ist, dass wir es selbst tun können, indem wir bestimmte Aspekte unserer "überflüssigen" DNA neu programmieren, ein Prozess, der durch die augenblickliche Aktivierung neuer Helices noch beschleunigt wird.

Zur Entstehung dieses Buches

An meinem 40. Geburtstag wurde mir klar, dass ich in meinem Leben zwar alles gemacht hatte, was ich mir vorgenommen hatte, aber dass ich nie dauerhaft im Zustand der Liebe gelebt hatte. Ich ging also in mich und kam zu dem Schluss, dass mich nun, da ich wohl auf dem besten Weg in die zweite Lebenshälfte war, *dafür entscheiden* würde, diese zweite Hälfte im Zustand der Liebe zu verbringen, *auch wenn* ich nicht wusste, wie. Und ich nahm mir vor, dabei ausdauernd zu sein, weil ich wissen wollte, wie mein Leben dann aussehen würde.

Seither habe ich in jeder Situation, in der Konflikte, Ängste oder Zweifel auftraten, bewusst beschlossen, ihnen im Zustand der Liebe zu begegnen, *auch wenn* ich keine Ahnung hatte, wie mir das gelingen sollte. Wenn ich, wie jede Mutter, zur Konfliktlösung aufgerufen war, dann habe ich es im Zustand der Liebe getan, auch wenn ich nicht wusste, wie. Es ist eine persönliche Entscheidung, eine Lebensentscheidung. Damals war mir noch nicht klar, wie wichtig Selbstdisziplin für die Arbeit an der DNA-Neuprogrammierung ist, die ich zwei Jahre später aufnahm.

1997 begann ich einige Monate nach der Geburt meines jüngsten Sohnes mit der Arbeit über die DNA. Wir waren drei Therapeutinnen und trafen uns einmal im Monat. Wir arbeiteten mit Imagination, mit intuitiver Medizin und mit Visualisierung. Eine von uns war medizinisch ausgebildet, eine andere metaphysisch. Ich war Heilpraktikerin und in intuitiver Medizin geschult und brachte mich mit meinem alternativen gesundheitlichen Ansatz in unser Trio ein.

Von Beginn an haben wir an die universelle Energie des Herzens appelliert, denn für mich stand nun unumstößlich fest, dass wir dieses Abenteuer nur im Zustand der Liebe in Angriff nehmen konnten und die Arbeit an der DNA nicht außerhalb dieser Frequenz stattfinden durfte. Das schlägt sich auch in den Protokollen für die Neuprogrammierung nieder, die alle eine entsprechende Verifizierung beinhalten.

Wir haben unsere Forschungen mit hohem persönlichem Einsatz durchgeführt, bis wir nach zwei Jahren physisch wie psychisch mit unseren Kräften so am Ende waren, dass wir die Sache fast aufgegeben hätten. Wir hatten uns bis dahin nicht klar gemacht, dass die Arbeit mit den neuen DNA-Helices voraussetzt, dass man wachsamer wird, was die eigenen Bedürfnisse und die eigene Konstitution angeht.

Schließlich kamen wir zu dem Schluss, dass wir jemanden ins Boot holen müssten, der in der Lage wäre, uns zu stabilisieren. So stieß mein Mann zu uns, der als unser Fixpunkt dafür sorgte, dass unser Nerven-, Immun- und Hormonsystem besser funktionierte.

Dank dieser Arbeit konnten wir unsere Forschungen wieder aufgreifen, aber je stärker die Frequenzen sich veränderten, desto mehr physische und spirituelle Widerstandskraft benötigten wir. Wir mussten anders arbeiten und einen optimalen Rhythmus finden, um uns nicht zu überfordern. Unsere Treffen fanden in größeren Abständen statt, so dass wir mehr Zeit hatten, um alles zu verarbeiten.

Als wir genügend Ideen und Informationen gesammelt hatten, um nachvollziehbare Prozesse zu definieren, die sich in unseren Alltag übertragen ließen, beschlossen wir, die Gruppenarbeit zu beenden. Wir lösten unser Kollektiv auf und behielten für uns jeweils das bei, was wir aus diesen Forschungsjahren mitnehmen wollten. Ich war mir meiner Sache inzwischen sehr sicher und spürte, dass ich die Früchte unserer DNA-Forschungen sowohl in meinen Alltag als auch in meine Lehre miteinbeziehen konnte.

Ausdrücklich hervorheben möchte ich die Tatsache, dass ich in diesem gesamten Prozess, in dem ich das Handwerkszeug für die Neuprogrammierung der DNA entwickelt habe, ausschließlich mit Menschen gearbeitet habe, die in ihrem Alltag, im Hier und Jetzt verankert waren. Ich habe keine höheren Wesen gechannelt, um dieses Wissen zu erlangen oder um zu verstehen, wie es sich auf unsere menschliche Biologie anwenden lässt. Wir haben alle drei mit Intuition und Vorstellungskraft gearbeitet, gepaart mit dem konkreten Wissen unserer fachlichen Kompetenz, um uns in unser Inneres zu begeben und uns die in unserer DNA schlummernden Gen-Codes wieder anzueignen. Ich habe mir ein ganzheitliches Wissen über die DNA erarbeitet, das sich aus Erfahrung und Experimenten sowie Informationen aus diversen Quellen speist, die ich zusammengetragen und mit eigenen Informationen in Einklang gebracht habe.

All meine Entdeckungen, Überlegungen und Beobachtungen sowie die meiner Lehrgangsteilnehmer und meiner Arbeitsgruppe, meine entsprechenden Folgerungen und die Behandlung der Menschen, die mich bislang aufgesucht haben, sind in dieses Buch eingeflossen.

Die verborgene Kraft der DNA kann prägend für unser Leben und unsere Identität sein. Je mehr wir über die DNA wissen, desto mehr wird uns bewusst, was sie bedeutet, und desto größer wird unser Respekt vor den Codierungen und deren Wirkungen. Die Experimente mit dieser Kraft haben zu faszinierenden Ergebnissen geführt. Absolventen der DNA-Neuprogrammierung sind in der Regel emotional reifer, leben in finanziell gesicherteren Verhältnissen, haben eine bessere Intuition und vor allem das Gefühl, das eigene Schicksal in der Hand zu haben. Sie haben ihr Leben selbst Schritt für Schritt in die gewünschte Richtung gelenkt, so dass sie mit ihrem Alltag gut zurechtkommen. Mehr noch: Spiritualität beschränkt sich für sie nicht länger auf ein ätherisches, vom menschlichen Leben abgeschnittenes Universum.

Ich würde diese Einführung deshalb gern mit dem Zitat einer Praktikantin abschließen, die mir ihre Erfahrungen mit der DNA-Neuprogrammierung mitgeteilt hat:

Wenn ich mich frage, was mir die DNA-Neuprogrammierung gebracht hat, denke ich in erster Linie daran, dass ich meine Macht über mich wiedergewonnen habe. Das Gefühl, dem Leben ausgeliefert zu sein, legt sich nach und nach. Ich habe jetzt ein einfaches und wunderbares Instrument an der Hand, mit dem ich ganz bei mir bin, indem ich zum Beispiel Programmierungen erkenne, die nicht mehr passen und von denen ich nicht einmal wusste, dass es sie gab. Zum Beispiel weiß ich viel mehr (manchmal sogar alles) über meine Ängste, weshalb ich besser mit ihnen umgehen kann und im Leben viel leichter vorankomme. Ich habe nach meiner Scheidung mit der Neuprogrammierung begonnen. Es hat mir sehr geholfen, diese schwere Belastung, die ich selbst provoziert hatte, zu überstehen. Die DNA-Neuprogrammierung war hilfreich in der Kommunikation, vor allem, weil es darum geht, nicht zu urteilen. Die Beziehungen zu meinem Umfeld haben sich verbessert und sind jetzt eine große Bereicherung für mich. Ich bin viel selbstsicherer geworden und spüre vor allem, dass ich innerlich ruhiger werde. Es geht mir gut, und ich erfreue mich am Leben. Und ich stelle fest, dass dieser Zustand, auch auf mein Umfeld wirkt. So funktioniert Veränderung, nämlich ausgehend von der Wurzel. Dadurch, dass man sich selbst verändert, verändert man auch die Welt. Ist das nicht wunderbar?

KAPITEL 1

WIR SIND PROGRAMMIERT!

Wie wunderbar die in diesem Buch enthaltenen Informationen sind, erkennt man erst richtig anhand einer Einführung in die Thematik des menschlichen Erbguts. Um zu verstehen, wie wir die DNA nutzen können, um unsere Gesundheit, unser Leben und unsere Entwicklung positiv zu beeinflussen, müssen wir uns vor Augen halten, dass in ihr sämtliche Befehle und Programme für die Funktionsweise von Körper und Geist enthalten sind. Unsere DNA entscheidet darüber, ob wir braune oder blaue Augen bekommen oder Locken, auch wenn wir eigentlich lieber glatte Haare gehabt hätten. Wir werden also zunächst die Natur und die physische (wissenschaftliche) Funktionsweise der DNA untersuchen, bevor wir uns in einem weiteren Schritt dem Aspekt der Schwingung zuwenden.

Das physische Schema der DNA

Jede Zelle unseres Körpers enthält DNA (Desoxyribonukleinsäure). In jedem Zellkern des menschlichen Körpers bilden sich 46 unterschiedliche DNA-Fäden (oder Chromosomen), zumeist angeordnet in 23 Paaren. Jedes Chromosom besteht aus einer Vielzahl von Genen, von denen wiederum jedes für eine spezifische Funktion oder biologische Eigenschaft zuständig ist. Über eine Art Telefon, genauer gesagt über die RNA (Ribonukleinsäure), gibt die DNA ihre Botschaften oder Anweisungen an die Zellen weiter.

Die DNA leitet darüber hinaus auch Strom und ist somit eine Art kleiner Elektromotor. Weil die DNA-Spirale einen geschlossenen Kreislauf bildet, ist dieser Motor auch magnetischen Einflüssen ausgesetzt, da elektrischer Strom, der in einem Kreislauf fließt, ein eigenes Magnetfeld erzeugt. Ein weiteres interessantes Merkmal der DNA ist, dass sie Licht in Form von Biophotonen aussendet. Dieses Licht ist zwar ausgesprochen schwach (seine Helligkeit entspricht der einer Kerze in einer Entfernung von zehn Kilometern), aber sehr kohärent und gleichmäßig, das heißt, Frequenz und Phase sind, wie beim Laserlicht auch, gleich. Die DNA ist also eine Art *Minilaser*. Möglicherweise besteht auch ein Zusammenhang zwischen der Aussendung von Biophotonen durch die DNA und dem menschlichen Bewusstsein. Das macht auch die Vorstellung so reizvoll, dass das wunderbare Licht hoch entwickelter Wesen und der Heiligen in Wirklichkeit auf die Aktivierung ihrer DNA zurückzuführen ist.

Die Grundstruktur der DNA kann man sich vorstellen wie eine sehr lange Strickleiter mit mehreren Hunderttausend Sprossen. Diese

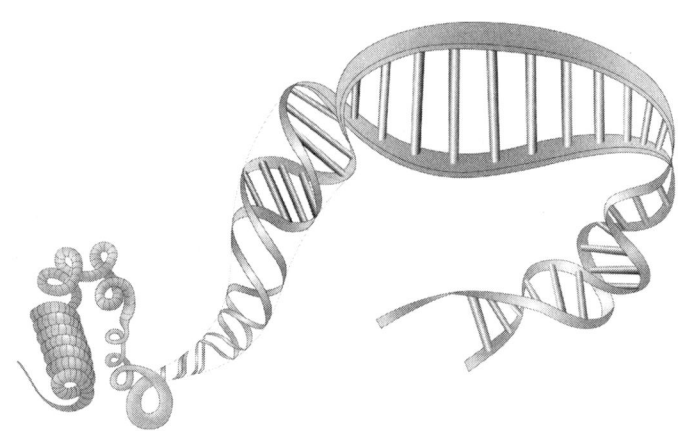

Leiter ist in sich gewunden, das heißt, beide Holme bilden eine Spirale, ähnlich einer Wendeltreppe. Diese verläuft außerdem gegenläufig, so dass sie aussieht wie ein in sich verdrehtes Telefonkabel.

Die Holme oder Stränge dieser Doppelhelix sind Molekülketten aus einfachen Zucker- und Phosphatmolekülen, während die Sprossen aus den vier Nukleinbasen Adenin (A), Thymin (T), Cytosin (C) und Guanin (G) bestehen, die gebräuchlicherweise mit ihren Abkürzungen bezeichnet werden.

Diese vier Nukleinbasen sind paarweise nach einem ganz bestimmten, unveränderlichen Aufbau angeordnet: Adenin bildet stets mit Thymin ein Paar der Sequenz AT bzw. TA, während sich Cytosin und Guanin stets zu einem Paar der Sequenz CG bzw. GC formieren. Diese Paare schließen sich in Dreierkombinationen zu so genannten Tripletts (oder Codons) zusammen. Die Kette "AT GC TA" ist beispielsweise ein solches Triplett. Insgesamt gibt es 64 verschiedene Kombinationsmöglichkeiten.

Die Tripletts schließen sich ihrerseits zusammen und bilden einen "Code" oder, genauer gesagt, ein Gen. Ein Gen umfasst einige wenige bis hin zu Zehntausenden Tripletts. Aus den Genen entstehen die Gebilde, die man als Chromosomen bezeichnet und von denen wiederum jedes einzelne einige wenige bis hin zu mehreren Tausend Genen umfasst. Als Genom schließlich bezeichnet man sämtliche Gene eines Organismus, also den gesamten genetischen Code, der die gewünschten Vorgaben für die Schaffung und Aufrechterhaltung allen Lebens in sich birgt.

Die DNA enthält sämtliche Ur- und kulturellen Prägungen sowie den jeweiligen Code für Haut- und Augenfarbe, Blutgruppe, Größe, Haarfarbe und alle erdenklichen menschlichen Merkmale. Sie stattet jeden von uns mit einem eigenen Fingerabdruck aus und ist für unsere Fähigkeit, Meisterleistungen zu vollbringen, ebenso verantwortlich wie für Erbkrankheiten und Fehlbildungen.

Wenn man bedenkt, dass unsere Hochleistungscomputer auf binärer Basis funktionieren, bei der abwechselnd lediglich zwei Zahlen (oder "Buchstaben") beteiligt sind, nämlich 0 und 1, gewinnt man eine kleine Vorstellung davon, welches Potenzial unsere DNA mit ihrem quartär kodierten Prinzip (den Buchstaben A, T, G und C) besitzt. In uns, das heißt in der Erbsubstanz jeder einzelnen Zelle, befindet sich eine Datenbank von außergewöhnlichem, ja schier unvorstellbarem Umfang.

Am 12. Februar 2001 hat die weltweite Wissenschaftsgemeinschaft die Karte des menschlichen Genoms veröffentlicht und verkündet, unser genetischer Code enthalte 30.000 bis 40.000 Gene. Die wissenschaftlichen Daten zum Genom sind noch nicht gesichert und können sich durchaus auch noch mehrmals ändern, bevor wir über eine annähernd "endgültige" Darstellung unseres genetischen Codes verfügen. Im Juli 2001 wurde dann verkündet, es habe ein Missverständnis gegeben und man gehe nunmehr von 50.000 bis 100.000 Genen aus. Das ist insofern nicht weiter verwunderlich, als die genaue Bestimmung des menschlichen Genoms vergleichbar ist mit der Aufgabe, eine topografische Karte des Gebiets zwischen New York und Los Angeles zu erstellen, in der jedes noch so kleine Rinnsal verzeichnet wäre. Angesichts dieser Herausforderung hat die Wissenschaftsgemeinschaft einen Perspektivwechsel vollzogen und visiert nun statt einer detailgetreuen Karte eher die Entsprechung zu einem Satellitenfoto an.

Die "Genom-Revolution" weckt große Hoffnungen für Menschen mit so genannten Erbkrankheiten, und auch wenn die Kartografie des Genoms längst noch nicht abgeschlossen ist, so liefert sie uns doch in vielerlei Hinsicht wertvolle Informationen. Mittlerweile wissen wir, dass ein Chromosom über 5.000 Gene und ein Gen mehrere Zehn- oder sogar Hunderttausend Tripletts enthalten kann. Ein Expertenteam im Toronto Hospital hat beispielsweise ein Gen entdeckt, dessen chemische Zusammensetzung, wollte man sie mit den Buchstaben A, T, G und C ausdrücken, den gesamten Krankenhauskorridor einnehmen würde. Die Wissenschaftler erstaunt der beeindruckende Umfang dieses Gens weniger: Sie glauben, dass es sich um die Tripletts desjenigen Gens handelt, das die Struktur des menschlichen Gehirns enthält, und deren Anzahl könnte durchaus bei 100.000 oder sogar darüber liegen.

»Junk«-DNA

Die Verbreitung dieser wissenschaftlichen Ergebnisse gibt uns Auskunft über einen weiteren Umstand, der für das diesem Buch zugrunde liegende Anliegen von entscheidendem Interesse ist: Die Biologen, die das menschliche Genom untersucht haben, haben lediglich drei Prozent unseres genetischen Codes entschlüsselt. Den Wissenschaftlern zufolge wirkt nur eine bestimmte Anzahl von Genzusammensetzungen auf unseren genetischen Code, wohingegen es sich bei den übrigen um latente Träger handelt. Zwischen den einzelnen Genen und innerhalb der Gene selbst liegen weite Bereiche unseres Erbguts quasi brach.

Im Umkehrschluss heißt das also, dass 97 Prozent unseres genetischen Codes für die Wissenschaft nach wie vor rätselhaft sind! Diesen Teil der DNA, der nur wenige Gene enthält, und zwar solche, die vor allem in Parzellen zusammengefasst sind, vernachlässigen die Wissenschaftler, die ihn zunächst auch als "überflüssige" oder "Junk"-DNA bezeichnet haben – immerhin 97 Prozent unserer DNA ... Dann erhielt er die Bezeichnung "uncodierte" DNA (*non-coding* DNA), da die überflüssige DNA nicht für die Proteincodierung genutzt wird. Mit anderen Worten: Über diesen Teil ist bislang sehr wenig bekannt. Für einige Wissenschaftler scheinen diese DNA-Fäden in ihrem Aufbau weder irgendeiner Logik zu folgen noch wesentliche Informationen zu enthalten. Nach Ansicht der Biologen hingegen könnte dieser Teil unserer DNA Informationen über den Ursprung menschlichen Lebens und die Geheimnisse unserer Geschichte enthalten.

Für die Wissenschaft stellt die Bedeutung der überflüssigen DNA für unsere genetische Programmierung derzeit also ein Mysterium dar. Uns interessiert dagegen eben dieser latent wirksame Teil der DNA, der die Wissenschaft derart überfordert, denn er reagiert ohne Weiteres auf die Schwingung unserer Intention und die Neuprogrammierung. Bevor wir diesen Aspekt der DNA näher untersuchen, müssen wir jedoch zwei weitere wissenschaftliche Fakten erwähnen, die in unmittelbarem Zusammenhang damit stehen.

Wir erinnern uns: Die vier Basenpaare, die jeweils in Dreierkombination auftreten, können im Prinzip 64 verschiedene Kombinationen oder Tripletts ergeben. Beim Menschen sind aber tatsächlich nur 20 wirksam (plus drei weitere, die als Code-Auslöser oder -Schalter fungieren. Mit anderen Worten: Das biologische Kleinstschema der DNA, das mit bloßem Auge zwar nicht zu erkennen ist, aber alle individuellen Anlagen jedes einzelnen Menschen bestimmt und gleichzeitig seine Einzigartigkeit garantiert (es gibt nicht zwei Menschen auf der Welt, die gleich wären), bringt all das mit weniger als der Hälfte der 64 möglichen Buchstabenkombinationen seines "Alphabets" (A, T, G und C) zustande. Das ist, als würde man den ganzen Shakespeare oder eher noch die gesamte Weltliteratur mit weniger als zehn Buchstaben unseres Alphabets verfassen. Was aber ist mit den übrigen Kombinationen? Warum sind sie nicht wirksam? Darauf hat die Wissenschaft bislang keine Antwort.

Die zweite wichtige Tatsache ist, dass gegenwärtig Kinder geboren werden, deren genetischer Code sich von dem ihrer Vorfahren unterscheidet. Dr. Berrenda Fox vom Avalon Wellness Centre in Mount Shasta in Kalifornien konnte anhand von Bluttests nachweisen, dass einige Menschen weitere Spiralen ausgebildet haben. Derzeit untersucht sie drei Kinder, deren genetischer Code drei Spiralen umfasst (anstelle von zweien wie bei ihren Eltern). Diese Kinder können untereinander über Telepathie kommunizieren und haben außergewöhnliche seelische Fähigkeiten. Dr. Fox glaubt, dass man in wissenschaftlicher Hinsicht von biologischer Mutation sprechen kann. Die Wissenschaftsgemeinschaft wagt jedoch keine öffentlichen Stellungnahmen dazu, um die Bevölkerung nicht zu ängstigen.

Die verloren gegangene, ursprüngliche DNA

Trotz aller wissenschaftlichen und archäologischen Forschungsarbeiten bleibt ein großer Teil der Menschheitsgeschichte rätselhaft. Muss es uns nicht erstaunen, dass die Antike im abendländischen

Geschichtsunterricht erst in Ägypten beginnt? Wir wissen so gut wie nichts über das alte China, über den Ursprung des vedischen Zeitalters (und die Verfasser der gleichnamigen Schriften), der Maya und der Inka, der Ureinwohner Australiens, der Indianer Amerikas oder der Völker der Pazifikinseln. Ganz zu schweigen von den Dolmen in England, den himmlischen Landebahnen in Peru und den untergegangenen Zivilisationen wie Atlantis und Lemurien. Es gibt so viele ungeklärte Fragen in unserer Geschichte, so viele fehlende Puzzleteile, dass die Vorstellung, dies könnte auch auf die Geschichte unseres Erbguts zutreffen, nicht weiter schwerfällt.

Ich habe mehrfach in meinem Leben in Ashrams gelebt und bis zu fünf Stunden täglich meditiert, aber ich hatte immer das Gefühl, mich im Kreis zu drehen. Später habe ich unaufhörlich daran gearbeitet, die in meiner Kindheit erworbenen Programmierungen rückgängig zu machen, bis ich meine automatischen Schutzmechanismen durchschaut hatte. Dennoch war ich mir darüber im Klaren, dass der Weg zur Selbsterkenntnis stets der gleiche ist, und konnte mich nicht mit der Tatsache abfinden, dass wir dazu verurteilt sind, das Rad gewissermaßen immer wieder neu zu erfinden.

1993 dann habe ich *Die Lichtfamilie* von Barbara Marciniak gelesen. Sie war die Erste, die die alten, deaktivierten genetischen Programme erwähnt hat, und ihrer Ansicht nach war die Zeit gekommen, da diese Programme von selbst wieder wirksam werden würden.

Die Botschaft war neu, ein noch unbeschrittener Weg, der mir endlich eine Perspektive bot. Ich spürte, dass es tatsächlich stimmte, dass unser genetischer Code manipuliert worden war, aber dass wir zu etwas Neuem aufbrechen konnten, wenn die DNA im Zustand der Liebe und jenseits der Dualität angekommen war. Im Grunde bin ich immer der Ansicht gewesen, dass wir für all den Mut, der uns als Menschen abverlangt wird, irgendein wunderbares Geschenk empfangen müssten. Es war, als würde sich ein Teil von mir an eine Zeit entsinnen, da wir mit unserem bestmöglichen Potenzial noch im Einklang waren, innerlich geleitet von einem funktionalen genetischen Code.

Dieser Überzeugung war ich schon als junger Mensch. Ich erinnere mich an eine Begebenheit auf der weiterführenden Schule. Meine Lehrerin beharrte auf dem Standpunkt, dass es das Glück nicht gibt, und ich diskutierte lange mit ihr über diesen Begriff. Ich war 15, und ich war überzeugt, dass es die zu dem Begriff gehörige Erfahrung, wenn es denn den Begriff schon gab, irgendwann auch gegeben haben musste. Damals wusste ich noch nicht, dass ich mich eines Tages auf eine sehr lange Suche begeben würde, um den Beweis dafür anzutreten, und dass ich dabei auf ein vollkommenes genetisches Programm stoßen würde, das im Laufe unserer "Evolution" auf den verschlungenen Pfaden der uns in weiten Teilen unbekannten Menschheitsgeschichte allem Anschein nach manipuliert wurde.

Die DNA-Helices

Alles spricht dafür, dass uns die Reihenfolge unseres ursprünglichen DNA-Plans abhandengekommen ist. Ich glaube, dass diese ursprüngliche DNA vollkommen, uns angemessen und funktional war, ich glaube, sie beinhaltete die perfekte Codierung für eine umfassende Gesundheit, vollständige Anpassungsfähigkeit und die nötige Zufriedenheit für unser irdisches Dasein. Viele Menschen, die sich für Genetik interessieren, sind der Ansicht, die überflüssige DNA enthalte die Vorgaben des ursprünglichen genetischen Plans vor dessen Verfälschung oder Mutation, was vielen Spekulationen Tür und Tor öffnet.

Die Tatsache, dass Kinder mit drei DNA-Strängen zur Welt kommen, stützt die Behauptung von Barbara Marciniak und stimmt mit einer von vielen Hellsichtigen immer wieder bestätigten Information überein, die auch mehrfach gechannelt wurde, wonach unsere ursprüngliche DNA mindestens 12 Stränge umfasste und nicht zwei. Die verschwundenen zehn Stränge sollen gerade reaktiviert werden, wenn nicht physisch, so doch über den Schwingungszustand einer wachsenden Zahl von Menschen.

Mit unserer (physischen) Doppelhelix sind wir zwangsläufig auf die Welt der Dualität beschränkt. Wie wir an späterer Stelle noch sehen werden, ist alles dafür eingerichtet, dass wir die Teile unserer DNA, die deaktiviert wurden, durch Vibration reaktivieren können. Ich bin überzeugt davon, dass die deaktivierten Stränge und die für ihre "Reintegration entsprechend dem ursprünglichen Plan" nötigen Codes in der überflüssigen DNA enthalten sind. Wir müssen also in Bezug auf die DNA unseren Horizont erweitern und davon ausgehen, dass diese Stränge von uns selbst neu zusammengesetzt, reaktiviert und umprogrammiert werden können. Ich glaube auch, dass die Reaktivierung der übrigen DNA-Stränge es uns endlich ermöglichen wird, ganz wir selbst zu sein, in all unserer Vollendung. Irgendwo habe ich bereits gelesen, dass es der ganzen Menschheit zugutekommen würde, wenn nur ein geringer Prozentsatz der Weltbevölkerung sämtliche DNA-Stränge reaktivieren würde.

Die 13. Helix

Mehreren Quellen zufolge war unsere DNA ursprünglich auf 12 Helices konfiguriert. Mit dieser Annahme habe ich bis Ende 1999 gearbeitet. Am Silvesterabend meditierten wir zu dritt zum 13. Chakra – unsere Verbindung zu unserer Schattenseite –, und ich machte die Entdeckung, dass es eine 13. Helix gibt! Sie bildet eine Art Hülle in Form einer 8, die über den 12 ersten Helices liegt.

Nach dieser Meditation zum Jahreswechsel wurde mir auch klar, dass die 13. Helix weder Form noch Farbe besitzt (sie ist schwarz), dass sie unser Wesen mit einem "neutralen Raum" verbindet und sich durch sämtliche übrigen Chakren und Helices zieht. Die 13. Helix sorgt dafür, dass die Helices mit dem physischen Körper verbunden sind, wodurch die Energie frei zwischen den 12 Helices, ihren Chakren und dem physischen Körper zirkulieren kann.

Durch die Einbeziehung der 13. Helix habe ich wirklich begriffen, dass binäres Denken fehl am Platz ist. Die Dualität entspringt einer inzwischen überholten Vision, die auf den beiden ersten Helices beruht. Wenn wir die Verbindung zu sämtlichen Helices wiederherstellen und sie aktiviert sind (wovon in Kapitel III die Rede sein wird), wird es immer schwieriger, die menschlichen Erfahrungen links oder rechts einzuordnen, als gut oder schlecht. Wir sehen die Dinge nicht mehr linear, sondern eher zirkulär oder global.

Auch wenn Sie schon viel über die 12 Helices der DNA gelesen haben, lade ich Sie ein, sich eine andere Begrifflichkeit anzueignen und künftig das Konzept der 13 Helices zu vertreten. Man stelle sich die DNA-Doppelhelix aus den beiden Strängen oder Spiralen vor. Man stelle sich ferner vor, dass sie immer breiter wird, weil beiderseits der ersten beiden Helices zehn weitere schwingende Stränge hinzukommen (die im Labor noch nicht beobachtet werden können). Schließlich stelle man sich vor, dass diese 12 Helices selbst komplett von einer Hülle in Form einer 8 – der 13. Helix – umschlossen sind. Das also ist die DNA mit 13 Helices. Zur Veranschaulichung dient die Illustration auf Seite 29, auf der man auch sieht, dass Chakren und Helices miteinander verbunden sind.

Lassen Sie mich nun, nachdem wir uns ein wenig mit der 13. Helix beschäftigt haben, die 12 übrigen Helices definieren. Die Erläuterungen, die Sie dazu in der Tabelle auf Seite 30 finden, sind kein feststehendes Glossar. Wir stehen erst am Anfang einer Rekonstruktion unserer DNA, und ich bin sicher, dass diese Auflistung in den nächsten Jahren um etliche Elemente erweitert wird.

Zu Beginn des 21. Jahrhunderts, da wir entdecken, wie leicht es ist, ein genetisches Merkmal zu verändern, noch bevor aus einem Embryo ein Fötus geworden ist, ist auf unserem Planeten der Zeitpunkt für eine genetische Reaktivierung in uns gekommen. Tatsächlich nimmt nämlich die elektromagnetische Spannung des Planeten ständig ab, während die Erdfrequenz steigt – ideale Bedingungen, um die Schwingungsfrequenz beim Menschen zu erhöhen, was die Aktivierung unserer ursprünglichen Helices begünstigt.

Was ich hier vorbringe, ist nicht erfunden, denn viele Menschen auf unserem Planeten kommen unabhängig voneinander zu demselben

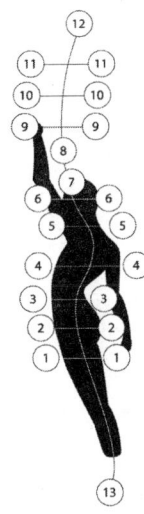

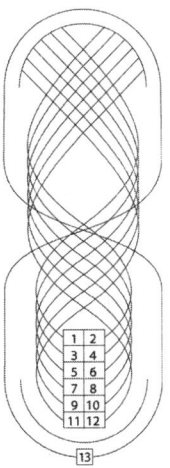

Schema der 13 Chakren

Schema der 12 sich überlagernden Helices, die von der 8-förmigen 13. Helix umschlossen werden

Schluss. In der Geschichte der Menschheit ist es nun endlich soweit, dass wir dieselbe fluide Sprache sprechen, deren Regeln das Quantenkonzept berücksichtigt, wonach Materie nicht unveränderlich ist.

Dank des planetarischen Wandels, der veränderten elektromagnetischen Kräfte und der Sonnenstürme erleben wir derzeit also einen größeren energetischen Umbruch. Das ist das eingangs erwähnte "Chaos", das es uns ermöglicht, unsere Realität umzugestalten. Es ist ein Hinweis darauf, dass wir gegenwärtig die Informationen, das Verständnis und das Vertrauen haben, die wir benötigen, um unsere Aufgabe zu erfüllen: die Reaktivierung dessen, was von den Programmierungen der Helices in unserer überflüssigen DNA noch vorhanden ist. Das gegenwärtige Chaos ist aber auch ein Signal, auf das wir seit Jahrhunderten gewartet haben, das Signal für die einsetzende Reintegration unserer 13 Helices und die Aktivierung der in unserer überflüssigen DNA verborgenen Programmierungen. Selbst wenn wir also seelenruhig bei uns zu Hause in irgendeinem Vorort einer Großstadt

Tabelle der Helices

Helix 1	1. Chakra	*Physis, Überleben*
Helix 2	2. Chakra	*Physis, Kreativität, Macht und Sexualität*
Helix 3	3. Chakra	*Weitblick (intuitive Wahrnehmung), Macht und Wille*
Helix 4	4. Chakra	*Chakra des Herzens, Sitz des Mitgefühls und des Gefühls der Verbundenheit mit allen Dingen, Fähigkeit des Körpers, mit den 13 Helices zu schwingen = elektrische Ausrichtung*
Helix 5	5. Chakra	*Redegewandtheit, magnetische Ausrichtung – der Körper richtet sich nach den Helices aus, kreative Freiheit*
Helix 6	6. Chakra	*Vision, feinstofflicher Körper – Verbindung der feinstofflichen Körper mit den 13 Helices, Unterscheidungsvermögen*
Helix 7	7. Chakra	*ebnet den Weg für das Wissen, dass unsere Identität über die physische Form hinausgeht – Geist/Materie*
Helix 8	8. Chakra	*Farben, Verbundenheit mit der ganzen Erde, das Eigentliche. Die achte und alle folgenden Helices befinden sich außerhalb des physischen Körpers.*
Helix 9	9. Chakra	*geometrische Formen des Universums, Verbundenheit mit den Planeten und Asteroiden – Gleichgewicht*
Helix 10	10. Chakra	*Klänge des Universums, Vereinigung, Verbundenheit mit unserem Universum, Zentrale Seele, Sonnensystem – Einheit*
Helix 11	11. Chakra	*Interaktion, Interdimensionalität – die Leere und das kosmische Schema*
Helix 12	12. Chakra	*unwiderruflich wissen, dass wir Wesen mit einem vollständigen Code sind – Gefühl der Erfüllung und des Friedens in Bezug auf die eigene wirkliche Identität, Verbundenheit mit dem Ursprung*
Helix 13	13. Chakra	*verankert die neue Verbundenheit im physischen Körper; lässt die Energie zwischen den 13 Helices und dem Körper frei zirkulieren, auf diese Weise zwei Räume gleichzeitig bewohnen und zur Vereinigung von irdischem und himmlischem Ich gelangen*

sitzen und uns mit banaleren Dingen beschäftigen, werden unsere Helices reintegriert, ohne unser Wissen und ohne dass die DNA für uns ein Thema wäre. Wir merken es nicht einmal. Aber ich nehme etwas vorweg, wovon später noch die Rede sein wird. Lassen Sie mich am Ende dieses Kapitels nur noch das Prinzip des "hundertsten Affen" und seine Folgen für uns erwähnen.

Der hundertste Affe

Was mich bei meiner Arbeit über die DNA mit am meisten begeistert hat, ist die Tatsache, dass die Neuprogrammierung, die Umgestaltung und das bewusste Wiedererwecken unserer Helices sich unweigerlich auf die gesamte Menschheit auswirkt. All diejenigen, die sich ihren Gen-Code aktiv wieder aneignen und ihre DNA umprogrammieren, haben direkt Anteil an der Entwicklung der Menschen und aller Personen in ihrem Umfeld.

Das Prinzip des "hundertsten Affen" besagt, dass, immer wenn jemand einen Bereich seiner DNA umstrukturiert und neu programmiert, dieser Prozess der gesamten Gattung zugutekommt. Die Theorie des hundertsten Affen hat ihren Ursprung in der Beobachtung einer Affenkolonie auf einer japanischen Insel. 1952 verteilten Forscher Süßkartoffeln auf dem Sand der Insel Kojima. Eines Tages entdeckte ein ausgewachsenes Weibchen, dass es diese Kartoffeln ohne den unangenehmen Sand, der daran haftete, essen konnte, wenn es sie im Wasser wusch. Das Weibchen zeigte den Affen in seinem Umfeld den Trick, die wiederum ihr Umfeld informierten, so dass nach und nach die ganze Kolonie die Technik des Kartoffelwaschens erlernte. Nun kam es zu einem eigenartigen Phänomen. Sagen wir, 99 Affen hatten die Technik erlernt; als nun der hundertste Affe lernte, wie man Kartoffeln wusch, konnten es alle übrigen auch. Mehr noch: Überrascht stellten die Wissenschaftler fest, dass auch auf anderen Inseln und sogar auf anderen Kontinenten - und dementsprechend ohne jeden Kontakt - die Affen ihre Kartoffeln wuschen! So ist die Theorie des hundertsten

31

Affen entstanden, die sich folgendermaßen zusammenfassen lässt: Sobald eine kritische Masse von Individuen ein bestimmtes Wissen verinnerlicht hat, wird es für die gesamte Gattung zugänglich.

Anders ausgedrückt: Immer wenn ein kleiner Teil des großen Plans aufgedeckt wird, steht er der Gemeinschaft zur Verfügung, und es ist keine Pionierarbeit mehr nötig, um davon zu profitieren. Die Theorie des hundertsten Affen wurde auch herangezogen, um zu erklären, warum wichtige Entdeckungen oft gleichzeitig an verschiedenen Orten gemacht werden, ohne dass die "Erfinder" miteinander in Kontakt stehen.

Für uns bedeutet das Prinzip des hundertsten Affen, dass jeder Mensch, der seine DNA bearbeitet, dazu beiträgt, die kritische Masse zu erreichen, ab der die gesamte Menschheit endlich Zugang zu dem irgendwo in der überflüssigen DNA verborgenen Gen-Code hat. Immer wenn jemand die Neuprogrammierung seines Gen-Codes in Angriff nimmt, profitieren auch andere davon. Immer, wenn jemand verlorene Programmierungen reaktiviert, gibt er an sein Umfeld das Signal weiter, dass eine solche Neucodierung möglich ist. Immer, wenn sich jemand von uns einen Bereich seiner DNA vornimmt, die richtigen Fragen stellt und Ordnung in seinem Gen-Code schafft, wird diese Arbeit für die gesamte Gemeinschaft erfahrbar. Dann nämlich überträgt diese Person eine magnetisch veränderte Frequenz und informiert die anderen darüber, wie der Prozess der genetischen Neuprogrammierung vonstatten geht. Und natürlich kommt der Zeitpunkt, an dem die Schwelle des "hundertsten Affen" überschritten ist. Dann verfügt die gesamte Menschheit über die neue Information. Ein großer Tag!

So kann die Arbeit eines einzelnen Menschen die gesamte Menschheit voranbringen; es liegt also an uns. Die Geschichte der Menschheit setzt sich aus einer Unmenge an innovativen Geschehnissen zusammen, die unsere Lebensqualität dank des außerordentlichen Engagements einer kleinen Anzahl Passionierter verbessert hat. Dieses Mal aber handelt es sich um eine wichtige, grundlegende Innovation, denn sie bestimmt unser Leben: die DNA, unser genetisches Programm.

Das heißt, dass sogar Menschen, die keinerlei Anstrengung unternehmen, um an dieser großen Umstrukturierung teilzunehmen, davon profitieren. Während sie vor ihrem Fernseher sitzen und die täglichen Nachrichten sehen und sich ängstlich fragen, wie es mit der Welt weitergeht, sind wir, Sie und ich, damit beschäftigt, uns neu zu strukturieren und unsere DNA wieder zur eigenen Sache zu machen. Wir erleben, welche Freude es ist, sich das entscheidende Erbe bewusst wieder anzueignen, und erleben so ein gleichermaßen faszinierendes wie amüsantes und bereicherndes Abenteuer.

KAPITEL 2

WIR PROGRAMMIEREN UNSERE DNA NEU

Seit in den fünfziger Jahren die DNA entdeckt wurde, haben uns die Wissenschaftler davon überzeugt, dass der Mensch komplett durch seinen Gen-Code bestimmt sei und sich daran auch nichts ändern ließe. Wir sind programmiert, und genetische Veränderungen erfolgen nur über lange Zeiträume im Zuge einer langsamen Evolution. Und bis heute gibt es laut der orthodoxen Wissenschaft nur die Möglichkeit, mechanisch (in manchen Fällen auch biochemisch) auf unser Erbgut einzuwirken: hier ein Gen wegnehmen, dort eines hinzufügen und ein paar andere durch chemische Substanzen oder Viren zerstören.

Erschüttert wurde diese wissenschaftliche Annahme, dass wir unsere Gene unmöglich auf gedanklichem oder geistigem Wege verändern könnten, erstmals durch die Beobachtung von Psychiatern bei Menschen mit Multiplem Persönlichkeitssyndrom. Deren verschiedene Persönlichkeiten heißen alle anders, haben alle eine andere Sicht auf die Welt und ein anderes Beziehungs- und oft auch Sexualverhalten. Allerdings kommen all diese Persönlichkeiten, wie wir wissen, abwechselnd **in ein und demselben Körper** zum Zuge! Und die physiologischen Veränderungen vollziehen sich binnen weniger Minuten.

Natürlich gibt es die Genprogrammierungen, die über unser Äußeres, unsere Biologie, unsere angeborenen Fähigkeiten und weitestgehend sogar über unsere psychologische Veranlagung entscheiden, auch über Einschränkungen, die wir uns nicht freiwillig aussuchen.

Alles andere als gesichert ist dagegen die vermeintliche Tatsache, dass daran nichts zu ändern sei. Im Gegenteil, bezüglich des menschlichen Genoms hat die Wissenschaftsgemeinde durchaus nicht das alleinige Vetorecht.

Klar ist: Wenn wir uns die uncodierte DNA (also 97 Prozent unserer Gene und 41 von 64 möglichen Strängen) als einen eingeschränkt funktionsfähigen, wirkungslosen und überflüssigen Teil unserer DNA vorstellen, stimmen wir uns gewissermaßen auch darauf ein, so dass sich die Wirklichkeit an das Bild heftet, das wir uns von ihr machen. Wenn es uns umgekehrt jedoch gelingt, uns eine umfassendere Wirklichkeit vorzustellen, indem wir uns vor Augen halten, dass die uncodierte oder "Junk"-DNA ungeahnte Kräfte in sich birgt, wird sie auch unbegrenzt Antworten für uns bereithalten. Man bedenke, was mit nur drei Prozent unserer DNA möglich ist, und stelle sich dann vor, was in den übrigen 97 Prozent noch alles stecken mag.

Ein zweites Leck schlug die Quantenphysik in den Elfenbeinturm der materialistischen Wissenschaft. Dank ihr wissen wir jetzt, dass die Materie nicht so "fest" ist, wie es den Anschein hat, sondern veränderlich, und dass sie mit Wirklichkeit und Zeit interagiert. Sie lehrt uns vor allem, dass Materie auf der Ebene des unendlich Kleinen nicht mehr dieselbe konkrete Wirklichkeit besitzt: Sie ist nicht mehr Materie, sondern Energie, und die Form (konkrete Wirklichkeit), die sie annimmt, wird durch den Beobachter beeinflusst und sogar determiniert, wobei sie gleichzeitig den Gesetzen der Physik unterliegt.

Die Wissenschaftler haben sogar herausgefunden, dass sich die DNA-Spirale entsprechend der Haltung eines Menschen verändern kann. Sie wird länger oder zieht sich zusammen, je nachdem, ob wir schwach und deprimiert oder aber zupackend und glücklich sind. Das heißt, dass sogar die Wissenschaft den Einfluss unserer Gedanken auf den physischen Aufbau der DNA anerkennt.

Nichts von alledem ist eingebildet. Wir haben festgestellt, dass die DNA einem kleinen Elektromotor ähnelt, der empfänglich für magnetische Kräfte ist. Im Klartext heißt das, dass die uncodierte DNA auf unsere Befehle, Entscheidungen und Wünsche und auf die Art unserer Energie reagieren kann. Die Arbeit an der Neuprogrammierung vollzieht sich also über Schwingungen im Bereich der uncodierten DNA, und unsere Werkzeuge sind **Intention, Kinesiologie** (oder eine andere Testmethode) und das, was ich als **Informationsmanagement der Neuprogrammierungs-Protokolle** bezeichne. Bei dem Abenteuer, zu dem ich Sie einlade, werden wir Sprosse für Sprosse die Leiter emporklettern, an deren Ende wir wieder Kontrolle über unsere genetischen Codierungen und das uns eigene Potenzial haben.

Um zu verstehen, wie man die Intention sinnvoll anwendet, müssen wir als Erstes weg vom begrenzenden Denken und unseren alten Programmierungen und stattdessen in die Rolle des Programmierers schlüpfen, der weiß, wie er sich seiner Zweifel und Schwächen als Negativpol und seiner Neuorientierungen als Positivpol eines Magneten bedienen kann, um neue Möglichkeiten magnetisch aufzuladen und zu steuern. Bei der Neuprogrammierung der DNA werden wir nämlich neue Programme steuern müssen, und das geschieht am Nullpunkt der Intention, der beide Polaritäten umfasst. Die Intention entspricht einem Befehl, den wir laut äußern. Eine Intention zu äußern, ist ein verantwortlicher Akt, durch den das Individuum wieder Kontrolle über sein Leben gewinnt. Die Intention ist also ein Satz (ein Befehl), durch den ein neues Programm in uns installiert wird und der seine negative, unbewusst "vorprogrammierte" Entsprechung berücksichtigt.

Unsere Vorprogrammierungen

Ein Teil unserer DNA besteht aus ursprünglich vorhandenen und verloren gegangenen Gen-Codes, die irgendwo in einem unerforschten Bereich liegen, den die Wissenschaftler als überflüssige DNA bezeichnen; ein anderer Teil wurde über Generationen hinweg von unseren biologischen Vorfahren geprägt, wieder ein anderer von unseren Eltern und unserem Umfeld – in einem Alter, da wir diese Programmierungen unweigerlich annehmen mussten. Meistens wurden wir unbewusst durch Erfahrungen in der Vergangenheit programmiert, und wir neigen dazu, ganz selbstverständlich auf unsere *unbewussten* Vorprogrammierungen zurückzugreifen.

Um zu erläutern, was ich unter "Vorprogrammierung" verstehe, möchte ich auf die Analogie mit Computerbetriebssystemen zurückgreifen, denn die DNA besteht, wie diese auch, aus einem Programmpaket.

Derzeit funktionieren 90 Prozent der Homecomputer mit einem von Microsoft entwickelten und vertriebenen Betriebssystem namens Windows. Wenn wir einen Computer kaufen, ist Windows vorinstalliert und bietet eine Fülle genialer Optionen. Dieses System ist bereits so lange in Betrieb, dass fast unser gesamter E-Mail-Verkehr eine einheitliche Typografie besitzt. Wir neigen sogar zu der Annahme, ein Homecomputer, der beim Start nicht das Windows-Logo anzeigt, sei kein guter, kein "echter" Homecomputer und tauge nicht für unsere Bedürfnisse. Weil Windows vorinstalliert ist, weil die entsprechenden Optionen und Parameter vorab definiert wurden, sind viele davon überzeugt, Windows sei das einzige Betriebssystem, das mit unserer Software kompatibel ist. Vor einigen Jahren nun beschlossen unabhängige Programmierer, Microsoft herauszufordern. Sie entwickelten ein anderes Betriebssystem namens Linux, das sie kostenlos anboten. Trotzdem ist Linux kaum verbreitet. Warum? Weil wir uns ständig für ein vorinstalliertes System entscheiden, auch wenn es häufig abstürzt, "Bugs" (engl. "Käfer", in der Informatik "Fehler") enthält und sehr komplex und teuer ist. So ähnlich ist es auch mit der DNA. Unsere DNA steckt voller Bugs, aber wir halten uns trotzdem lieber an das vorinstallierte Programm.

In unserer Kindheit wurden durch unser Umfeld Programme in uns aktiviert, die uns genauso vollkommen erschienen wie Windows, weil sie von der elterlichen Autorität (Microsoft) stammten. Unsere erworbenen Vorprogrammierungen stammen daher auch größtenteils aus der Kindheit. Jemand, der als Kind beispielsweise gelernt hat, dass er, um geliebt zu werden, still und brav sein soll, wird in der Regel immer dann, wenn er geliebt werden möchte, automatisch den "Leise-Modus" wählen, weil er so vorprogrammiert ist. Er wird eher "Windows" als

"Linux" kaufen, ohne überhaupt darüber nachzudenken. Das ist eine schon im Vorfeld feststehende und eher keine bewusste Entscheidung.

Das Gehirn und die Programme eines Kindes können leicht beeinflusst und manipuliert (oder programmiert) werden, denn das Kind neigt dazu, Eltern und Umfeld nachzuahmen, da sich so ein Zugehörigkeitsgefühl einstellt. Diese Fähigkeit zur Nachahmung ermöglicht es uns unter anderem auch, unsere Muttersprache zu erlernen. Wir alle haben uns, um geliebt zu werden, Programme ausgesucht, die uns von unserem kindlichen Standpunkt aus adäquat erschienen. Das Problem tritt im Erwachsenenalter auf, weil diese festinstallierten, in unserem Gen-Code eingeschriebenen Programmierungen sich unbewusst fortsetzen.

Um von diesen unbewussten Vorprogrammierungen wegzukommen, müssen wir bewusste Entscheidungen treffen, mit bewussten anstelle von bereits feststehenden Absichten. Bewusste Intention heißt, dass wir in der Systemsteuerung unseres Computers Parameter aktivieren, die eben nicht die vorab installierten sind. Mit anderen Worten: Wir müssen ähnlich den unabhängigen Linux-Programmierern neue Programme in unserer DNA entwickeln.

Magisches Denken

Einer der Gründe, weswegen wir uns von unseren Vorprogrammierungen leiten lassen, ist das magische Denken – die Angewohnheit, die Dinge laufen zu lassen, sie nicht weiter zu beachten, weil sie sich mit der Zeit schon richtig entwickeln werden. Magisches Denken ist der Glaube, dass eines Tages alles richtig läuft, dass schon alles gut wird, ohne dass ich etwas in mir verändern müsste. Dass ich eine Million gewinnen werde oder die Welt plötzlich entdeckt, dass ich eine begabte Künstlerin bin. Es ist, mit einem Wort, der Glaube, dass alles wie durch Zauberhand so kommt, wie ich es mir wünsche.

Als ich zum ersten Mal den Ausdruck "magisches Denken" hörte, musste ich richtiggehend innehalten und mich unvoreingenommen betrachten, um zu begreifen, was dies für mein Leben bedeutete. Und mir wurde klar, dass ich darauf hoffte, irgendwann in einer hypothetischen Zukunft einmal ein erfülltes Leben zu leben. Ich hatte noch nicht begriffen, was mir bevorstand und dass ich an meinen Verletzlichkeiten würde arbeiten müssen, statt sie zu ignorieren und auf ein gutes Ende zu hoffen. Ich musste viele Enttäuschungen einstecken, bevor ich endlich für die Wirklichkeit, in der ich lebe, Verantwortung übernommen habe.

In den 1980er Jahren trat das magische Denken in affirmativer Form auf. Wir gingen davon aus, dass wir nur einen affirmativen Satz aussprechen müssten (der Klassiker: "Mir geht es jeden Tag besser"), damit unsere Wirklichkeit sich daran halten und entsprechend verändern würde. Ich habe viele solcher affirmativen Sätze vor mich hingesprochen, musste mir jedoch eingestehen, dass diese Technik nicht wirklich von Erfolg gekrönt war. In der Auseinandersetzung mit den Tücken des Alltags und den Zwängen der dritten Dimension bewirkten diese Sätze bei mir mehr Frust als Freude. Dabei handelt es sich bei diesen Bejahungen doch durchaus um Absichten und Befehle – oder etwa nicht?

Magisches Denken schenkt uns die Überzeugung, alles sei einfach, was zur Folge hat, dass wir den Mut verlieren, wenn dem nicht so ist. Das verbirgt sich auch hinter folgendem Satz, der häufig während einer Therapie zu hören ist: "Nicht schon wieder! Ich dachte, das hätte ich jetzt ein für allemal hinter mir!"

Wenn wir hoffen, unsere Misslichkeiten würden sich "wie durch Zauberhand" in Luft auflösen, geben wir unsere Rolle als Programmierer und die Macht über unsere Wirklichkeit auf. Dabei verlangt das Leben von uns, dass wir uns in unsere Evolution einmischen. Es will, dass wir fantasievolle Gestalter sind, die durch bewusste Absichten mitarbeiten und teilhaben. Wir sollten unserem Leiden den ihm gemäßen Platz geben. Darin liegt das Geheimnis, in den Worten: "dem Leiden den ihm gemäßen Platz geben". Ich habe mehrere Jahre gebraucht, um zu begreifen, dass die Wirkung meiner affirmativen Sätze durch meine Vorprogrammierungen aufgehoben wurde, weil ich mein Leiden und meine Verletzlichkeit geleugnet habe. Weil ich, mit anderen Worten, mein Menschsein und meine Dualität geleugnet habe.

Die Verletzlichkeit

Um eine bewusste und auch wirksame Entscheidung herbeizuführen, müssen wir zunächst erkennen, was unser Leiden, unsere Verletzlichkeit ausmacht, in welchem Zustand wir also am ehesten geneigt sind, auf unsere alten Programme zurückzugreifen. Diesen müssen wir dann in die Formulierung unserer Absicht einschließen. Unser Kontakt mit dem Wesen, mit der Intuition, und unsere Verbindung zu unserer DNA beschränkt sich darauf, unsere Misslichkeiten zu erkennen und dann ganz einfach über die Intention ein neues Programm zu installieren.

Unsere Verletzlichkeit zeigt sich auf verschiedene Weise. Nachstehend eine kurze Liste von Anzeichen dafür, dass wir uns in einer verletzlichen Phase befinden.

- sich eingeengt fühlen in einem Rahmen, in dem man sich entwickelt (eine Arbeitsgruppe, eine Liebesbeziehung usw.)
- das ständige Gefühl, etwas unbedingt erledigen zu müssen", ein ständiges Pflichtgefühl
- sich vergleichen, sich über- oder unterlegen fühlen
- ständige Fragen danach, was zu tun ist, wann es zu tun ist und wohin es führt, der innere Zweifel
- Herzrasen, flacher Atem, einschränkende physiologische Reaktionen
- Grübeln, die Unfähigkeit loszulassen
- Überzeugungen wie: "mit mir stimmt etwas nicht", "weil ich mich so dumm anstelle", "ich schaffe es nicht", also mangelnde Selbstliebe
- ein körperliches oder emotionales Unwohlsein, das uns in die Vergangenheit zurückbefördert oder aber in die Zukunft katapultiert

- jede überholte Reaktion, jedes unzeitgemäße Verhalten, das der gegenwärtigen Wirklichkeit nicht angemessen ist und unbewusst abläuft (die Angst, Kunden oder Patienten könnten nicht zufrieden sein; die Angst, unintelligent zu wirken, die Angst, unschuldig an den Pranger gestellt zu werden; ähnliche Ängste)

Vergangenes Leid und vergangene Freuden sind beide Teil unseres Innenlebens. Beide haben ihren Platz, und weder das eine noch das andere darf ausgeklammert werden. Aufhören muss also nicht das Leiden, sondern die Vermeidung oder das Verdrängen des Leidens. Manche denken, dass man alte Programmierungen heilen muss, um zu vermeiden, dass man leidet, aber in Wirklichkeit zeigt sich, dass es heilsamer für unser ganzes Wesen ist, wenn wir unser Leiden begleiten. Es geht darum, ihm seinen eigenen Raum zu geben und darauf zurückzugreifen, um neue Entscheidungen zu treffen. Was in unseren Augen aufhören soll, ist die Macht, die diese Verletzlichkeit und dieses Leid aus der Vergangenheit unbewusst über unsere Gegenwart ausüben. Mit anderen Worten, wir wollen Vorprogrammierungen entschärfen und nicht die Verletzlichkeit und das Leiden, durch das sie entstanden sind, abschaffen.

Das ist ein entscheidender Punkt. Damit wir uns etwas vornehmen können, was auf unsere überflüssige DNA einwirkt, müssen wir zunächst einmal in der Lage sein, ganz bei unserer verletzbaren Seite zu sein. Das setzt auch voraus, dass wir sie innerlich annehmen und körperlich bei ihr sind, statt Fluchtmechanismen zu aktivieren. In Zeiten des Unbehagens neigen wir dazu, uns von unserem Körper abzuspalten. Diese Fluchtmechanismen eignen wir uns schon in der Kindheit an, weil wir in dieser Zeit noch nicht so fest mit unserem Körper verbunden sind und wir noch leicht "aus der Haut fahren". Als Erwachsene aber können wir nicht bei unserer Verletzlichkeit sein, wenn wir von unserem Körper abgespalten sind.

Wenn wir uns mit unserer verletzlichen Seite abgeben, die auch mit Machtlosigkeit verbunden ist, heißt das nicht, dass wir nichts anderes mehr tun, dass unsere Wirklichkeit von fortgesetzter Ohnmacht geprägt ist. Es heißt vielmehr, dass wir in Kontakt mit sämtlichen Aspekten unserer selbst sind und dass wir die Vision einer zentralen Absicht in unserem Innern verankern müssen. Wenn ich nicht in Kontakt mit meiner verletzlichen Seite bin, dann ist sie diejenige, die das Sagen hat, indem sie mir entsprechende Vorprogrammierungen aufzwingt. Bin ich dagegen in Kontakt mit ihr, habe ich das Sagen, weil ich den Dialog mit ihr aufnehmen und gleichzeitig eine neue Wirklichkeit für mich definieren kann. Ich kann der verletzlichen Seite in mir beispielsweise sagen: "*Ich beschließe*, dass ich in meiner Machtlosigkeit leben will, *auch wenn* ein Teil von mir leidet". Durch die schlichte Tatsache, dass ich eine Absicht formuliere, die meine Verletzlichkeit einschließt (*auch wenn* ein Teil von mir leidet), muss ich meine Vorprogrammierungen nicht länger erdulden, sondern erlebe meine Macht. Anders ausgedrückt: Ich benutze meine Verletzlichkeit, um etwas zu schaffen, statt mich einschränken zu lassen. So wird meine verletzliche Seite zu einer Bereicherung für mein Leben.

Das bisher Gesagte veranschaulicht gut, dass das, was unser "Heil", unsere wirkliche Macht ausmacht, voraussetzt, dass wir unser Menschsein akzeptieren und nicht ablehnen. Wir neigen dazu, unsere spirituelle Seite zu verherrlichen und zu sagen: "Ich bin nur dann schön, wenn ich im hellsten Licht erstrahle." Wahre Schönheit und wahre Macht rühren aus dem Gleichgewicht zwischen Licht und Schatten, und Letzteres ist unsere fragile, verletzliche Seite.

Die Dualität in der Absicht erkennen

Die Wirkung eines Magneten beruht auf der Tatsache, dass er zwei Pole hat, einen positiven und einen negativen. Genauso müssen wir auch beide Pole unserer Dualität, also beide Seiten der Gleichung berücksichtigen, wenn unsere Intentionen oder Befehle wirksam sein sollen. Der Satz: "Ich beschließe, meine 13 Helices zu reintegrieren" entfaltet seine Wirkung nur mit dem Zusatz: "*auch wenn* ich nicht weiß, wie" (oder sogar: "*auch wenn* ich mich ohnmächtig fühle" usw.).

Beide Pole miteinzubeziehen heißt, dass man die bewusste Intention magnetisiert, so dass sie wirksam werden kann.

Die Dualität in die Formulierung einer Intention miteinzubeziehen ermöglicht auch, sie im Alltag zu verankern. Wenn ich bei meinem Unbehagen bleiben kann, ohne es aus der Welt schaffen zu wollen, um es zu besänftigen und überhaupt kennen zu lernen, habe ich auch das nötige Werkzeug, um es bei der Formulierung meiner Intention als Negativpol einzusetzen. Wenn meine Verletzlichkeit der Negativpol meiner Absicht ist, beziehe ich sie mit ein, ohne sie negativ zu beurteilen. Ich mache mich frei vom polarisierten Denken und trete ein in einen Prozess, der nicht mehr linear, sondern "zirkulär" oder global ist und darin der Quantendimension ähnlich.

Ein weiteres Beispiel für eine Absicht, die die Dualität miteinbezieht, wäre: "*Auch wenn* ich Panik habe beim Gedanken an das Geburtstagsessen bei meinem Onkel (negative Polarität), *beschließe ich*, dass es einfach und problemlos sein wird (positive Polarität)." Wichtig sind die Formulierungen "ich beschließe" (positive Polarität) und "auch wenn" (negative Polarität). Auf diese Weise werden wirksame, bewusste Intentionen angelegt; es sind die Schlüsselbegriffe bei der Technik der bewussten Intention. Mit der Methode des "Ich beschließe - auch wenn" "haftet" die Absicht wie ein Magnet an der Kühlschranktür. In dem, was auf "auch wenn" folgt, manifestiert sich die Verletzlichkeit, das feststehende Programm, das wir ersetzen wollen, während die Aussage im Anschluss an "ich beschließe" für das neue, von uns gewünschte Programm steht. Wenn Sie diese Formulierung für Ihre Intentionen verwenden, können Sie sicher sein, dass die Dualität in ihnen enthalten ist und Sie im Alltag Ergebnisse erzielen werden.

Diese Formulierung ist in meinen Augen auch der einzige Weg, auf dem es gelingt, sich selbst zu lieben - mit allem, was man ist. Es liegt auf der Hand, dass es uns schwerfällt, uns mit all unseren Verletzlichkeiten, Leiden oder Schwächen zu lieben. Aber die Intention, die die Dualität einbezieht, eröffnet uns die Möglichkeit dazu: "*Ich beschließe*, mich zu lieben, *auch wenn* das, was ich gerade erlebe, mir nicht gefällt." Darum ist es auch so wichtig, bei seinen Verletzlichkeiten zu bleiben und zu sehen, wie wir sie nutzen können, um eine neue Wirklichkeit für unser Leben zu schaffen. Wenn wir uns die Zeit nehmen, das neue Programm, das wir installieren wollen, richtig zu definieren, wird es uns auch gelingen, mit unserer dunklen Seite in einem neuen Paradigma zu leben, außerhalb der Beschränkungen der Dualität, die uns unsere beiden körperlichen Helices auferlegen.

Als ich mit dieser Technik begann, habe ich mich auf kleine Dinge konzentriert, mit denen ich oft zu tun hatte, wie die Fahrt mit dem Auto, bei der *ich beschloss*, ausgeruht und entspannt anzukommen, *auch wenn* die Strecke öde war. Ich stellte fest, dass die Dinge sich zum Positiven entwickelten. Oder das Beispiel, als ich ein Kleidungsstück ohne Kassenbon in den Laden zurückbringen musste. Bevor ich den Laden betrat, hatte ich nur die Absicht formuliert, es sollte einfach und problemlos gehen, auch wenn ich überhaupt nicht davon ausging, dass es so wäre. Und siehe da: Die Verkäuferin kam meinem Ansinnen ohne Weiteres nach! Oder als ich mitten in einer kalten Februarnacht mit den ersten Anzeichen einer Grippe wach wurde und sofort folgende Absicht formulierte: "*Ich beschließe*, gesund zu bleiben, *auch wenn* ich es meinem Körper gerade nicht zutraue." Ich hatte eine Fieberattacke, die ein paar Minuten anhielt; dann verschwanden die Symptome. Als sie ein paar Wochen später wieder auftraten, *beschloss ich*, die Grippe noch einmal mit Hilfe der bewussten Intention aufzuhalten, *auch wenn* ich nicht glaubte, dass dies zweimal in Folge gelingen könnte – und es gelang!

Allmählich gewann ich mehr Selbstvertrauen und fühlte mich nicht mehr so machtlos. Meine Seele erfuhr wieder, welche Kraft in ihr steckt und dass sie trotz der vielfältigen Herausforderungen des Lebens auf der Erde agieren kann. Und ich begriff, dass Glück und Wohlbefinden das Ergebnis bewusster Willensentscheidungen sind.

Wenn Sie nicht genau wissen, wie Sie Ihre Intentionen anlegen sollen, wenn Sie zweifeln oder Ihnen keine Absicht einfällt, finden Sie nachstehend einige, die sehr hilfreich für mich waren und die Sie Ihrer eigenen Situation anpassen können, um sie zu eigenen, neuen Vorprogrammierungen werden zu lassen:

- *"Ich beschließe*, mich zu lieben, *auch wenn* ich mich nicht liebe."
- *"Ich beschließe*, dass es leicht und problemlos geht, *auch wenn* ich es noch nie gemacht habe." (Oder: *"... auch wenn* ich keinerlei Erfahrung auf dem Gebiet habe.")
- *"Ich beschließe*, glücklich zu sein, *auch wenn* ich nicht weiß, wie."
- *"Ich beschließe*, meinem Körper zu vertrauen, *auch wenn* ich krank bin."
- *"Ich beschließe*, auf meine Fähigkeiten zu vertrauen, *auch wenn* ich keine Selbstsicherheit habe."

Der Zustand ist mächtiger als die Form

Oft eignet sich die Intimität von Liebesbeziehungen sehr gut für die Praxis der bewussten Intention. Stellen Sie sich folgendes Szenario vor: Mein Mann ist so vorprogrammiert, dass ihn immer dann, wenn ich im Vollbesitz meiner kreativen Kräfte bin, ein Gefühl der Machtlosigkeit überkommt. Dieses Gefühl setzt in mir als Reaktion darauf eine andere Vorprogrammierung in Gang, nämlich Schuldgefühle aufgrund meiner kreativen Kräfte, weswegen ich mich in solchen Momenten in seiner Gegenwart unwohl fühle – was mich aggressiv macht. Statt meinen Mann zu kritisieren, was zu nichts führt, arbeite ich mit der bewussten Intention und sage: *"Ich beschließe*, dass alle Menschen in meinem Umfeld von meinen kreativen Kräften profitieren können, *auch wenn* es mir als kleines Kind in einer kinderreichen Familie schwerfiel, mich mit meiner stillen und friedlichen Art zu behaupten." Das Problem erledigt sich von selbst! Wenn in der Kommunikation Schwierigkeiten auftreten (oder es gar zum Bruch kommt), kann ich auch eine Absicht wie die folgende formulieren: *"Ich beschließe*, dass es mir in einem intimen Rahmen leichtfällt zu kommunizieren, *auch wenn* ich nicht weiß, wie." (Oder: *"... auch wenn* es mir schwerfällt, die richtigen Worte zu finden, weil mein Vater sehr autoritär war" usw.)

Bei der Umsetzung der bewussten Intention im Alltag ist mir klar geworden, dass zwei Grundsätze überaus wichtig sind, an die ich mich immer halte und die meine Absichten noch unterstützen: die Verfassung und der Respekt des anderen. Zur Verfassung: Wenn eine Absicht formuliert ist, sollten wir die Form, in der sich der erwünschte Zustand manifestieren wird, offenlassen. Ansonsten verlieren wir viel Energie bei dem Versuch, uns die Form auszudenken, statt uns auf den Zustand einzustellen. Wenn wir eher am Zustand des Seins arbeiten als an seiner Form, kommen wir zu einem neuen Paradigma – jenseits der Grenzen, die durch die Erfahrungen der Vergangenheit gesetzt wurden. Natürlich kann man seine Bedürfnisse zum Ausdruck bringen, wenn man den Zustand beschreibt, in dem man leben möchte. Nur bezüglich der Form muss man loslassen. Ich könnte zum Beispiel beschließen, dass jemand, mit dem ich ein intimes Erlebnis habe (das ich nicht näher beschreiben werde!), auf meiner energetischen Frequenz liegt, *auch wenn* ich nicht daran glaube. Dann muss ich auf die Kraft meiner Absicht vertrauen. Durch diese magnetische Kraft werde ich jemanden anziehen, der gut zu mir passt, aber nicht unbedingt so aussieht, wie ich es mir vorgestellt habe.

Das genau ist der Unterschied zwischen: *"Ich beschließe*, mich in jemanden zu verlieben, der reich, berühmt, schön usw. ist, *auch wenn* ich denjenigen noch nicht kenne" (Betonung auf der Form) und: *"Ich beschließe*, im Zustand der Liebe zu leben, *auch wenn* ich intime Obsessionen habe" (Betonung auf dem Zustand). Im ersten Fall ist ein Scheitern sehr wahrscheinlich, und es wird dazu führen, dass man deprimiert ist und sich als Opfer oder Pechvogel sieht. Die zweite Formulierung bezieht sich eher auf den ersehnten Zustand (Zustand der Liebe). Jeder weiß, dass, wenn man sich selbst nicht leiden kann, sich auch niemand anderer für einen interessiert, umgekehrt kommen gleich mehrere "gute Partien" auf einen zu, wenn man sich gerade verliebt hat. Das liegt ganz einfach daran, dass man dann schon im Zustand der Liebe ist und nicht mehr nach der Form sucht.

Respekt vor unserem Gegenüber

Als zweiten Grundsatz habe ich verinnerlicht, dass selbst dann, wenn ich unsere Dualität einbeziehe und die Betonung auf den Zustand lege, ich meine Intention nur nutzen kann, wenn ich dem anderen Respekt entgegenbringe. Deshalb wird die Intention nie in Bezug auf eine bestimmte Person formuliert. Statt beispielsweise zu sagen: "*Ich beschließe*, dass XY mir nichts mehr anhaben kann, *auch wenn* ich Angst vor ihr habe", ist es besser, die Betonung auf den Zustand der Sicherheit zu legen: "*Ich beschließe*, dass ich mich sicher, geliebt und respektiert fühle, *auch wenn* ich Angst habe."

Das ist der Unterschied zwischen gesunden Grenzen, die man zieht, und Mauern, die man zu seiner Verteidigung errichtet. Wenn ich eine Intention zu einer bestimmten Person formuliere, bin ich im Zustand der Selbstverteidigung, Kontrolle und Einmischung. Ich bin nicht mehr bei der reinen Absicht und respektiere nicht mehr das freie Urteilsvermögen des anderen. Wenn ich ganz bei der Absicht bleibe und ein neues Programm entwickle, um das alte abzulösen, setze ich neue Grenzen. Diese Grenzen sind gesund, da sie auf meinen Willen *bezüglich meiner selbst* zurückgehen und meinen neu gefassten Entscheidungen entsprechen. Aktiviere ich andererseits eine Absicht bezüglich einer anderen Person, verteidige ich mich gegen sie, was von vornherein voraussetzt, dass dazu auch Anlass besteht; dabei ist dieser Eindruck vielleicht nur auf meine Vorprogrammierungen zurückzuführen. Gesunde Grenzen, die sich aus der reinen Absicht ergeben, verhindern, dass wir uns verteidigen müssen, weil sie äußerst solide sind. Es ist wie im Kampfsport: Wirkliche Kampfsportmeister sind so gut wie nie in Raufereien verwickelt, weil sie so viel Selbstsicherheit, Kraft und Können ausstrahlen, dass andere diese Grenzen spüren und nicht überschreiten.

Einem meiner Freunde machte der Gedanke an ein Familienfest sehr zu schaffen. Er hatte die Befürchtung, dass seine Anwesenheit gar nicht erwünscht wäre, weil seine Mutter ihn schon seit Monaten ignoriert und zurückgewiesen hatte. In seinem Kopf liefen mit beängstigender

Intensität und Geschwindigkeit entsprechende Szenarien der Ablehnung und Konfrontation ab. Ich half ihm, eine Intention zu formulieren, die auf den Zustand und nicht auf seine Mutter bezogen war. Er formulierte ganz einfach die Absicht, während des Festes im Zustand der Liebe zu sein, *auch wenn* er nicht wüsste, wie. Dank dieser Absicht konnte er eine andere Art von Beziehung zu seiner Mutter aufbauen. Gemeinsam verbrachten sie einen schönen Moment in der Gegenwart, ohne dass ihnen alte Muster in die Quere gekommen wären. Als er zurückkam, war ein inneres Leuchten bei ihm zu erkennen. Er war heiter und zufrieden, ohne jede Siegerattitüde. Im Laufe der Zeit habe ich übrigens die Erfahrung gemacht, dass die Neubewertung eines Konflikts durch bewusste Intention nur strahlende und keine ichbezogenen Sieger hervorbringt.

Stellen Sie sich nun einmal vor, was man mit der Intention alles bewirken kann, wenn man auf diesem Weg die DNA unmittelbar neu programmiert und neue Codes installiert! Die Menschen in meinem Umfeld machen die Entdeckung, dass sie durch diese Arbeit wirklichen Einfluss auf ihre DNA haben und berichten auch davon, dass sie erstaunlich schnell Ergebnisse erzielen.

Nachdem wir nun wissen, wie viele Kräfte die Intention am Nullpunkt, die beide Polaritäten umfasst, freisetzen kann, benötigen wir für die Neuprogrammierung der DNA noch ein weiteres Werkzeug, das es uns ermöglicht, mit unserer angeborenen Intelligenz zu kommunizieren.

Kinesiologie und angeborene Intelligenz

Im Jahr 1992 habe ich mich im Gebet an den manifesten Gott beziehungsweise die manifeste Göttin gewendet, an den Körper also, der in der physischen Schöpfung göttliche Gestalt annimmt. Nach über 19 Jahren der Meditation wusste ich, wie mir schien, recht genau, wie ich mit meiner spirituellen Seite in Kontakt treten konnte, und ich war mit meinem emotionalen und meinem mentalen Körper einigermaßen vertraut. Über meinen physischen Körper dagegen wusste ich praktisch überhaupt nichts. Ich wusste nicht, warum mein Bauch und warum meine Schultern schmerzten, und sämtliche Hypothesen waren willkommen. Ich bat meinen Körper also, das Schweigen zu brechen. Anfangs war ich überzeugt, dass ich nur im Gebet, in der Meditation oder durch ein Channeling Antworten erhalten würde, in einem Zustand also, der Eingeweihten vorbehalten ist. Allerdings bin ich eine so menschliche Programmiererin, dass ich beim Meditieren durchaus herumzappele, nie ganz sicher bin, an wen sich meine Gebete richten und trotz aller Versuche noch nie jemand anderen gechannelt habe als mich selbst.

Die Antwort auf meine Gebete war dann die Kinesiologie. Dank ihr konnte ich letztlich die Beziehung zu meinem Körper, zu der mir angeborenen Intelligenz herstellen, und ich habe Antworten erhalten, die so einfach zu verstehen sind wie ein Ja oder ein Nein. Noch heute greife ich darauf zurück, wenn ich mir Antworten auf meine Fragen wünsche. Die angeborene Intelligenz ist die vitale Kraft, die das Atom zum Schwingen bringt. In einem Atom ist mehr Nichts als Materie enthalten, und in diesem Nichts liegt die angeborene Intelligenz. Sie erkennt beim Einkaufen, welche Lebensmittel verstrahlt sind. Sie kann mir sagen, dass es energetische Ungleichgewichte in meiner Umgebung gibt oder dass ich Emotionen eines anderen Menschen aufgefangen habe.

Wenn Sie geglaubt haben, ich könnte mit großen Enthüllungen aufwarten oder hätte durch einen besonderen Bewusstseinszustand Zugang zu meinem Innersten, wissen Sie nun, dass dem nicht so ist. Esoterische Bücher überbieten sich gegenseitig mit der Behauptung, wir hätten große innere Reichtümer und würden vergeblich außerhalb unserer selbst suchen, um zu einer Zufriedenheit zu gelangen, die schon in uns angelegt ist. Sie sagen, dass wir einen Zustand erlangen können, in dem wir uns diese Reichtümer zunutze machen. Aber wenn ich versuche, mich auf mein Über-Ich zu konzentrieren und auf diese Weise zu meinem Inneren zu gelangen, endet es meistens damit, dass ich gedanklich von einer Belanglosigkeit, die mich noch beschäftigt, zur nächsten springe.

Mein spirituelles Leben ist eng mit der angeborenen Intelligenz meiner Zellen verbunden. Und dank der Kinesiologie kann ich täglich mit meiner angeborenen Intelligenz kommunizieren. Ist das nicht wunderbar? Ich bin überzeugt, dass die angeborene Intelligenz unser Gott oder unsere Göttin ist oder, wenn Sie so wollen, das eigentliche Ich. Was für mich am meisten zählt, ist jedoch nicht die Tatsache, dass ich irgendeiner exklusiven spirituellen Gruppe angehöre, sondern im Alltag in Kontakt mit meiner angeborenen Intelligenz bin.

Kinesiologie wende ich in allen Variationen an. Ich habe schon einmal eine Stunde vor einem Empfang bei mir den perfekten Sessel für mein Wohnzimmer gefunden, indem ich mich mit Hilfe der Kinesiologie quer durch die Stadt zu einem Geschäft habe führen lassen. Dazu habe ich zunächst die einzelnen Stadtviertel und dann die Straßen eines bestimmten Viertels getestet, mit dem Ergebnis, dass der von mir gesuchte Sessel in einem Laden auf der Hauptstraße zu finden sein sollte, obwohl ich gar nicht wusste, dass es dort einen solchen Laden gab. Ich fand den Sessel, den ich brauchte, in der passenden Farbe, und er konnte noch vor Beginn der Feier geliefert werden. Die Freundin, die mich auf diesem "Trip" begleitet hat, hat mir gesagt, diese Suche habe sie mehr begeistert als alles, was ich ihr über meine Verbindung zur angeborenen Intelligenz hätte erzählen können.

Ich könnte noch viele solcher Beispiele aufzählen! Einmal habe ich ein "perfektes" Chalet an der amerikanischen Westküste angemietet, ohne es je gesehen zu haben, ganz einfach indem ich über Internet getestet habe, welches mir am besten gefiel. Natürlich wende ich Kinesiologie auch für weniger handfeste Dinge an, etwa um zu erfahren, wie viele Erinnerungen ich noch an einen bestimmten Konflikt habe oder welche Gefühle für meine Schwester seit frühester Kindheit in mir codiert sind ...

Als jemand, der mit intuitiver Medizin arbeitet, trete ich über die Kinesiologie in Kontakt mit der angeborenen Intelligenz des Körpers. Ich teste jedoch nicht auf eine starke oder schwache Muskelreaktion wie bei der klassischen Kinesiologie. Ich teste auf ein Ja oder Nein auf die von mir gestellten Fragen. Eine schwache Muskelantwort deute ich als "JA", eine starke Muskelantwort oder einen starken Muskelwiderstand als "NEIN". Ich nehme sie als positiven oder negativen Indikator für die Antworten meiner angeborenen Intelligenz. Ich habe also, mit anderen Worten, meine eigene kinesiologische Methode entwickelt, die ich "Neuprogrammierungskinesiologie" nenne. Ich unterrichte intuitive Medizin und Neuprogrammierungskinesiologie, damit die Teilnehmer meiner Lehrgänge lernen, ihre Gesundheit zu deuten und umzuprogrammieren. Sie wenden dieses Werkzeug häufig an, da es ihnen erlaubt, problemlos mit ihrer angeborenen Intelligenz oder ihrem Gen-Code zu kommunizieren.

Dank dieser Methode kann ich Fragen für die DNA-Neuprogrammierung und die Antworten darauf testen. Auch Sie werden eine Testmethode oder ein Testwerkzeug benötigen. Wenn Sie an der Neuprogrammierungskinesiologie interessiert sind, finden Sie die zum Erlernen der Methode nötigen Informationen in Anhang II. Ansonsten sollten Sie die Methode anwenden, die Ihnen am meisten liegt, um ein "Ja" oder "Nein" auf Ihre Fragen zu erhalten, gleich ob es sich dabei um Pendel, Träume, reine Intuition, automatisches Schreiben oder welche intuitive Technik auch immer handelt. Sie sollte Ihnen Freude machen, Ihnen immer zur Verfügung stehen, vor allem aber eindeutige Antworten liefern.

Die Macht der richtigen Fragen

Die angeborene Intelligenz birgt Informationen in phänomenalem Umfang in sich, und da sie nicht linear funktioniert, laufen wir Gefahr, am Wesentlichen vorbeizugehen, wenn wir sie mit einem linearen Gedanken befragen. Dass die richtigen Fragen sich augenblicklich stellen, wird noch durch unseren Wunsch befördert, in uns den besten Weg zu finden, um unseren Gen-Code zu beherrschen.

Welche Antworten wir erhalten, hängt jedenfalls unmittelbar davon ab, wie viel Mut wir beim Fragen aufbringen. Das gilt für die Wissenschaft ebenso wie für Soziales, für den Bereich der Spiritualität ebenso wie für die DNA-Neuprogrammierung. Um gute Antworten zu erhalten, muss man oft absurde Fragen stellen – eine wesentliche Voraussetzung, wenn man ein guter DNA-Programmierer werden will. Hier ein Beispiel: "Wäre mein väterliches Diabetes-Gen, aufgrund dessen ich zu Unterzucker neige, zu einer Modifikation bereit?" Die Antwort war ja, so dass meine Anschlussfrage lautete: "Kann ich diese genetische Modifikation über Schwingungen vornehmen?" – und so weiter. Bei dieser Technik ist mir aufgefallen, dass ich schnell zu meinem Inneren vordringen konnte, indem ich einfach Fragen stellte, eine absurder als die andere aus der Warte meiner angeborenen Intelligenz. Zum Beispiel: "Gibt es eine Empfindung oder eine körperliche Ursache, weswegen ich gerade nicht meditieren kann?" Und so testete ich weiter, bis ich wusste, welche.

Mit Hilfe von solch absurden Fragen habe ich Verbindungen entdeckt, die mir sonst verborgen geblieben wären und die mich zu einem besseren Verständnis der bei mir wirksamen Programme geführt haben. Darin liegt meine Stärke, denn alles beruht auf der Kunst, die richtigen Fragen zu stellen, und auf dem allmählichen Vertrauen in die Antworten. Wenn Sie sich auf Ihre Funktion als DNA-Programmierer einstimmen wollen, stellen Sie leichte und auch schwierigere Fragen wie die bezüglich der DNA-Neuprogrammierung. Sie werden eine Welt voller Wunder entdecken.

Die DNA neu programmieren

Die Kontrolle über die Absicht ist entscheidend, wenn man die Macht über sich selbst zurückgewinnen will. Doch selbst nachdem ich mich bemüht hatte, meine Vorprogrammierungen und Absichten dank der bewussten Intention zu verändern, fiel es mir immer noch schwer, wieder "Herr" meiner selbst zu sein und von der Trägheit feststehender Programmierungen wegzukommen, wenn meine Gefühle mich lähmten. Ich konnte mir noch so sehr vornehmen, glücklich und kreativ zu sein – ein dunstverhangener Montagmorgen mit dichtem

Verkehr, die alltäglichen und ungeliebten Arbeiten im Haus oder die Pflichten, die das Familienleben mit sich bringt, verfehlten ihre Wirkung nicht.

Seit ich jedoch mit der bewussten Intention arbeite, um meine DNA neu zu programmieren, erlebe ich innerlich einen echten Wandel! Ich bleibe Mensch, aber ich verändere mich derart, dass sogar der Montagmorgen eine Metamorphose durchläuft! Endlich habe ich das Gefühl, dass die Wirklichkeit sich verändert, was sich durch den eindeutigen praktischen Gewinn für mein ganz normales Leben bestätigt. Eines steht fest: Je intensiver ich mich mit meinem Gen-Code beschäftige, desto mehr verändere ich mich. Je mehr ich mich verändere, desto entschlossener verankere ich diese neuen Paradigmen in meiner Wirklichkeit, desto harmonischer wird mein Familienleben und desto besser läuft es in meinem Berufsleben!

In der gegenwärtigen Planetenkonstellation muss man die Frequenz der Liebe in der Dualität und nicht die Liebe unter Ausschluss der Dualität anlegen. Das zeichnet die neue Spiritualität aus. Sie steht in Zusammenhang mit der Tatsache, dass eine neue Frequenz geschaffen wird. Das neu einzurichtende Paradigma besteht darin, dass das binäre Denken miteinbezogen wird und man am Nullpunkt ansetzt, dass man unbewusste Blockaden bearbeitet, indem man ihnen einen adäquaten Stellenwert beimisst und Güte walten lässt, statt zu urteilen. Unsere persönlichen Genmanipulationen finden nicht im Labor statt. Die Umprogrammierung unserer überflüssigen DNA vollzieht sich über die Nicht-Verurteilung unserer verletzlichen Seite und die bewusste Wahrnehmung unserer Rolle als Programmierer. Unser Werkzeug sind die Intention, die die Dualität einschließt, unsere absurden Fragen, unsere Kommunikation (auf dem Wege der Kinesiologie oder sonstiger Verfahren) mit der angeborenen Intelligenz und die Methode des Informationsmanagements bei den Neuprogrammierungsprotokollen, die ich im nachfolgenden Kapitel vorstellen werde.

Durch die Macht, die wir auf diese Weise in uns Menschen freisetzen, werden wir mit vollem Recht Anspruch auf unseren genetischen Reichtum erheben. Wir werden den Zugang zu unseren Genprogrammen über die Intentionsarbeit besiegeln und vor dem Universum erklären, dass wir allein über unsere Codierungen entscheiden. Wir werden auch in Zukunft selbst über unser persönliches und menschliches Erbe verfügen.

Ich lade Sie ein, die Grenzen des Bekannten kühn auszuloten. Darum geht es in diesem Buch. Auch wir werden teilhaben an der Definition und an der Manipulation unserer Gen-Codes, nicht um andere zu kontrollieren, nicht aus Profitgier, sondern um unsere ursprüngliche Macht wiederherzustellen. Meiner Ansicht nach ist dies auch unser Auftrag als Mensch, auch wenn alles in unserem kollektiven Unbewussten darauf angelegt ist, die verletzliche Position einzunehmen statt unserem Auftrag als Programmierer gerecht zu werden.

Diese Rolle des Programmierers entschädigt übrigens für einiges. Immer wenn ich mir bewusst mache, dass ich etwas verändern kann, dass ich *mich* verändern kann und die Neustrukturierung meiner DNA in meinen Händen liegt, habe ich das Gefühl, voll und ganz an der Schöpfung teilzuhaben und nicht nur eine Marionette zu sein. Und das versetzt mich in Schwingung, gibt mir Freiraum und inneren Frieden. Ich fühle mich nicht mehr abgespalten von der schöpferischen Quelle des Universums. Ich merke, dass ich mich auf behutsame Weise, aber doch spürbar verändere: Wenn ich mich einer Behandlung unterziehe, kann mein Körper jetzt viel tiefer entspannen. Wenn ich innehalten und meditieren möchte, so fällt mir das inzwischen viel leichter, und ich mache immer mehr metaphysische Erfahrungen, die sich mühelos, ganz von selbst einstellen.

Mit diesem Buch verfolge ich also in erster Linie die Absicht, allen Menschen den Schlüssel für den Zugang zum ganzen Reichtum der verborgenen Programme in uns an die Hand zu geben.

KAPITEL 3

DIE NEUPROGRAMMIERUNG UNSERER DNA

Nachdem wir nun eine bessere Vorstellung davon haben, welches die wissenschaftlichen Bestandteile der DNA sind, wie unser Bewusstsein die Programmierung unserer Gen-Codes beeinflusst und welche Verantwortung wir als Programmierer haben, kommen wir nun zur Programmierung selbst. Dazu habe ich einen Komplex an Protokollen entworfen, getestet und ausgewertet, um die es in diesem und den nachfolgenden Kapiteln im Wesentlichen geht. Diese Protokolle ermöglichen es Ihnen, Ihre DNA umzustrukturieren, Ihre Gen-Codes neu zu programmieren und die Entscheidungshoheit über Ihre DNA zurückzugewinnen.

Wenn Sie den Eindruck haben, man bräuchte ein umfangreiches Wissen oder müsse eine bestimmte Ebene der geistigen Entwicklung erreicht haben, um den eigenen Gen-Code umzucodieren, lassen Sie sich eines Besseren belehren! Man stellt sich die DNA immer viel komplizierter vor, als sie in Wirklichkeit ist. Die Wahrheit ist, dass man weder hellsichtig sein noch einer ausgewählten Gruppe Eingeweihter angehören oder das Einmaleins der Telepathie beherrschen muss, um eine Neuprogrammierung an sich vorzunehmen. Da das Schwingungs- und das elektromagnetische Feld der DNA leicht auf die Intention ansprechen, ist es auch die Macht der Intention, die hier wirkt und die uns bei der Arbeit der Neuprogrammierung unserer DNA leitet. Und die Intention ist, wie wir gesehen haben, effizient und auch leicht anzuwenden.

Eine Intention zu formulieren, ist ein präziser, leicht verständlicher Prozess, der eine Vielzahl von Veränderungen außerhalb der "Bewusstseinszone" auslöst. Die Wirkung können wir in der Folge jedoch sehr wohl feststellen. Diese Veränderungen vollziehen sich auf verschiedenen Seinsebenen, im feinstofflichen Körper ebenso wie in der Molekularstruktur und sogar in dem uns umgebenden Raum. Unser Ziel bei der Neuprogrammierung der DNA ist es, auf dem Wege der Intention neue Programme direkt in unseren Genen zu installieren. Dieser Prozess der Neuprogrammierung durch die Intention umfasst mehr Details, als aus den vorangegangenen Kapiteln ersichtlich waren, und er erfordert vom Programmierer – also von Ihnen – eine hohe Präzision sowie ein starkes Bewusstsein für die Übergänge zwischen den einzelnen Teilen. Da ich selbst mit dieser Voraussetzung konfrontiert war, habe ich Listen angelegt, die entsprechende Instruktionen enthalten, und ihnen die Bezeichnung *Neuprogrammierungsprotokolle* gegeben.

Ich habe unzählige Stunden mit der Ausarbeitung dieser Protokolle verbracht, weil ich nicht channele, also keine Mitteilungen geistiger Wesenheiten abfrage, und ich nicht nur nach Bildern oder der Visualisierung gehen wollte. Meine Aufgabe ist es, ätherische Schwingungskonzepte "einzufangen", um sie in einen konkreten "terrestrischen" Modus und in eine verständliche Sprache zu übertragen. Im Anschluss daran musste ich sie so ordnen, dass sie leicht anwendbar und auf Sicherheit ausgelegt waren, damit meine Lehrgangsteilnehmer sie problemlos und ohne Risiko benutzen konnten.

Jedes Protokoll ermöglicht die Installation eines neuen Programms. Man kann so ruhende Programme aktivieren, ein fehlerhaftes Programm löschen beziehungsweise ein fehlerhaftes Gen reparieren oder unsere Vorprogrammierungen durch andere ersetzen. Ein Protokoll kommt also einem Prozess gleich, einer Reihe von Instruktionen, die zu befolgen sind, um direkt in unseren Genen eine bestimmte Neuprogrammierung vorzunehmen.

Allein schon das Lesen der Protokolle kann die Reintegration unserer "Junk-DNA" in jeder einzelnen Zelle aktivieren oder beschleunigen.

Darüber hinaus weiß ich, dass mehrere meiner Leser das Wesentliche der Botschaft so gut erfassen, dass sie bei der Rekonstitution ihres Wesens durch die genetische Neuprogrammierung ihrer derzeitigen Zellprogramme selbstständig vorgehen können.

Jedes Protokoll ist in einer langen Experimentierphase sowohl an mir als auch an unserer kleinen Ursprungsgruppe getestet worden – und im Anschluss daran durch Lehrgangsteilnehmer und durch die von mir behandelten Personen. Bei jedem Schritt habe ich darauf geachtet, dass *die* Instruktionen Eingang in die Protokolle finden, die für die Neuprogrammierung am besten geeignet sind, *die* Daten, die am zweckmäßigsten sind, um die verstreut in der "Junk-DNA" liegenden Programme zu reaktivieren oder neu zu integrieren, so dass es unserer Entwicklung zuträglich ist. Das vorliegende Buch ist das Ergebnis dieser langwierigen Arbeit, und ich habe erst dann mit dem Schreiben begonnen, als ich mir sicher war, dass endlich die erhofften Resultate vorlagen, also eine erhöhte Vitalkraft, eine genauere Intuition und ein Gefühl der Befreiung. Ich habe beschlossen, alles zu geben, weil ich der Ansicht bin, dass alle Menschen die Entscheidungshoheit über ihre DNA zurückgewinnen müssen. Es ist allerdings wichtig, sich vor Augen zu halten, dass jede der Instruktionen in den Protokollen ihre Berechtigung hat und so angelegt ist, dass eine sichere DNA-Neuprogrammierung gewährleistet ist.

Selbst wenn Ihnen das Konzept "Rezept zum Selbermachen" also zu banal erscheint oder Unbehagen verursacht, lade ich Sie ein, sich trotz allem darauf einzulassen und die Protokolle Wort für Wort zu befolgen, zumindest so lange, bis Sie mit jedem einzelnen genügend Erfahrungen gesammelt haben. Auf diese Weise können Sie sich selbst davon überzeugen, wie sinnvoll jede Instruktion ist und wie wichtig es ist, die Reihenfolge einzuhalten – immer in dem Wissen, dass Sie die DNA-Neuprogrammierung dann ausreichend beherrschen, wenn Sie so vertraut mit den Protokollen sind, dass Ihnen ihr Aufbau intuitiv klar ist.

Wenn Sie im Gegenteil der Ansicht sind, diese Protokolle seien kompliziert oder unverständlich, sollten Sie wissen, dass Sie sie auch dann genauso effizient anwenden, wenn Sie gedanklich nicht alles nachvollziehen können. Vor allem sollten Sie nicht den Mut verlieren, sondern die Protokolle einfach lesen, um Zugang zu der Information zu haben, und sich keine Gedanken über die Installierung machen. Erinnern Sie sich daran, dass Ihre angeborene Körperintelligenz Zugang zu sämtlichen Informationen hat, die zum kollektiven Bewusstsein des Menschen gehören. Vermutlich meldet lediglich Ihr Geist Bedenken an, weil er noch keinen bewussten Zugang hat und die einzelnen Vorgänge deshalb nicht versteht (was aber noch kommt). Oder eine Vorprogrammierung sagt Ihnen, Sie seien dazu "nicht im Stande". Wenn das der Fall ist, wenden Sie folgende Intention an: "Ich kann diese Protokolle effizient nutzen, *auch wenn* ich sie nicht verstehe" (oder "*auch wenn* ich mich dazu nicht im Stande fühle" oder jede andere Formulierung für "*auch wenn* ich es nicht kann"). Je länger Sie die Protokolle anwenden, desto besser beherrschen Sie sie auch, und die Ergebnisse werden Ihnen Recht geben.

Der Aufbau der Protokolle

Die Protokolle für die Neuprogrammierung gliedern sich, wie Sie sehen werden, in drei Teile:
- der **erste Teil** enthält eine Reihe von Punkten, die zu überprüfen sind, sowie Daten, die in die Neuprogrammierung eingefügt werden müssen;
- der **zweite Teil** umfasst die eigentliche Installierung der verschiedenen Aspekte der Neuprogrammierung und stellt sicher, dass sie auf den gewünschten Ebenen erfolgt;
- der **dritte Teil** erlaubt, letzte Daten miteinzubeziehen und gewährleistet so eine vollständige Installierung, den Abschluss des Protokolls und die endgültige Bestätigung der Neuprogrammierung.

Jeder einzelne Punkt (der Übersichtlichkeit halber sind sie durchnummeriert) besteht also aus einer Frage, auf die der Programmierer eine Antwort geben muss (mittels eines kinesiologischen Tests oder einer anderen Methode). Die Antwort an sich ist bereits die Angabe, die bei der Installierung des neuen Programms durch unsere Körperintelligenz berücksichtigt wird. Die Angaben können verschiedener Art sein; es kann sich um eine Bestätigung handeln (die Neuprogrammierung wird endgültig bestätigt oder auch nicht) oder aber um eine Information zu einem Körperteil, einem Organ, einer Empfindung usw.

Jede dieser Angaben ist ein Punkt in einem riesigen Datennetz. Während der Lehrgänge fühlen sich die Teilnehmer verloren. Im ersten Teil der Protokolle geht es darum, das individuelle Datennetz der jeweiligen Person zu erstellen. Hält man sich mit den Angaben im Einzelnen auf, entgleitet einem das Gesamtgefüge. Sobald eine Angabe erkannt wurde, wird sie automatisch in die Neuprogrammierung eingeschlossen und macht uns den Sinn des Datennetzes begreiflich. Neue wissenschaftliche Erkenntnisse bringen das alte, lineare Modell zu Fall und tendieren zu einem andersartigen Modell, wonach die Zellreaktionen in ihrer Entwicklung nicht nur einen physikalischen Zustand besitzen. Er soll vielmehr durch mehrere Faktoren bestimmt werden, die als Netzwerk funktionieren.

Durch die Fragen in den Protokollen bekommen wir Zugang zu diesen Angaben. In Wirklichkeit gewinnt man auf mehrere Arten Zugang zur Körperintelligenz, um Antworten zu erhalten. Manche stellen sich die Chromosomen von 1 bis 46 bildlich vor, und bei dieser Visualisierung ist die Nummer des Chromosoms deutlich für sie zu erkennen; das setzt sich fort bei der Nummer des Gens und der Anzahl der Tripletts. Andere können die Antworten spüren oder sehen, oder sie pendeln sie aus. Wichtig ist, dass man über ein präzises Instrument verfügt, das einem präzise Antworten gibt. Um die DNA neu zu programmieren, muss man nämlich das betreffende Chromosom (Nr. 1 bis 46) oder Gen (Nr. 1 bis 5.000), in das das neue Programm eingesetzt wird, wie auch die Anzahl der Tripletts (1 bis 30.000+), die dieses neue Programm bilden, präzise bestimmen oder umgekehrt festlegen, ob das Programm sich die Angaben ohne fixe Zuordnung einprägen soll. In meinem Fall hat sich die Kinesiologie als sehr nützlich erwiesen.

Jedes Protokoll setzt eine Grundintention voraus, die dem gesamten Prozess der Neuprogrammierung eine Richtung gibt. Diese Grundintention bestimmt, wie die angeborene Körperintelligenz die im Verlauf des Protokolls gefundenen Daten weiterverwendet. Die Grundintention für alle Protokolle ist zum Beispiel, die DNA effizient und verträglich neu zu programmieren. Entsprechend ist die Grundintention für das Protokoll, durch das die Helices neu integriert werden sollen, die harmonische und funktionale Reintegration dieser Helices. Die Grundintention für das Protokoll des Gesundheitscodes ist, den gewünschten Code für Gesundheit und Langlebigkeit in den Genen zu installieren - und so weiter.

Weil nun die Angaben dadurch gefunden werden, dass man die in den Protokollen erbetenen Verifizierungen vornimmt und die Information auf diese Weise der zu behandelnden Person bewusst macht, wird sie auch automatisch von der Körperintelligenz erkannt und entsprechend der Grundintention des Programmierers oder der Programmiererin in die Neuprogrammierung eingeschlossen. Nehmen wir an, Sie wären zu dem Ergebnis gekommen, dass das Programm auf dem Gen Nr. 536 des Chromosoms Nr. 24 installiert werden soll, dann wird diese Information über das Bewusstein des Programmierers in den laufenden Neuprogrammierungsprozess aufgenommen. Dies ist nur eine Angabe, die in den Prozess Eingang findet. Die anderen werden ihrerseits entsprechend den weiteren, durchnummerierten Instruktionen des Protokolls aufgenommen.

Da die Grundintention, sich am Nullpunkt zu befinden, unweigerlich ihre Wirkung entfaltet, torpedieren Antworten, die den eigenen Wünschen entgegenstehen, diese nicht: Sie werden als Gegebenheit betrachtet, die es mit Hilfe der Körperintelligenz zu korrigieren gilt. Ein Beispiel: Sie bestimmen, dass das neue Programm endgültig bestätigt ist und erhalten als Antwort ein NEIN. Diese Antwort ist eine Gegebenheit, ein Faktum. Da es aber Ihre Intention ist, das Programm wirksam zu bestätigen, wird diese Tatsache lediglich als Botschaft an die Körperintelligenz weitergeleitet, und diese weiß, dass die

Neuprogrammierung **automatisch** dahingehend zu korrigieren ist, dass das neue Programm wunschgemäß bestätigt wird.

Mit anderen Worten: Dank der Grundintention und der angeborenen Körperintelligenz ist es kein Hindernis, eine nicht wunschgemäße Antwort zu erhalten; diese ist vielmehr lediglich eine Angabe, die für die Körperintelligenz genauso eine Anweisung darstellt wie die im Protokoll enthaltenen Befehle. Dank dieser Kombination aus Intention und Körperintelligenz können wir die Protokolle quasi als universelle Struktur anwenden: Die Fragen sind für alle gleich, die Antworten jedoch von Mensch zu Mensch verschieden, so dass man, je weiter man mit den Protokollen fortschreitet, ein für jeden Einzelnen passendes und auf ihn abgestimmtes neues Programm entwerfen kann.

Wir programmieren uns also neu, indem wir die Installation dieses neuen Programms anordnen, das wir mit Hilfe der Kinesiologie oder jeder anderen intuitiven Technik, die eine präzise Antwort liefert, ermitteln. Die unserem Bewusstsein entspringende Absicht gibt der Neuprogrammierung eine Richtung, weil sie die Anordnung der schon in unseren Genen eingeschriebenen Informationen beeinflussen kann.

Unsere DNA ist unser Eigentum, und wir können sie kontrollieren. Indem Sie mit Hilfe der in diesem Buch enthaltenen Protokolle an der Neuprogrammierung Ihrer DNA teilhaben, werden Sie allmählich die wunderbare biologische und spirituelle Funktionsweise des Menschen begreifen und sich der sehr realen Möglichkeit bewusst werden, dass Sie Ihre DNA und deren Programmierungen in der Hand haben. Darüber hinaus können Sie Vorprogrammierungen ablegen, die Ihnen genetisch vererbt wurden oder die Sie bewusst erworben haben (Muster, Gewohnheiten, automatische Abwehrmechanismen, durch Viren oder chemische Substanzen ausgelöste, proteingekoppelte Fehlsteuerungen usw.).

Jedes Protokoll ist nummeriert und hat eine eigene Überschrift, um Ihnen die Arbeit zu erleichtern. Im vorliegenden Kapitel finden Sie die ersten 9 von insgesamt 17 Protokollen in diesem Buch. Wir arbeiten zunächst mit den Protokollen 1 bis 3, da sie aufeinander abgestimmt sind und die Basis für jede darauf aufbauende Neuprogrammierung bilden. Die Protokolle 4 bis 9 können dann in beliebiger Reihenfolge angewendet werden. Bevor man sich mit den Protokollen 10 bis 17 beschäftigt, sollte man die ersten neun durchgearbeitet haben. Deshalb sind die Protokolle 10 bis 17 auch den späteren Kapiteln zugeordnet.

PROTOKOLL NR. 1

Reintegration der 12 Helices

Bis vor etwa zwanzig Jahren funktionierten die meisten Menschen nur mit einer aus zwei Helices bestehenden DNA. Dabei handelt es sich um die beiden unter dem Mikroskop sichtbaren Doppelstränge, die von den Wissenschaftlern mit dem Ziel untersucht werden, das menschliche Genom zu entschlüsseln. Diese Helices werden zum Zeitpunkt der Empfängnis angeschlossen und aktiviert. Sie stellen die biologische Funktionsweise unseres Körpers sicher und schenken uns die nötige Intelligenz, damit wir überleben, uns fortpflanzen und arbeiten können.

Seit einigen Jahren aber weisen immer mehr Menschen drei oder vier Helices auf, mitunter auch noch mehr. Diese zusätzlichen Helices schenken ihnen unter anderem eine bessere Gesundheit und eine stärkere Intuition. Diese Doppelstränge bestehen in der Regel aus Schwingung, doch können sie in manchen Fällen auch physikalischer Natur sein, denn wie wir im ersten Kapitel erfahren haben, wurde in den vergangenen Jahren bei einigen Neugeborenen bereits wissenschaftlich nachgewiesen, dass ihre DNA drei unter dem Mikroskop sichtbare Doppelstränge enthielt. Mit anderen Worten: Wir erleben derzeit eine Mutation der menschlichen Gattung, und wir haben es in der Hand, an ihr mitzuwirken.

Das Protokoll Nr. 1 ermöglicht es uns daher, die fehlenden zehn Helices unserer DNA wieder zu integrieren. **Die Aktivierung der 12**

Helices sowie der 13. ermöglicht daher den Zugang zu den in diesem Buch enthaltenen übrigen Neuprogrammierungsprotokollen.

Als Einstieg für diese Schule der "genetischen Programmierung" schlage ich Ihnen also vor, zunächst das erste Protokoll zu lesen. Sollten die 12 Helices Ihrer DNA bereits angeschlossen sein (was Sie kinesiologisch mit der ganz konkreten Frage danach ermitteln können, also: "Sind meine 12 Helices angeschlossen?"), fordere ich Sie dennoch auf, das Protokoll und das detaillierte Beispiel im Anschluss daran zu lesen, um sich mit den Protokollen vertraut zu machen. Diese sind gemäß der Intuition codiert, um in Ihnen Programme zu aktivieren, die im Hintergrund laufen. Allein durch das Lesen der Protokolle können auf der Ebene der Zellen bewusste oder unbewusste Reaktionen ausgelöst werden.

Natürlich erhalten Sie nicht allein durch die Lektüre des Protokolls auf Anhieb Ihre Befähigung zum "genetischen Programmierer"! Es kann sogar sein, dass Sie beim Lesen den Eindruck gewinnen, das Protokoll sei übermäßig kompliziert. Einige Anweisungen enthalten möglicherweise unbekannte Begriffe oder solche, die Ihnen in diesem Zusammenhang nicht vertraut sind. In dem Fall sollten Sie die im Glossar enthaltenen Erläuterungen lesen.

Möglich ist auch, dass die Schritte 1-7 des Protokolls für Sie nachvollziehbar sind, der achte Schritt dagegen nicht. Das ist vollkommen normal. Führen Sie sich, wie schon erwähnt, lediglich vor Augen, dass Ihre Körperintelligenz Zugang zu der Information hat und Ihre Absicht versteht. Diese Intelligenz setzt die nötigen Schritte in Gang. Machen Sie sich also keine Gedanken, und lesen Sie das Protokoll in aller Ruhe. Genauso ruhig werden Sie es in sich aufnehmen, so dass Sie die nachfolgenden Protokolle besser verstehen. Machen Sie es sich durch die Lektüre zu eigen. **Unmittelbar auf das Protokoll folgt ein detailliertes Beispiel, anhand dessen man versteht, wie das Protokoll anzuwenden ist.**

PROTOKOLL ZUR NEUPROGRAMMIERUNG NR. 1

Reintegration der 12 Helices

Dient dazu, den Gegenstand des Protokolls und die für die Neuprogrammierung nötigen Angaben zu erkennen.

1. Teil – VORBEREITUNG

Vor Beginn der Abfrage spricht man die Absicht laut aus: *Ich beschließe, am Nullpunkt zu sein, auch wenn ich nicht weiß, wie.* Mit Hilfe der Kinesiologie (oder jeder anderen Testmethode) die Antwort ermitteln. Die so erhaltenen Angaben werden entsprechend der Intention automatisch von der angeborenen Körperintelligenz und dem Bewusstsein des Gen-Codes aufgenommen.

Die ersten beiden Helices (1 und 2) sind immer vorhanden. Erläuterungen dazu, wie man eine Anzahl ermittelt, finden sich in Anhang II.

1. BESTIMMEN, ob die Helices 3 bis 12 reintegriert sind. WENN JA, direkt zu PROTOKOLL NR. 2 übergehen.
   WENN NEIN,
   A. BESTIMMEN, welche Helix/Helices bereits reintegriert ist/sind.
   B. BESTIMMEN, welche Helix/Helices reintegriert werden muss/müssen.

Es gibt alle möglichen Gründe, warum man hier als Antwort ein NEIN erhält. Man muss nicht nach Erklärungen suchen, sondern nur die Tatsache als solche akzeptieren.

2. BESTIMMEN, ob es für die Entwicklung der zu behandelnden Person sinnvoll ist, diese Helix/Helices jetzt zu reintegrieren.
   WENN NEIN,
   Reintegration NICHT jetzt vornehmen.
   BESTIMMEN, wie viel Zeit (Tage, Wochen, Monate) vergehen soll, bevor man die Neuprogrammierung vornimmt.
   WENN JA,

Die Anweisungen immer laut vor sich hinsprechen.

   SPRICH: *Ich ordne an, dass die Helix Nr. ___ /die Helices Nr. ___, ___ usw. reintegriert wird/werden und über das Herzchakra verläuft/verlaufen.*

Manche Helices benötigen unter Umständen die Zuordnung einer Farbe, andere nicht.

3. BESTIMMEN, ob für jede Helix eine oder mehrere Farben installiert werden müssen. WENN JA, BESTIMMEN, welche Farbe welcher Helix zuzuordnen ist.

Beispiel: Für die Installation der 9. Helix wird das 9. Chakra installiert. Sehen Sie sich hierzu die Illustration auf S. 29 an, um die Chakren gut visualisieren zu können.

4. Für die Reintegration der Helices 8, 9, 10, 11 und 12 SPRICH: *Ich ordne an, dass das Chakra/die Chakren, das/die zur Helix/zu den Helices Nr. ___ gehört/gehören, installiert wird/werden.*

Testen Sie bei jeder Helix, die reintegriert wird, jedes einzelne Element (Helices, energetische Körper und Chakren). Wenn Sie als Antwort ein NEIN erhalten, können Sie auch BESTIMMEN, für welchen Körper oder welches Chakra (1 bis 13).

5. BESTIMMEN, ob die Helix/die Helices in allen Chakren und energetischen Körpern zirkuliert/zirkulieren.

Siehe Erläuterungen der Tabelle auf S. 30. Den Text der Definition lesen und jedes Wort testen. Die auf JA getesteten Wörter werden zu Angaben, die automatisch bei der Neuprogrammierung berücksichtigt werden.

6. Jedes Wort in der Definition der Helix oder bei jeder zu reintegrierenden Helix BESTIMMEN.

Der ursprüngliche DNA-Plan ist das Schema, das jeder genetischen Mutation vorausging. Wenn

7. BESTIMMEN, ob das Programm zur Integration dieser Helix/Helices bereits im ursprünglichen DNA-Plan enthalten war.

diese Information dort unterschwellig immer noch vorhanden ist, wird sie automatisch in die Neuprogrammierung eingeschlossen.

WENN JA,

A. BESTIMMEN, ob es sich hier reproduzieren lässt.

B. BESTIMMEN, ob man eine Brücke installieren soll.

Es geht um ein Thema oder ein anderes Programm, das jenes, das wir installieren wollen, neutralisieren könnte.

8. BESTIMMEN, ob es ein schädliches Programm und/oder Thema gibt, das in Resonanz (Echo) oder Dualität (Polarität) steht und mit dem neuen Programm interferieren könnte.
Jedes Wort des letzten Satzes TESTEN.

Der Speicher für die alten Programme könnte mit dem neuen Programm interferieren.

9. BESTIMMEN, ob an eines oder mehrere alte Programme Speicher angeschlossen sind, die die Reintegration dieser Helix/Helices verhindern könnten.
WENN JA, wie viele solcher Speicher gibt es?

10. BESTIMMEN, ob die Reintegration eine Störung infolge der elektromagnetischen Felder der Helix/Helices verursachen kann und ob diese Felder angepasst werden müssen, um toleriert zu werden.

Diese Angabe wird automatisch in die Neuprogrammierung eingeschlossen.

11. BESTIMMEN, ob die Helix/Helices am Nullpunkt ist/sind.

Es kann sein, dass weitere Angaben in das Programm aufgenommen werden müssen, bevor dieses installiert werden kann.

12. BESTIMMEN, ob es nötig ist, weitere Angaben in das Programm aufzunehmen, bevor es installiert wird.
WENN JA,
A. ERMITTELN, wie viele Angaben aufgenommen werden müssen.

B. in Anhang III NACHLESEN und die Anweisungen BEFOLGEN, um zu testen,
welche Angaben aufgenommen werden sollen.

C. ZURÜCK zum Protokoll und WEITER
zum nächsten Teil.

Zweiter Teil des
Protokolls

2. Teil – INSTALLATION DER
NEUPROGRAMMIERUNG

Die Installation der Neu-
programmierung berück-
sichtigt sämtliche Anga-
ben, die im ersten Teil
ermittelt wurden.

1. SPRICH: *Ich ordne an, dass sich die neue/*
neuen Helix/Helices für alle Leben und
Dimensionen im Kern der Hauptzelle der
Zirbeldrüse ansiedelt/ansiedeln.

Während man die An-
weisung vor sich hin-
spricht, wird jedes der
aufgezählten Elemente
in die Neuprogrammie-
rung einbezogen. Im
Tonfall eines Gebets
oder der Hypnose
sprechen.

2. SPRICH: *Ich ordne an, dass dieses Pro-*
gramm, ausgehend von der Zirbeldrüse,
A. *die innersekretorischen Drüsen;*
B. *das Gehirn, das Herz, die Milz, das Ner-*
vensystem und die Peptide;
C. *die Zellen, die intra- und extrazelluläre*
Flüssigkeit, die Atome und die quanti-
schen Elemente (Quarks, Myonen und
Fäden etc.);
D. *alle Helices, alle Chakren, alle energe-*
tischen Körper und die Seele;
E. *einen anderen Ort durchläuft (Anhang*
III).

Um zu erfahren, welche
Stelle genau, Abschnitt
16 in Anhang III nach-
lesen.

3. SPRICH: *Ich weise die RNA an, sich wie-*
der zu vernetzen und diese neue/neuen
Helix/Helices zu unterstützen.

69

Der ursprüngliche DNA-Plan ist das Schema, das jeder genetischen Mutation vorausging.

4. SPRICH: *Ich weise die Helix/Helicen Nr. ___ an, wieder ihren Platz in der Ordnung des vollkommenen, ursprünglichen Programms einzunehmen.*

5. SPRICH: *Ich weise die Geschwindigkeit der Photonen und die Spiralstruktur der DNA an, sich anzupassen.*

6. SPRICH: *Ich ordne die Erneuerung der Verbindungen im callösen Körper entsprechend dem ursprünglichen Plan an.*

Zur Definition von Telomer und Telomerase siehe Anhang I.

7. SPRICH: *Ich ordne die vollkommene Unversehrtheit von Telomer und Telomerase an.*

Die Liste der Systeme steht in Anhang VII.

8. SPRICH: *Ich ordne an, dass die Rückstände alter Programme auf den Nullpunkt gesetzt und/oder über die geeigneten Systeme ausgeschieden werden.*

9. SPRICH: *Ich ordne an, dass die Helix/Helices endgültig bestätigt wird/werden.*

Zur Definition der Merkabah siehe Anhang I.

10. SPRICH: *Ich ordne an, dass die Merkabah endgültig bestätigt wird.*

11. SPRICH: *Ich ordne an, dass DNA und RNA durch keinerlei Strahlung beeinträchtigt werden.*

12. SPRICH: *Ich ordne an, dass diese Helix/Helices sich hier und jetzt bis auf Widerruf vollständig im verlängerten Rückenmark ansiedeln.*

13. SPRICH: *Ich ordne an, dass die Reintegration dieser neuen Helix/Helices vollständig toleriert wird, vollständig erfolgt und am Nullpunkt ansetzt.*

ZENTRALER PUNKT der Neuprogrammierung

14. SPRICH: *Ich ordne an, dass sich die Kraft, die Harmonie und die Richtigkeit dieser neuen Helix/Helices in der DNA ansiedeln und diese vollständig aktiviert wird/werden.*

Dritter Teil des Protokolls

3. Teil – ABSCHLUSS DES PROTOKOLLS

Möglicherweise verlangt das Programm weitere Angaben für die korrekte Codierung der Installation.

15. BESTIMMEN, ob es für die Wirksamkeit, Verträglichkeit und Assimilation der Neuprogrammierung nötig ist, weitere Angaben einzuschließen.
WENN JA,
A. ERMITTELN, wie viele Angaben eingeschlossen werden müssen;
B. in Anhang III NACHLESEN und die Anweisungen BEFOLGEN, um zu ermitteln, welche Angaben einzuschließen sind;
C. ZURÜCK zum Protokoll und WEITER zu Nr. 16.

Das Protokoll wird abgeschlossen.

16. SPRICH: *Ich ordne an, dass die Neuprogrammierung gemäß dem ursprünglichen Plan in der Frequenz der Liebe toleriert und assimiliert wird, auch wenn die Helices in der Vergangenheit deaktiviert waren.*

Das Protokoll wird endgültig bestätigt.

17. SPRICH: *Ich ordne an, dass diese Erneuerung bis auf Widerruf durch (Name der zu behandelnden Person) vollständig und endgültig bestätigt ist.*

71

Verfahrensweise bei Protokoll Nr. 1

Die Protokolle haben eine universelle Struktur, anhand derer man die für jeden Menschen einzigartigen Angaben herausfinden kann. Damit diese Protokolle leicht anwendbar und nicht zu umfangreich sind, gleichzeitig aber sämtliche Eventualitäten berücksichtigen, habe ich sie so aufgebaut, dass Sie am Ende jedes Abschnitts Zugang zu einer Vielzahl von Angaben haben, die ich unmöglich in jedes Protokoll hätte einschließen können. Deshalb ist es notwendig, dass Sie an zwei Stellen des Protokolls, genauer gesagt am Ende von Teil 1 (Vorbereitung) und unmittelbar vor Beendigung des Protokolls in Teil 3 (Abschluss), ermitteln, ob weitere Angaben aus dem Anhang III eingeschlossen werden müssen, damit die Neuprogrammierung richtig verläuft. Diese Angaben können ganz unterschiedlicher Natur sein, denn sie sind spezifisch für jeden Menschen und dessen Geschichte und Biologie.

Natürlich können in diesem Buch nicht alle möglichen und unmöglichen Daten aufgeführt sein. Innerhalb eines flexiblen Rahmens lässt sich jedoch eine beachtliche Anzahl von gleichermaßen präzisen wie stichhaltigen Daten beleuchten. Nach diesem Prinzip sind die Anhänge III, IV, V, VI und VII strukturiert. In ihnen sind sowohl spezifische Daten als auch übergeordnete Datenkategorien zusammengefasst, die den Zugang zu einer unendlich großen Anzahl von Möglichkeiten eröffnen. Der Schlüssel zum Gebrauch dieser Anhänge findet sich zu Beginn von Anhang III, weshalb die in den Protokollen auftauchenden Anweisungen zu weiteren Angaben in der Regel auch auf diesen Anhang verweisen.

Während Sie nun das detaillierte Beispiel zu Protokoll 1 lesen, denken Sie stets daran, dass Sie, wenn Sie das Protokoll auf sich selbst anwenden, jede einzelne Antwort testen (mittels der Kinesiologie oder eines anderen Instruments), und dass Ihre Körperintelligenz bei der Neuprogrammierung sämtliche Angaben berücksichtigt, die Ihnen eingefallen sind, bzw. sie gemäß Ihrer Intention anpasst. Jede Angabe hat also die Wirkung einer Absicht, die eine Umstrukturierung der

Programmierungen Ihrer "Junk-DNA" auslöst, die diesen Befehl auf der Schwingungsebene registriert.

Russische Wissenschaftler haben entdeckt, dass die DNA gut auf das gesprochene Wort anspricht, vor allem auf Suggestionen und Anweisungen, die im Tonfall eines Gebets oder der Hypnose gesprochen werden. Deshalb muss man die Angaben, die bei der Neuprogrammierung berücksichtigt werden sollen, auch laut vor sich hinsprechen.

Wir nehmen also alle nötigen Elemente in das Protokoll auf und informieren uns dann in Anhang III darüber, wodurch bestimmte Anweisungen im Protokoll möglicherweise blockiert wurden.

Detailliertes Beispiel zu Protokoll Nr. 1

Wir werden das nachstehende Beispiel Schritt für Schritt durchgehen, um besser zu begreifen, wie ein Protokoll anzuwenden ist.

1. Teil – VORBEREITUNG

Mit Hilfe der Kinesiologie (oder jeder anderen Testmethode) die Antwort ermitteln. Die so erhaltenen Angaben werden entsprechend der Intention automatisch von der angeborenen Körperintelligenz und dem Bewusstsein des Gen-Codes aufgenommen.

Damit ist beispielsweise Folgendes gemeint: Wenn wir ermitteln, zu welchem Prozentsatz eine Anweisung integriert wurde, und das Ergebnis unter 100 Prozent liegt oder die Antwort JA lauten muss, wir aber ein NEIN erhalten (oder umgekehrt), wird diese Angabe als gegebener Umstand bewertet und im Prozess der Neuprogrammierung automatisch angepasst. Die Teilnehmer der Lehrgänge fragen mich immer, was zu tun ist, wenn die Angaben, die wir erhalten, nicht positiv sind. ES GEHT LEDIGLICH DARUM, DIESE ANGABEN ZU ERKENNEN, DIE IM ZUGE DER NEUPROGRAMMIERUNG DURCH DIE KÖRPERINTELLIGENZ WEITERVERARBEITET WERDEN.

Gegenstand des Protokolls:

Die von mir behandelte Person bittet mich zu bestimmen, ob die Helices reintegriert sind, und diejenigen zu reintegrieren, die es nicht sind.

Meine Intention ist, dass die Reintegration vollkommen verträglich verläuft und am Nullpunkt assimiliert wird.

Um Antworten zu erhalten, wende ich die Kinesiologie an.

1. BESTIMMEN, ob die Helices 3 bis 12 reintegriert sind.
   WENN JA, direkt zu PROTOKOLL NR. 2 übergehen.
   Die Antwort lautet NEIN.
   WENN NEIN,
   A. BESTIMMEN, welche Helix/Helices bereits reintegriert ist/sind.
      Um das zu bestimmen, stelle ich folgende Frage: Ist die Helix 3 (und im Anschluss weiter mit 4, 5 usw. bis 12) reintegriert? Ich notiere diejenigen, bei denen die Antwort NEIN lautet, nehmen wir an: die 6., die 10. und die 12.
   B. BESTIMMEN, welche Helix/Helices reintegriert werden muss/müssen.
      Ich teste mit folgender Frage: Kann ich diese drei Helices gleichzeitig installieren?
      Die Antwort lautet NEIN.
      Ich teste also die drei Helices (6, 10 und 12) mit folgender Frage: Kann ich im Rahmen dieser Neuprogrammierung die 6. Helix (und weiter mit der 10. und schließlich der 12.) installieren? Bei den Helices 6 und 12 lautet die Antwort JA.
      Mit Hilfe der Intention schließe ich diese beiden Helices in die Neuprogrammierung ein und halte fest, dass ich für die Installation der 10. Helix eine weitere Neuprogrammierung mit diesem Protokoll vornehmen muss.

2. BESTIMMEN, ob es für die Entwicklung der zu behandelnden Person sinnvoll ist, diese Helix/Helices jetzt zu reintegrieren.
   Um dies zu BESTIMMEN, stelle ich folgende Frage: Ist dies der geeignete Zeitpunkt, um die Helices 6 und 12 bei dieser Person zu reintegrieren?
   WENN NEIN,
   Reintegration NICHT jetzt vornehmen.

BESTIMMEN, wie viel Zeit (Tage, Wochen, Monate) vergehen soll, bevor man die Neuprogrammierung vornimmt.

Die Antwort lautet JA.

WENN JA,

SPRICH: *Ich ordne an, dass die Helix Nr. ___ /die Helices Nr. ___, ___ usw. reintegriert wird/werden und über das Herzchakra verläuft/verlaufen.*

Ich sage laut: Ich ordne an, dass die 6. und die 12. Helix reintegriert werden und dass sie über das Herzchakra verlaufen.

3. BESTIMMEN, ob für jede Helix eine oder mehrere Farben installiert werden müssen.

   WENN JA,

   BESTIMMEN, welche Farbe welcher Helix zuzuordnen ist.

   Ich muss für die 6. Helix eine Farbe installieren. Ich teste eine Reihe von Farben und erhalte ein JA bei Violett. Diese Angabe wird mit Hilfe der Intention automatisch in die Neuprogrammierung eingeschrieben.

   Für die 12. Helix lautete die Antwort NEIN.

4. Für die Reintegration der Helices 8, 9, 10, 11 und 12 SPRICH: *Ich ordne an, dass das Chakra/die Chakren, das/die zur Helix/zu den Helices Nr. ___ gehört/gehören, installiert wird/werden.*

   Da ich die 12. Helix installiere, sage ich laut: Ich ordne an, dass das zur 12. Helix gehörende Chakra installiert wird.

5. BESTIMMEN, ob die Helix/die Helices in allen Chakren und energetischen Körpern zirkuliert/zirkulieren.

   Die 12. Helix zirkuliert nicht in allen energetischen Körpern. Ich bestimme, in welchen Körpern genau, und erhalte zur Antwort: im 3. und 5. Körper. Diese Angabe wird mit Hilfe der Intention automatisch in die Neuprogrammierung eingeschrieben.

6. Jedes Wort in der Definition der Helix oder bei jeder zu reintegrierenden Helix BESTIMMEN.

   Halten Sie sich an die Tabelle auf S. 30. Lesen Sie den Text der Definition, und testen Sie jedes Wort. Die Worte »feinstofflicher Körper« und »Unterscheidungsvermögen« sprechen an. Bei der 10. Helix spricht nur das Wort »Einheit« an. Diese Angaben werden als Information automatisch in die Neuprogrammierung einbezogen.

7. BESTIMMEN, ob das Programm zur Integration dieser Helix/Helices bereits im ursprünglichen DNA-Plan enthalten war.

Möglicherweise enthielt der ursprüngliche Plan bereits viele Programmierungen, die nicht mehr aktiv sind. Sie sind nach wie vor in der »Junk-DNA« enthalten und abrufbar.

WENN JA,

A. BESTIMMEN, ob es sich hier reproduzieren lässt.

Die Antwort lautet JA. Das Programm für die Reintegration der Helices 6 und 12 wird an dieser Stelle automatisch reproduziert.

B. BESTIMMEN, ob man eine Brücke installieren soll.

Auch hier lautet die Antwort JA.

8. BESTIMMEN, ob es ein schädliches Programm und/oder Thema gibt, das in Resonanz (Echo) oder Dualität (Polarität) steht und mit dem neuen Programm interferieren könnte.

Jedes Wort des letzten Satzes TESTEN.

Ich teste jedes Wort des letzten Satzes und erhalte ein NEIN für die Worte »Programm«, »schädlich« und »Polarität« sowie für den Rest des Satzes, nämlich: »und mit dem neuen Programm interferieren könnte«. Ich weiß, dass diese Angabe entsprechend meiner Grundintention automatisch in die Neuprogrammierung eingeschrieben wird, und gehe zum nächsten Punkt über.

9. BESTIMMEN, ob an eines oder mehrere alte Programme Speicher angeschlossen sind, die die Reintegration dieser Helix/Helices verhindern könnten.

Ich teste beim Lesen jedes einzelne Wort des Satzes und erhalte zur Antwort, dass tatsächlich solche Speicher angeschlossen sind.

WENN JA, wie viele solcher Speicher gibt es?

Es gibt drei.

10. BESTIMMEN, ob die Reintegration eine Störung infolge der elektromagnetischen Felder der Helix/Helices verursachen kann und diese Felder angepasst werden müssen, um toleriert zu werden.

Ich teste für beide Helices. Bei der 6. Helix spricht nichts an, aber ich erhalte ein JA für die 12. Helix, und diese Angabe wird automatisch in die Neuprogrammierung eingeschlossen.

11. BESTIMMEN, ob die Helix/Helices am Nullpunkt ist/sind.
Nur die 12. Helix ist nicht am Nullpunkt. Meine Intention ist natürlich, dass sie durch die Neuprogrammierung an den Nullpunkt gesetzt wird.

12. BESTIMMEN, ob es nötig ist, weitere Angaben in das Programm aufzunehmen, bevor es installiert wird.
    WENN JA,
    A. ERMITTELN, wie viele Angaben aufgenommen werden müssen.
    B. in Anhang III NACHLESEN und die Anweisungen BEFOLGEN, um zu testen, welche Angaben aufgenommen werden sollen.
    C. ZURÜCK zum Protokoll und WEITER zum nächsten Teil.
    Die Antwort lautet JA, so dass ich in Anhang III nachlese, worum es sich handelt.
    Ich bestimme als Erstes die Anzahl der Angaben, die ich benötige; die Antwort lautet »2«.
    Als ich den Anhang III durchteste, stoße ich zunächst auf eine Empfindung (Element Nr. 1 in Anhang III). Um zu ermitteln, um welche es sich handelt, gehe ich zu Anhang VI, wo ich im Testverfahren die Emotion »zwischen zwei Stühlen« ermittle. Damit habe ich die erste der beiden Angaben.
    Ich kehre zu Anhang III zurück, um die zweite Angabe zu ermitteln, und stoße auf Virus (Nr. 5).
    Da diese beiden Angaben jetzt in die Neuprogrammierung eingeschrieben sind, kann ich zur Installation übergehen. Ich muss nicht analysieren, in welcher Weise sie auf die übrige Neuprogrammierung einwirken. Diese spezifischen Angaben müssen zusätzlich in das Programm jeder einzelnen Person aufgenommen werden.

2. Teil – INSTALLATION DER NEUPROGRAMMIERUNG

Von diesem Teil an erübrigt sich das kinesiologische Testverfahren. Man beachte, dass jedes Item mit den Worten »Ich ordne an« bzw. »Ich weise an« beginnt. Da wir die Intention, am Nullpunkt zu sein, ganz an den Anfang des Protokolls gesetzt haben, müssen wir jetzt in keiner besonderen Position sein, um diese Anweisungen aus-zusprechen. Am besten äußert man sämtliche Anweisungen laut im Tonfall eines Gebets oder der Hypnose, weil die DNA russischen Studien zufolge besonders gut auf eine solche Stimmlage anspricht.

1. SPRICH: *Ich ordne an, dass sich die neue/neuen Helix/Helices für alle Leben und Dimensionen im Kern der Hauptzelle der Zirbel-drüse ansiedelt/ansiedeln.*
   Ich sage: »*Ich ordne an, dass sich die neuen Helices für alle Leben und Dimensionen im Kern der Hauptzelle der Zirbeldrüse ansiedeln.*«

2. SPRICH: *Ich ordne an, dass dieses Programm, ausgehend von der Zirbeldrüse, folgende Orte durchläuft:*
   A. *die innersekretorischen Drüsen;*
   B. *das Gehirn, das Herz, die Milz, das Nervensystem und die Pep-tide;*
   C. *die Zellen, die intra- und extrazelluläre Flüssigkeit, die Atome und die quantischen Elemente (Quarks, Myonen und Fäden etc.);*
   D. *alle Helices, alle Chakren, alle energetischen Körper und die Seele;*
   E. *anderer Ort (Anhang III).*
   Ich muss das Item E testen; die Antwort lautet JA. Ich bestimme, ob es sich um die 6. oder die 12. oder beide Helices handelt; Letzteres trifft zu. Ich gehe also zu Abschnitt 16 in Anhang III. Ich teste das Wort »Milz« für die 6. und das Wort »Leber« für die 12. Helix. Ich schreibe diese Angaben demnach energetisch in die Neuprogrammierung ein.
   FÄDEN, QUARKS UND MYONEN SIND UNENDLICH KLEINE, SO GE-NANNTE QUANTISCHE BESTANDTEILE DES ATOMS.

3. SPRICH: *Ich weise die RNA an, sich wieder zu vernetzen und die-se neue/neuen Helix/Helices zu unterstützen.*
   Die RNA muss die Information weitergeben, die sie von der DNA er-

halten hat, aber sie muss sie auch unterstützen, weil sie mit einem »Interferenzprogramm« ausgestattet ist, das es ihr ermöglicht, Befehle bestimmter Gene zu annullieren.

4. SPRICH: *Ich weise die Helix/Helicen Nr. ___ an, wieder ihren Platz in der Ordnung des vollkommenen, ursprünglichen Programms einzunehmen.*
Die Anweisung laut äußern, als würde man ein Gebet sprechen.

5. SPRICH: *Ich weise die Geschwindigkeit der Photonen und die Spiralstruktur der DNA an, sich anzupassen.*
Zur Erklärung der Photonen siehe S. 20.

6. SPRICH: *Ich ordne die Erneuerung der Verbindungen im callösen Körper entsprechend dem ursprünglichen Plan an.*
Diese Angabe wird energetisch in die Neuprogrammierung eingeschrieben.

7. SPRICH: *Ich ordne die vollkommene Unversehrtheit von Telomer und Telomerase an.*
Bei der Zellteilung können Telomere verloren gehen oder beschädigt werden, was bei der Vervielfältigung der Zellen Anomalien hervorrufen oder die Zellteilung vollständig unterbrechen kann. Das Enzym Telomerase ist der »Kleber« der Telomere.

8. SPRICH: *Ich ordne an, dass die Rückstände alter Programme auf den Nullpunkt gesetzt und/oder über die geeigneten Systeme ausgeschieden werden.*
Die Liste der Systeme steht in Anhang VII.

9. SPRICH: *Ich ordne an, dass die Helix/Helices endgültig bestätigt wird/werden.*
Was bedeutet, dass damit die Helices 6 und 12 endgültig bestätigt werden.

10. SPRICH: *Ich ordne an, dass die Merkabah endgültig bestätigt wird.*
Die Merkabah, ein energetisches Feld (siehe Glossar im Anhang), muss vollständig bestätigt werden.

11. SPRICH: *Ich ordne an, dass DNA und RNA durch keinerlei Strahlung beeinträchtigt werden.*
Strahlung wirkt unter Umständen wie eine giftige Substanz. Durch diese Anweisung wie auch die vorangegangenen (Nr. 9 und 10) wird der Gen-Code endgültig bestätigt und geschützt.

12. SPRICH: *Ich ordne an, dass diese Helix/Helices sich hier und jetzt bis auf Widerruf vollständig im verlängerten Rückenmark ansiedelt/ansiedeln.*
Die Anweisung laut wie ein Gebet vor sich hinsprechen.

13. SPRICH: *Ich ordne an, dass die Reintegration dieser neuen Helix/Helices vollständig toleriert wird, vollständig erfolgt und am Nullpunkt ansetzt.*
Das bedeutet, dass die Reintegration der beiden Helices vollständig verträglich am Nullpunkt erfolgt. Auf diese Weise wird das Nervensystem der zu behandelnden Person durch dieses Protokoll nicht überfordert.

14. SPRICH: *Ich ordne an, dass sich die Kraft, die Harmonie und die Richtigkeit dieser neuen Helix/Helices in der DNA ansiedeln und diese vollständig aktiviert wird/werden.*
Ich spreche den Satz laut vor mich hin. Die Angabe wird automatisch in die Reprogrammierung eingeschrieben, so dass die Körperintelligenz die nötigen Anpassungen vornimmt.

3. Teil – ABSCHLUSS DES PROTOKOLLS

15. BESTIMMEN, ob es für die Wirksamkeit, Verträglichkeit und Assimilation der Neuprogrammierung nötig ist, weitere Angaben einzuschließen.
WENN JA,
   A. ERMITTELN, wie viele Angaben eingeschlossen werden müssen;
   B. in Anhang III NACHLESEN und die Anweisungen BEFOLGEN, um zu ermitteln, welche Angaben einzuschließen sind;
   C. ZURÜCK zum Protokoll und WEITER zu Nr. 16.

Die Antwort lautet JA. Nachdem jetzt alle vorrangigen Angaben enthalten sind, lese ich in Anhang III nach, welche neuen Elemente ich eingeben muss, um diese Neuprogrammierung abzuschließen.

Ich bestimme zunächst, wie viele Angaben ich benötige; die Antwort lautet 3. Die erste ist ein im Alter von 4 Jahren erlittener Schock (Nr. 19). Die zweite betrifft chemische Substanzen (Nr. 6). Die dritte bezieht sich auf die Leber (Nr. 17).

Ich muss nicht weiter nachforschen, denn die Körperintelligenz weiß, um welchen Schock, um welche chemische Substanz und um welche Problematik es sich bei der Leber handelt. Ich gehe weiter zum nächsten Punkt.

16. SPRICH: *Ich ordne an, dass die Neuprogrammierung gemäß dem ursprünglichen Plan in der Frequenz der Liebe toleriert und assimiliert wird, auch wenn die Helices in der Vergangenheit deaktiviert waren.*
Mit diesem Befehl beende ich die Neuprogrammierung.

17. SPRICH: *Ich ordne an, dass diese Erneuerung bis auf Widerruf durch (Name der zu behandelnden Person) vollständig und endgültig bestätigt ist.*
Mit diesem Befehl bestätige ich die Neuprogrammierung endgültig, so dass nichts und niemand die DNA der behandelten Person verfälschen oder verändern kann, außer sie selbst.

PROTOKOLL NR. 2

Die 13. Helix installieren

Auf dem Weg zur Selbstbestimmtheit bezüglich unserer DNA wurde das Protokoll Nr. 2 für die Neuintegration der 13. Helix und des dazugehörigen Chakras konzipiert. Stellen Sie, bevor Sie es anwenden, unbedingt sicher, dass Ihre 12 ersten Helices reintegriert sind.

Zugang zur 13. Helix erhält man nur dann, wenn man die zehn übrigen, verlorenen Helices bereits installiert hat und damit über 12 aktive Helices verfügt und mit ihnen in Kontakt steht, was durch Protokoll Nr. 1 gewährleistet ist. Die 13. Helix und das ihr zugeordnete 13. Chakra zirkulieren in allen übrigen Helices und Chakren. Im Anschluss kann die Energie unter den 13 Helices und im physischen Körper frei zirkulieren. Dadurch überwinden wir die Dualität, denn das 13. Chakra verbindet Licht und Schatten miteinander und verankert diese Verbindung auf der körperlichen Ebene.

Man nennt das die Verbindung zwischen den Welten oder den Gleichgewichtspunkt "null". Über diesen Nullpunkt, den man durch die 13. Helix erreicht, treten die Aufgestiegenen Meister in den physischen Zustand ein und verlassen ihn wieder. Dank dieser Verbindung können Sie das irdische und das himmlische Ich miteinander verschmelzen und gleichzeitig auf zwei Ebenen sein.

PROTOKOLL ZUR NEUPROGRAMMIERUNG NR. 2

Installation und Integration der 13. Helix

Erster Teil des Protokolls

Er dient dazu, den Gegenstand des Protokolls und die für die Neuprogrammierung nötigen Angaben zu erkennen.

1. Teil – VORBEREITUNG

Vor Beginn der Abfrage spricht man die Absicht laut aus: *Ich beschließe, am Nullpunkt zu sein, auch wenn ich nicht weiß, wie.* Mit Hilfe der Kinesiologie (oder jeder anderen Testmethode) die Antwort ermitteln. Die so erhaltenen Angaben werden entsprechend der Intention automatisch von der angeborenen Körperintelligenz und dem Bewusstsein des Gen-Codes aufgenommen.

Die ersten beiden Helices (1 und 2) sind immer vorhanden.

1. A. Zunächst BESTIMMEN, ob alle 12 Helices reintegriert sind.
Wenn NEIN, zu PROTOKOLL NR. 1 gehen.

B. BESTIMMEN, ob die 13. Helix bereits reinstalliert ist.
Wenn JA, zu PROTOKOLL NR. 3 übergehen.
Wenn NEIN, weiter bei Punkt 2.

Es gibt alle möglichen Gründe, warum man hier als Antwort ein NEIN erhält. Man muss nicht nach Erklärungen suchen, sondern nur die Tatsache als solche akzeptieren.

2. BESTIMMEN, ob es für die Entwicklung der behandelten Person sinnvoll ist, die 13. Helix jetzt zu reintegrieren.
Wenn NEIN,
die Reintegration NICHT jetzt vornehmen. BESTIMMEN, wie viel Zeit (Tage, Wochen, Monate) vergehen soll, bevor man die Neuprogrammierung vornimmt.
Wenn JA,

Die Anweisungen immer laut vor sich hinsprechen.

SPRICH: *Ich ordne an, dass sich die 13. Helix mit ihrem Programm unter den*

83

Körper begibt, über das Herzchakra verläuft und in Form einer 8 in den oberen Teil des Körpers wandert (s. Schema Seite 29).

Durch diesen Befehl vermischen sich die Farben Schwarz und Weiß nicht (was Grau ergeben würde).

3. SPRICH: *Ich ordne das Nebeneinander der Farben Schwarz und Weiß an.*

Zur Veranschaulichung der 13 Chakren siehe Schema Seite 29.

4. SPRICH: *Ich ordne die Installation des 13. Chakras an, damit Himmel und Erde wieder miteinander verbunden sind.*

Halten Sie sich an die Tabelle auf S. 30. Lesen Sie den Text der Definition, und testen Sie jedes Wort. Die Worte, auf die Sie ein JA zur Antwort erhalten, werden als Information automatisch in die Neuprogrammierung einbezogen.

5. BESTIMMEN, ob Sie als Antwort auf jedes Wort der Definition für die 13. Helix ein JA erhalten.

Der ursprüngliche DNA-Plan ist das Schema, das jeder genetischen Mutation vorausging. Wenn diese Information dort unterschwellig immer noch vorhanden ist, wird sie automatisch in die Neuprogrammierung eingeschlossen.

6. BESTIMMEN, ob das Programm zur Integration der 13. Helix bereits im ursprünglichen DNA-Plan enthalten war. Wenn JA,
   A. BESTIMMEN, ob es sich hier reproduzieren lässt.
   B. BESTIMMEN, ob man eine Brücke installieren soll.

Es geht um ein Thema oder ein anderes Programm, das jenes, das

7. BESTIMMEN, ob es ein schädliches Programm und/oder Thema gibt, das in Resonanz (Echo) oder Dualität (Polarität) steht

wir installieren wollen, neutralisieren könnte.

und mit dem neuen Programm interferieren könnte.

Jedes Wort des letzten Satzes TESTEN.

Die Speicher der alten Programme könnten mit dem neuen Programm interferieren.

8. BESTIMMEN, ob an eines oder mehrere alte Programme Speicher angeschlossen sind, die die Reintegration dieser Helix/ Helices verhindern könnten.
Wenn JA, wie viele solcher Speicher gibt es?

Immer, wenn etwas bestimmt wird, wird die entsprechende Angabe automatisch in die Neuprogrammierung eingeschlossen.

9. BESTIMMEN, ob die 13. Helix in allen Chakren, allen energetischen Körpern und allen Helices zirkuliert.

10. BESTIMMEN, ob die Person am Nullpunkt mit den energetischen Strahlen des Lichtes und den energetischen Strahlen der Dunkelheit verbunden ist.

Die Reintegration der 13. Helix erlaubt die Beibehaltung zweier bestehender Polaritäten, ohne dass diese sich gegenseitig aufheben, und setzt sie nicht in Opposition zueinander.

11. BESTIMMEN, ob die Person in allen Helices, Chakren, energetischen Körpern und in der Seele Licht und Dunkelheit nebeneinander bestehen lassen kann, ohne dass sie sich gegenseitig aufheben.

Die Anweisung laut aussprechen.

12. SPRICH: *Ich ordne an, dass die galaktischen Körper durch die 13. Helix im physischen Körper auf der Erde verankert werden.*

13. BESTIMMEN, ob die Person mit ihrem galaktischen Medium verbunden ist.

Diese Angabe wird automatisch in die Neuprogrammierung eingeschlossen.

14. BESTIMMEN, ob die Verbindung zwischen dem himmlischen Ich und der 13. Helix besteht und adäquat ist.

Um zu erfahren, wie man auf eine Zahl testet, siehe Anhang II. Der ermittelte Prozentsatz wird automatisch in die Neuprogrammierung eingeschlossen.

15. BESTIMMEN, zu welchem Prozentsatz Licht und Dunkelheit koexistieren.

16. BESTIMMEN, ob zwischen Dunkelheit, Licht und der 13. Helix eine Brücke besteht.

17. BESTIMMEN, ob durch die Reintegration wegen des elektromagnetischen Feldes der 13. Helix etwas durcheinandergeraten kann und ob etwas neu justiert werden muss, um toleriert zu werden.

Diese Angabe wird automatisch in die Neuprogrammierung eingeschlossen.

18. BESTIMMEN, ob die Helix am Nullpunkt ist.

Es kann sein, dass weitere Angaben in das Programm aufgenommen werden müssen, bevor dieses installiert werden kann.

19. BESTIMMEN, ob es nötig ist, weitere Angaben in das Programm aufzunehmen, bevor es installiert wird.
    Wenn JA,
    A. ERMITTELN, wie viele Angaben aufgenommen werden müssen.
    B. in Anhang III NACHLESEN und die Anweisungen BEFOLGEN, um zu testen, welche Angaben aufgenommen werden sollen.
    C. ZURÜCK zum Protokoll und WEITER zum nächsten Teil.

Zweiter Teil des
Protokolls

2. Teil – INSTALLATION DER NEUPROGRAMMIERUNG

Die Installation der Neu-
programmierung berück-
sichtigt sämtliche Anga-
ben, die im ersten Teil
ermittelt wurden.

1. SPRICH: *Ich ordne an, dass sich die 13. Helix für alle Leben und Dimensionen im Kern der Hauptzelle der Zirbeldrüse ansiedelt.*

Während man die An-
weisung vor sich hin-
spricht, wird jedes der
aufgezählten Elemente
in die Neuprogrammie-
rung einbezogen. Im
Tonfall eines Gebets
oder der Hypnose
sprechen.

2. SPRICH: *Ich ordne an, dass dieses Programm, ausgehend von der Zirbeldrüse, folgende Orte durchläuft:*
   A. die innersekretorischen Drüsen;
   B. das Gehirn, das Herz, die Milz, das Nervensystem und die Peptide;
   C. die Zellen, die intra- und extrazelluläre Flüssigkeit, die Atome und die quantischen Elemente (Quarks, Myonen und Fäden etc.);
   D. alle Helices, alle Chakren, alle energetischen Körper und die Seele;
   E. anderer Ort (Anhang III).

Um zu erfahren, welche
Stelle genau, unter Ab-
schnitt 16 in Anhang III
nachlesen und den Ort
ermitteln.

3. SPRICH: *Ich weise die RNA an, sich wieder zu vernetzen und die 13. Helix zu unterstützen.*

Der ursprüngliche DNA-
Plan ist das Schema,
das jeder genetischen
Mutation vorausging.

4. SPRICH: *Ich weise die 13. Helix an, wieder ihren Platz in der Ordnung des vollkommenen, ursprünglichen Programms einzunehmen.*

5. SPRICH: *Ich weise die Geschwindigkeit der Photonen und die Spiralstruktur der DNA an, sich anzupassen.*

6. SPRICH: *Ich ordne die Erneuerung der Verbindungen im callösen Körper entsprechend dem ursprünglichen Plan an.*

Zur Definition von Telomer und Telomerase siehe Anhang I.

7. SPRICH: *Ich ordne die vollkommene Unversehrtheit von Telomer und Telomerase an.*

Die Liste der Systeme befindet sich in Anhang VII.

8. SPRICH: *Ich ordne an, dass die Rückstände alter Programme auf den Nullpunkt gesetzt und/oder über die geeigneten Systeme ausgeschieden werden.*

9. SPRICH: *Ich ordne an, dass die 13. Helix endgültig bestätigt wird.*

Zur Definition der Merkabah siehe Anhang I.

10. SPRICH: *Ich ordne an, dass die Merkabah endgültig bestätigt wird.*

11. SPRICH: *Ich ordne an, dass DNA und RNA durch keinerlei Strahlung beeinträchtigt werden.*

12. SPRICH: *Ich ordne an, dass diese 13. Helix sich hier und jetzt bis auf Widerruf vollständig im verlängerten Rückenmark ansiedelt.*

13. SPRICH: *Ich ordne an, dass die Reintegration dieser neuen Helix vollständig toleriert wird, vollständig erfolgt und am Nullpunkt ansetzt.*

ZENTRALER PUNKT der Neuprogrammierung

14. SPRICH: *Ich ordne an, dass sich die Kraft, die Harmonie und die Richtigkeit dieser neuen Helix in der DNA ansiedeln und dieses neue Programm vollständig aktiviert wird.*

Dritter Teil des
Protokolls

3. Teil – ABSCHLUSS DES PROTOKOLLS

Möglicherweise verlangt
das Programm weitere
Angaben für die korrekte
Codierung der Installation.

15. BESTIMMEN, ob es für die Wirksamkeit, Verträglichkeit und Assimilation der Neuprogrammierung nötig ist, weitere Angaben einzuschließen.
Wenn JA,
A. ERMITTELN, wie viele Angaben eingeschlossen werden müssen;
B. in Anhang III NACHLESEN und die Anweisungen BEFOLGEN, um zu ermitteln, welche Angaben einzuschließen sind;
C. ZURÜCK zum Protokoll und WEITER zur Nr. 16.

Das Protokoll wird
abgeschlossen.

16. SPRICH: *Ich ordne an, dass diese Neuprogrammierung gemäß dem ursprünglichen Plan in der Frequenz der Liebe toleriert und assimiliert wird, auch wenn die Helices in der Vergangenheit deaktiviert waren.*

Das Protokoll wird
endgültig bestätigt.

17. SPRICH: *Ich ordne an, dass diese Erneuerung bis auf Widerruf durch (Name der zu behandelnden Person) vollständig und endgültig bestätigt ist.*

Die Reintegration der 13. Helix kann überraschende Wirkungen zeitigen, vor allem für eher unbeständige Menschen, denen es schwerfällt, fest in ihrem physischen Körper verankert zu sein. Ich habe meine Lehrgangsteilnehmer gebeten, die Ergebnisse, die sie mit verschiedenen Protokollen gemacht haben, zu kommentieren. Zu Protokoll Nr. 1 und 2 hat mir Nicole F. Folgendes geschrieben:

Durch die Ansiedlung der 13 Helices habe ich nun Zugang zu einem physischen und emotionalen Wohlbefinden, das vorher für mich nicht greifbar war. Ruhe, Frieden und Ausgeglichenheit kehrten ein, was Balsam war nach Jahren der Suche und der Arbeit an mir selbst. Was die Aktivierung jeder einzelnen Helix (Protokoll Nr. 3) angeht, hat gewissermaßen das Leben es übernommen, an mir auszuprobieren, ob die Integration erfolgreich war. Ein kleines Augenzwinkern des Lebens – das vorher als Drama empfunden wurde!

Marie D. hat nun ebenfalls Zugang zu bislang unbekannten Seiten an sich:

Dass mir bewusst wird, wie viele Möglichkeiten mir die Neuprogrammierung meiner DNA eröffnet, ist für mich eine wunderbare Entdeckung. Es waren bei mir, ohne dass ich es wusste, schon vorher mehrere Helices reintegriert, aber als ich mit meiner Neuprogrammierung begann, um auch die übrigen Helices zu integrieren, wurde mir klar, was in den vergangenen Jahren mit mir passiert war. Bis zu dem Zeitpunkt hatte ich jahrelang immer wieder denselben Traum: Ich lebte in einem großen Haus, in dem man mehrere Räume nicht betreten konnte, so dass ich mich auf einige wenige, eher düstere und zugestellte Zimmer beschränken musste. Die Reintegration der Helices war für mich, als hätte ich die Schlüssel zu den übrigen Zimmern wiedergefunden ... Als würde ich Seiten an mir entdecken, die ich überhaupt nicht kannte! Als die 13. Helix wieder integriert war, fiel es mir leichter, mich mit dem Leben auszusöhnen und Beschränkungen im irdischen Dasein zu akzeptieren. Endlich war ich wieder in Kontakt mit einem Jugendtraum, den ich mittlerweile schon als utopisch abgetan hatte: die Materie spiritualisieren und das Spirituelle auf Erden materialisieren. Inzwischen kommt mir das überhaupt nicht mehr utopisch vor!

PROTOKOLL NR. 3

Neuharmonisierung unserer Helices

Jetzt fällt es uns bereits leichter zu verstehen, dass die Neuprogrammierung unserer Helices auf mehreren Wegen zu Stande kommen kann. Die Neuprogrammierung unserer überflüssigen DNA ist, bewusst oder unbewusst, in Gang gesetzt, denn wie wir gesehen haben, wirkt sich allein schon der Photonenausstoß (Licht) aus nicht irdischen Quellen positiv auf unsere DNA und die Reintegration unserer Helices aus. Uns ist auch klar geworden, dass wir durch unsere bewussten Befehle mit Hilfe der Protokolle auf diesen Prozess einwirken können, denn die Formulierung von Intentionen ist ein vom Bewusstsein gesteuerter Befehl, der die Anordnung unserer Helices und damit unsere DNA prägt.

Die Arbeit mit den ersten beiden Protokollen hat Sie vermutlich schon ausreichend davon überzeugt, wie sehr Sie Ihre DNA beeinflussen können. Diese 13 Helices, von denen 11 abgekoppelt und überall verstreut waren, sind jetzt alle reintegriert, aber nicht alle sind aktiviert und harmonisiert. Sogar die beiden ersten, die zwei physischen Helices, müssen harmonisiert werden, damit sie zu 100 Prozent aktiviert sind, denn 97 Prozent Ihrer Gene gelten als "Junk"-DNA und damit als nicht aktiv.

Diese Neuharmonisierung oder Aktivierung geschieht zum Teil auf natürliche Weise ganz von allein, wie Nicole F. betont hat, aber mit Hilfe von Protokoll Nr. 3 können wir den Prozess beschleunigen. Das Ziel dieses Protokolls ist es, jede Helix auf eine Aktivierungsstufe von 100 Prozent zu bringen. Das geht nur, wenn jede Helix neu harmonisiert wird, wenn also all ihre Aspekte oder Elemente adäquat neu programmiert wurden.

Das Protokoll zur Reharmonisierung und Aktivierung der Helices beinhaltet eine Reihe von Elementen, die für jede Helix überprüft werden müssen. Diese Elemente sind gewissermaßen Indikatoren für den aktuellen Zustand unserer Helices. Eine entsprechende Auflistung finden Sie in der nachstehenden Tabelle.

TABELLE DER INDIKATOREN

HELICES	1	2	3	4	5	6
1 Aktivierung in %						
2 Umstrukturierung						
3 Miasmen						
4 Bann						
5 Emotionen						
6 mentale Überzeugungen						
7 Spirituelles						
8 Implantat						
9 Allergien						
10 Infektionen						
11 freie Radikale						
12 DNA-Wellenfrequenz in %						
13 Hormone: Zirbeldrüse-Hirnanhangsdrüse-Schilddrüse-Thymus-Bauchspeicheldrüse-Nebennieren-Eierstock/Hoden-Hypothalamus-Thalamus						
14 Kreislauf						
15 strukturell						
16 holografische Insertion						
17 Loch						
18 falsche Ausrichtung						

19 Verzerrung							
20 Fragmente							
21 Prägung							
22 Reparatur							
23 Mutation							
24 Polarität/Dualität							
25 DNA-Struktur + Ursache							
26 Bündnis/Gelübde							
27 Verletzbarkeit/Ausgeliefertsein							
28 ursprünglicher Grund							
29 Speicher des ursprünglichen Programms							
30 Zerrissenheit							
31 Narben							
32 Code für den Zustand der Liebe in %							
33 Überlagerung							
34 endgültige Bestätigung in %							
35 Gesundheitscode (Protokoll 5)							
36 Programm für den Erfolg in %							
37 Jugendlichkeit und langes Leben (Protokoll 7)							
38 jedes andere Protokoll							

TABELLE DER INDIKATOREN

HELICES	7	8	9	10	11	12	13
1 Aktivierung in %							
2 Umstrukturierung							
3 Miasmen							
4 Bann							
5 Emotionen							
6 mentale Überzeugungen							
7 Spirituelles							
8 Implantat							
9 Allergien							
10 Infektionen							
11 freie Radikale							
12 DNA-Wellenfrequenz in %							
13 Hormone: Zirbeldrüse-Hirnanhangsdrüse-Schilddrüse-Thymus-Bauchspeicheldrüse-Nebennieren-Eierstock/Hoden-Hypothalamus-Thalamus							
14 Kreislauf							
15 strukturell							
16 holografische Insertion							
17 Loch							
18 falsche Ausrichtung							

19 Verzerrung							
20 Fragmente							
21 Prägung							
22 Reparatur							
23 Mutation							
24 Polarität/Dualität							
25 DNA-Struktur + Ursache							
26 Bündnis/Gelübde							
27 Verletzbarkeit/Ausgeliefertsein							
28 ursprünglicher Grund							
29 Speicher des ursprünglichen Programms							
30 Zerrissenheit							
31 Narben							
32 Code für den Zustand der Liebe in %							
33 Überlagerung							
34 endgültige Bestätigung in %							
35 Gesundheitscode (Protokoll 5)							
36 Programm für den Erfolg in %							
37 Jugendlichkeit und langes Leben (Protokoll 7)							
38 jedes andere Protokoll							

Wenn Sie Fragen zu Begriffen aus der Indikatorentabelle haben, lesen Sie die nachstehenden Erläuterungen.

Erläuternde Tabelle zu bestimmten Indikatoren

Bündnis/ Gelübde	Bestimmte spirituelle Bündnisse oder Gelübde verhindern manchmal die Aktivierung einer Helix und ihrer Bewusstseinsebene.
ursprünglicher Grund	Der ursprüngliche Grund hängt direkt mit dem Verlust des ursprünglichen Programms für unseren Gen-Code zusammen.
falsche Ausrichtung	Die Ausrichtung auf die Frequenz des Wesentlichen ist verzerrt, und wir ziehen Dinge an, die verhindern, dass wir ein Gefühl der Harmonie haben und uns als vollständig empfinden.
Verzerrung	Die elektromagnetische Welle der DNA-Spirale ist betroffen.
Prägung	Jeder Mensch hat bestimmte Prägungen in allen energetischen Körpern. Diese Prägungen sind neu oder stammen aus früheren Leben. Sie können positiv oder negativ sein, aber manche erfüllen keinerlei Zweck mehr. Die meisten Prägungen aus der Vergangenheit verzögern die Veränderung des aktuellen Bewusstseinszustands.
Code für den Zustand der Liebe in %	Wir haben das Programm für unsere Liebesfähigkeit verloren und können es hier neu installieren. Bestimmen, zu wie viel Prozent es reduziert ist, und zu 100 Prozent neu installieren.
Fragmente	Zur Definition der Fragmente siehe Anhang I. Bestimmen, wie viele Fragmente zurückgeholt werden müssen, damit die Helix zu 100 Prozent aktiviert werden kann.
holografische Insertion	Zur Definition eines Hologramms siehe Anhang I.

Störungen	Es kann planetarische oder stellare Störungen geben, die die Aktivierung unter Umständen beeinträchtigen. Indem wir diese Information in das Programm aufnehmen, können wir diese Störungen beheben.
Speicher des ursprünglichen Programms	Hier wird die Wiederaufnahme des vollkommenen, ursprünglichen Programms sichergestellt.
Miasmen	Siehe Anhang I.
Mutation	Es gibt genetische Mutationen, die die Helices beeinträchtigen.
freie Radikale	Durch die freien Radikalen (Toxine) wird die Blut-Hirn-Schranke stark beeinträchtigt, was wiederum die Zirbel- und die Hirnanhangsdrüse in Mitleidenschaft zieht. Da diese Drüsen an der Neuprogrammierung der DNA beteiligt sind, muss sichergestellt werden, dass die freien Radikalen die Aktivierung der Helices nicht beeinträchtigen.
Neustrukturierung	Etwas im ursprünglichen Plan der DNA wurde verändert und muss neu strukturiert werden.
Bann	In manchen Situationen kann die mächtige Ladung eines Gefühls der Wut (oder einer anderen starken Emotion) wie ein Bann wirken. Ermitteln, ob Sie einem Bann unterliegen oder ihn ausgesendet haben.
strukturell	Manche körperlichen Beschwerden können die Aktivierung der Helices beeinträchtigen. Der Begriff »strukturell« bezeichnet einen Zustand im Zusammenhang mit der Wirbelsäule. Hat die Person beispielsweise eine Blockade im Bereich des Rückens, kann dies die Schwingungsenergie beeinträchtigen oder blockieren.
Loch	In den energetischen Körpern kann es Löcher geben, die die Aktivierung der Helices unter Umständen beeinträchtigen.

Jede Zeile der Tabelle ist ein Indikator, anhand dessen man die Funktionsfähigkeit jeder einzelnen diagnostizierten Helix ermitteln kann. **An dieser Stelle noch der folgende Warnhinweis: Man darf keinesfalls sämtliche Helices und auch nicht sämtliche Indikatoren einer Helix in ein und derselben Sitzung bearbeiten, da unser Nervensystem damit völlig überfordert wäre. Die Harmonisierung und Aktivierung der Helices ist ein wirkungsvoller Prozess; diese Feststellung werden Sie selbst machen. Daher muss man schrittweise vorgehen und es dem Körper ermöglichen, sich allmählich anzupassen. Sie werden folglich mehrere Sitzungen mit Protokoll Nr. 3 absolvieren und jeweils drei Indikatoren einschließen.**

Anhand der ersten Fragen des Protokolls kann man in Erfahrung bringen, welche Helix zu behandeln ist und wie viele Indikatoren bei jeder Sitzung miteinzubeziehen sind. Unter Nr. 1 bestimmen Sie, welche Helix Sie in der Sitzung bearbeiten wollen, welche also neu programmiert wird, um ihre Aktivierung zu harmonisieren und zu verbessern. Unter Nr. 2 ermitteln Sie, zu welchem Prozentsatz die Helix derzeit aktiviert ist, bevor Sie mit dem Protokoll beginnen. Unter Nr. 3 des Protokolls wird präzise bestimmt, was Sie in die Neuprogrammierung miteinbeziehen können. Zur Überprüfung von Punkt 3A gehen Sie die Indikatorentabelle durch und fragen Punkt für Punkt ab: "Muss dieser Indikator neu harmonisiert werden?" Notieren Sie sämtliche Indikatoren, bei denen die Antwort JA lautet, denn so bekommen Sie einen Überblick über den allgemeinen Zustand der Helix. Unter Punkt 3B bestimmen Sie die Anzahl der Indikatoren, die in der laufenden Sitzung behandelt werden können, und unter Punkt 3C schließlich können Sie präzise ermitteln, welche Indikatoren in die Neuprogrammierung dieser Sitzung miteinbezogen werden und in welcher Reihenfolge sie behandelt werden.

Am Ende des Protokolls ermitteln Sie erneut, zu welchem Prozentsatz die Helix aktiviert ist. Möglicherweise hat sich dieser Anteil verändert und ist größer oder kleiner geworden. Was nicht bedeutet, dass Sie nicht erfolgreich gewesen wären. Vielmehr ist es im Gegenteil so, dass eine verträgliche Neuharmonisierung voraussetzt, dass die Helix vorübergehend vermindert aktiviert ist, damit sich Ihr Körper anpassen kann. Nach meiner Erfahrung ergibt ein erneuter Test einige Tage oder Wochen später, dass die Helix zu einem höheren Anteil aktiviert ist als vor der Neuprogrammierung. Es kann auch sein, dass die erhöhte Aktivierung erst dann einsetzt, wenn Sie eine weitere Helix neu harmonisiert und reaktiviert haben, da der Körper und alle Helices eine Einheit bilden.

Lassen Sie sich von der Anzahl der Elemente in der Indikatorentabelle nicht entmutigen. Da jede Helix eine spezifische Besonderheit hat, ist es wichtig, jedes Element für jede Helix abzufragen, doch genauso wichtig ist es, schrittweise vorzugehen und auf die Körperintelligenz zu vertrauen, die sich Ihnen über Ihre Testmethode (Kinesiologie oder Sonstige) mitteilt. Von ihr werden Sie erfahren, in welcher Reihenfolge Sie vorgehen müssen, damit die Aktivierung in angemessener Weise erfolgt. Auch wenn Sie in einer Sitzung nur ein einziges Element einer bestimmten Helix bearbeiten, werden Sie auf körperlicher, emotionaler oder spiritueller Ebene rasch Veränderungen an sich feststellen. Auch wenn Ihre Grundintention bei jeder Sitzung nur auf ein einziges Element einer Helix gerichtet ist, kommt bei Ihrer Körperintelligenz an, dass die eigentliche Intention die 100-prozentige Harmonisierung und Reaktivierung all Ihrer Helices ist, und sie wird Ihre Programme dahingehend angleichen.

Los geht's – und viel Freude bei der Neuharmonisierung und Reaktivierung Ihrer Helices!

PROTOKOLL ZUR NEUPROGRAMMIERUNG NR. 3

Neuharmonisierung der 13 Helices

Erster Teil des Protokolls

Dient dazu, den Gegenstand des Protokolls und die für die Neuprogrammierung nötigen Angaben zu erkennen.

1. Teil – VORBEREITUNG

Vor Beginn der Abfrage spricht man die Absicht laut aus: *Ich beschließe, am Nullpunkt zu sein, auch wenn ich nicht weiß, wie.* Mit Hilfe der Kinesiologie (oder jeder anderen Testmethode) die Antwort ermitteln. Die so erhaltenen Angaben werden entsprechend der Intention automatisch von der angeborenen Körperintelligenz und dem Bewusstsein des Gen-Codes aufgenommen.

Identifizierung des Gegenstandes der Neuprogrammierung.

1. BESTIMMEN, welche Helix im Laufe dieser Neuprogrammierung aktiviert und neu harmonisiert werden muss.

Es ist eher selten, dass die Aktivierung bei 100 Prozent liegt. Der Prozentsatz kann von einer Sitzung zur nächsten schwanken, entsprechend der Arbeit in der vorangegangenen Sitzung.

2. BESTIMMEN, zu welchem Prozentsatz diese Helix aktiviert ist.

Jedes Element aus der Liste der Indikatoren auf S. 92ff abfragen. WICHTIG: Bei jeder Neuprogrammierung nicht mehr als drei Elemente auf einmal behandeln.

3. A. BESTIMMEN, welche(s) Element(e) aus der Liste der Indikatoren auf dieser Helix neu harmonisiert werden muss/müssen.

   B. Die Anzahl der Elemente BESTIMMEN, die bei dieser Neuprogrammierung eingeschlossen werden müssen.

   C. BESTIMMEN, welche Elemente genau bei dieser Neuprogrammierung behandelt werden und in welcher Reihenfolge.

WICHTIG: Wenn man mehr als ein Element behandelt: Nr. 4-9 des ersten Teils (Vorbereitung) für jedes Element getrennt und in der unter Nr. 3C angegebenen Reihenfolge durchgehen. Wenn alle Elemente so behandelt wurden, zum zweiten Teil (Installation) übergehen.

Beispiel: Unter Nr. 3A wurden 6 Elemente erkannt. Nr. 3B ergibt, dass zwei dieser Elemente bei dieser Neuprogrammierung berücksichtigt werden können. Unter Nr. 3C ermittelt man, um welche der unter 3A bestimmten Elemente es sich handelt und in welcher Reihenfolge man sie behandeln soll. Dann geht man für jedes Element Nr. 4-9 durch und behandelt sie in der angegebenen Reihenfolge.

Um zu erfahren, wie man auf eine Zahl testet, siehe Anhang II. Jede getestete Angabe aus Anhang III wird automatisch in die Neuprogrammierung eingeschlossen.

4. A. BESTIMMEN, wie viele Angaben aus Anhang III für das ausgesuchte Element in die Neuprogrammierung eingeschlossen werden müssen.

   B. Nacheinander jeden einzelnen Abschnitt in Anhang III ABFRAGEN, bis alle Angaben, die berücksichtigt werden müssen, identifiziert sind.

Es gibt alle möglichen Gründe, warum man hier als Antwort ein NEIN erhält. Man muss nicht nach Erklärungen suchen, sondern nur die Tatsache als solche akzeptieren.

5. BESTIMMEN, ob es für die Entwicklung der zu behandelnden Person sinnvoll ist, die Neuprogrammierung jetzt vorzunehmen. Wenn NEIN,

   A. die Neuprogrammierung NICHT jetzt vornehmen.

   B. BESTIMMEN, wie viel Zeit (Tage, Wochen, Monate) vergehen soll, bevor man die Neuprogrammierung vornimmt.

Möglicherweise ist das Programm in der uncodierten DNA installiert und an keiner bestimmten Stelle festgeschrieben.

Wenn JA,

BESTIMMEN, ob es nötig ist, eine bestimmte Stelle zu ermitteln.

Wenn NEIN,

zur nächsten Nummer übergehen.

Wenn JA,

A. BESTIMMEN, in welchem Chromosom (1 bis 46 ...) und welchem Gen (1 bis 5000+) man das neue Programm installieren muss und

B. BESTIMMEN, wie viele Tripletts (1 bis 30000+) dieses Programm umfasst.

Der ursprüngliche DNA-Plan ist das Schema, das jeder genetischen Mutation vorausging. Wenn diese Information dort unterschwellig immer noch vorhanden ist, wird sie automatisch in die Neuprogrammierung eingeschlossen.

6. BESTIMMEN, ob dieses Programm bereits im ursprünglichen DNA-Plan enthalten war.

Wenn JA,

A. BESTIMMEN, ob es sich hier reproduzieren lässt.

B. BESTIMMEN, ob man eine Brücke installieren soll.

Es geht um ein Thema oder ein anderes Programm, das jenes, das wir installieren wollen, neutralisieren könnte.

7. BESTIMMEN, ob es ein schädliches Programm und/oder Thema gibt, das in Resonanz (Echo) oder Dualität (Polarität) steht und mit dem neuen Programm interferieren könnte.

Jedes Wort des letzten Satzes TESTEN.

Die Speicher der alten Programme könnten mit dem neuen Programm interferieren.

8. BESTIMMEN, ob an eines oder mehrere alte Programme Speicher angeschlossen sind, die die Integration dieses neuen Programms in die DNA verhindern könnten. Wenn JA, wie viele solcher Speicher gibt es?

9. BESTIMMEN, ob die Helix am Nullpunkt ist.

WICHTIG: Zurück zu Nr. 4, um die übrigen Elemente neu zu harmonisieren, die für diese Neuprogrammierung vorgesehen sind, **BEVOR** man zum zweiten Teil (Installation) übergeht.

Zweiter Teil des Protokolls

2. Teil – INSTALLATION DER NEUPROGRAMMIERUNG

Die Installation der Neuprogrammierung berücksichtigt sämtliche Angaben, die im ersten Teil ermittelt wurden.

Während man die Anweisung vor sich hinspricht, wird jedes der aufgezählten Elemente in die Neuprogrammierung einbezogen. Im Tonfall eines Gebets oder der Hypnose sprechen.

Um zu erfahren, welche Stelle genau, unter Abschnitt 16 in Anhang III nachlesen und den Ort ermitteln.

1. SPRICH: *Ich ordne an, dass sich diese(s) neue(n) Programm(e) für alle Leben und Dimensionen im Kern der Hauptzelle der Zirbeldrüse ansiedelt/ansiedeln.*

2. SPRICH: *Ich ordne an, dass diese(s) Programm(e), ausgehend von der Zirbeldrüse, folgende Orte durchläuft/durchlaufen*
   A. *die innersekretorischen Drüsen;*
   B. *das Gehirn, das Herz, die Milz, das Nervensystem und die Peptide;*
   C. *die Zellen, die intra- und extrazelluläre Flüssigkeit, die Atome und die quantischen Elemente (Quarks, Myonen und Fäden etc.);*
   D. *alle Helices, alle Chakren, alle energetischen Körper und die Seele;*
   E. *anderer Ort* (Anhang III).

3. SPRICH: *Ich weise die RNA an, sich wieder zu vernetzen und diese(s) neue(n) Programm(e) zu unterstützen.*

103

Der ursprüngliche DNA-Plan ist das Schema, das jeder genetischen Mutation vorausging.

4. SPRICH: *Ich weise die Tripletts an, wieder ihren Platz in der Ordnung des vollkommenen, ursprünglichen Programms einzunehmen, auch wenn es zu Umkehrungen des Codes gekommen sein sollte.*

5. SPRICH: *Ich weise die Geschwindigkeit der Photonen und die Spiralstruktur der DNA an, sich anzupassen.*

6. SPRICH: *Ich ordne die Erneuerung der Verbindungen im callösen Körper entsprechend dem ursprünglichen Plan an.*

Zur Definition von Telomer und Telomerase siehe Anhang I.

7. SPRICH: *Ich ordne die vollkommene Unversehrtheit von Telomer und Telomerase an.*

Die Liste der Systeme befindet sich in Anhang VII.

8. SPRICH: *Ich ordne an, dass die Rückstände alter Programme auf den Nullpunkt gesetzt und/oder über die geeigneten Systeme ausgeschieden werden.*

9. SPRICH: *Ich ordne an, dass diese(s) neue(n) Programm(e) endgültig bestätigt wird/werden.*

Zur Definition der Merkabah siehe Anhang I.

10. SPRICH: *Ich ordne an, dass die Merkabah endgültig bestätigt wird.*

11. SPRICH: *Ich ordne an, dass DNA und RNA durch keinerlei Strahlung beeinträchtigt werden.*

12. SPRICH: *Ich ordne an, dass diese(s) neue(n) Programm(e) sich hier und jetzt bis auf Widerruf vollständig im verlängerten Rückenmark ansiedelt/ansiedeln.*

13. SPRICH: *Ich ordne an, dass die Aktivierung und Neuharmonisierung der Elemente dieser Helix vollständig toleriert wird, vollständig erfolgt und am Nullpunkt ansetzt.*

ZENTRALER PUNKT der Neuprogrammierung

14. SPRICH: *Ich ordne an, dass sich die Kraft, die Harmonie und die Richtigkeit dieser Neuprogrammierung in der DNA ansiedeln und diese(s) neue(n) Programm(e) vollständig aktiviert wird/werden.*

Dritter Teil des Protokolls

3. Teil – ABSCHLUSS DES PROTOKOLLS

Möglicherweise verlangt das Programm weitere Angaben für die korrekte Codierung der Installation.

15. BESTIMMEN, ob es für die Wirksamkeit, Verträglichkeit und Assimilation der Neuprogrammierung nötig ist, weitere Angaben einzuschließen.
Wenn JA,
A. ERMITTELN, wie viele Angaben eingeschlossen werden müssen;
B. in Anhang III NACHLESEN und die Anweisungen BEFOLGEN, um zu ermitteln, welche Angaben einzuschließen sind;
C. ZURÜCK zum Protokoll und WEITER zur Nr. 16.

Das Protokoll wird abgeschlossen.

16. SPRICH: *Ich ordne an, dass diese Neuprogrammierung gemäß dem ursprünglichen Plan in der Frequenz der Liebe toleriert und assimiliert wird, auch wenn die Helices in der Vergangenheit deaktiviert waren.*

Das Protokoll wird endgültig bestätigt.

17. SPRICH: *Ich ordne an, dass diese Erneuerung bis auf Widerruf durch (Name der zu behandelnden Person) vollständig und endgültig bestätigt ist.*

Wir wollen sichergehen, dass wir genügend Zeit haben, um diese Angaben zu integrieren, bevor das Protokoll erneut zur Anwendung kommt.

18. BESTIMMEN, wie viel Zeit (Tage, Wochen, Monate) mindestens vergehen soll, bevor man erneut eine Harmonisierung auf dieser oder einer anderen Helix vornimmt.

Im Zuge der Neuharmonisierungs- und Aktivierungsarbeit an den Helices entwickelt sich Ihr Nervensystem nach und nach weiter, und auch viele Gehirnzellen, die bis dahin nur latent funktioniert haben, werden wieder aktiv. Mit jeder Neuprogrammierung findet auch eine Angleichung auf der Ebene des Nervensystems statt.

Gerade deshalb betone ich immer wieder, wie wichtig es ist, schrittweise vorzugehen. Stellen Sie bei dieser langwierigen Arbeit immer wieder sicher, dass Ihr Körper jede Neuprogrammierung auch wirklich verträgt. Gehen Sie unbedingt nur so weit, wie es Ihnen gut tut, damit Ihr Körper und Ihre Emotionen die Veränderungen verkraften. Wenden Sie dieses Protokoll regelmäßig an – beispielsweise einmal pro Woche oder alle zwei Wochen –, bis jedes Element jeder Helix neu harmonisiert und jede Helix 100-prozentig aktiviert ist. Wenn Sie einmal mit dieser Arbeit begonnen haben, können Sie auch die übrigen Protokolle anwenden und müssen nicht warten, bis dieser Prozess vollständig durchlaufen wurde.

Für alle nachfolgenden Protokolle gilt, dass bei jedem Mal zu ermitteln ist, ob man das Programm speziell in einem Chromosom und auf einem Gen installieren muss oder ob sich dies erübrigt. Forscher haben nämlich nachgewiesen, dass es kein Standardmodell gibt, wonach jedes DNA-Molekül einem bestimmten RNA-Molekül entspricht, das wiederum ein bestimmtes Protein produziert, sondern dass das Modell eher dem der Quantenphysik gleicht. Ein und dasselbe RNA-Molekül kann verschiedene Proteine produzieren; die Teile der überflüssigen DNA, die keine Gene enthalten oder nicht codiert sind, hätten in der Gleichung demnach auch eine Funktion. Noch interessanter aber ist, dass die Gene sich gegenseitig beeinflussen können und als Netzwerk funktionieren. Diesem neuen biologischen Modell zufolge ist die genetische Antwort, die auf einem Signal aus dem zellulären Umfeld beruht, keine eingleisige Angelegenheit.

PROTOKOLL NR. 4

Ein fehlerhaftes Programm korrigieren

Je weiter meine Forschungen über die DNA-Programmierung gediehen, desto mehr dachte ich an die weit verbreitete Vorstellung, wonach wir uns unsere eigene Wirklichkeit schaffen. Daraufhin hatte ich die Idee, verschiedene Protokolle auszuarbeiten, weil mich die Tatsache, dass wir grundlegend von unseren genetischen Programmen gesteuert werden, ob bewusst oder unbewusst, stark beschäftigte. Die von meinen Lehrgangsteilnehmern und mir erzielten Ergebnisse mit den Protokollen haben mich davon überzeugt, dass sie ein wirksames Instrument sind, damit wir uns nicht mehr aufs Geratewohl irgendeine Wirklichkeit schaffen, sondern eine nach unseren Wünschen. Im nachstehenden Protokoll wird erläutert, wie man ein fehlerhaftes Programm (oder eine Vorprogrammierung) durch ein passenderes Programm ersetzt.

Jeder von uns hat das Recht, sich von einem Programm zu verabschieden, das ihm nicht zusagt. Für das Protokoll Nr. 4 ist es demnach vorab nötig, dass der Programmierer – also Sie – klar bestimmt, wo sich dieses Programm befindet und ob es aufgelöst oder auf den Nullpunkt gesetzt werden soll, bevor ein neues Programm installiert wird. Außerdem, und das ist eine wesentliche Voraussetzung für diesen Prozess, muss der Programmierer auch die Intention für die Neuprogrammierung klar festlegen.

Nehmen wir das Beispiel einer nach eigener Aussage etwas "molligen" Person, die sich aber gesund ernährt. Möglicherweise enthält ihre DNA ein fehlerhaftes Programm, das verhindert, dass das Körperfett schmilzt. Möglicherweise beruht ihre Körperfülle jedoch auch auf einem hormonellen Ungleichgewicht oder ist in Wirklichkeit ein von der Körperintelligenz aufgebauter Schutz, weil eines oder mehrere Systeme ihres Organismus, die für die Ausscheidung von Giften zuständig sind, nicht richtig funktionieren und die beim Abnehmen frei werdenden Gifte nicht vollständig abtransportieren können. Das Beispiel zeigt, dass es manchmal schwierig ist, die Ursache eines Problems zu erkennen, das man gerne los wäre, aber es soll auch zeigen, wie leicht es uns anhand der Protokolle fällt, unsere DNA neu zu programmieren.

Unser Programmierer, der sich mit seiner Körperfülle auseinandersetzt, muss die Ursache seines Problems nämlich nicht im Voraus bestimmen, weil die Körperintelligenz immer im Sinne der Grundintention wirkt, die allerdings klar sein muss. Nehmen wir an, die Grundintention in dem Fall lautet, "das Programm der genetisch festgeschriebenen Körperfülle durch eines zu ersetzen, das es ermöglicht, schlank und trotzdem gesund zu sein". Im Anschluss kann er dann die Neuprogrammierung anhand von Protokoll Nr. 4 vornehmen. Darin bestimmt er zunächst präzise, wo genau sich das fehlerhafte Programm (welches auch immer) befindet - in welchem Gen welches Chromosoms also - und ob er es auf den Nullpunkt setzen oder auflösen muss. Da die Körperintelligenz dank der Grundintention bereits weiß, welches Ziel angestrebt wird, gibt sie (mit Hilfe eines kinesiologischen oder sonstigen Tests) die genaue Lage des fraglichen Programms an, ob es sich nun um ein hormonelles Ungleichgewicht handelt oder um die Unfähigkeit, Körperfett abzubauen oder Gifte auszuscheiden. Das restliche Protokoll enthält dann alle nötigen Angaben, um ein neues Programm zu erarbeiten, mit dessen Hilfe man "schlank, aber gesund" sein kann, und dieses an einer präzisen Stelle (auf einem Gen eines Chromosoms) mit der gewollten Anzahl von Tripletts zu verankern.

Alle möglichen fehlerhaften Programme können auf diese Weise also umprogrammiert werden. Die Tendenz zu übermäßiger Selbstkritik, eine körperliche Allergie, die immer in Konfliktsituationen auftritt, ein unausgeglichener Blutzucker, vor allem bei Unterzucker oder Diabetes, sind alles Beispiele für ein fehlerhaftes Programm, das man durch ein neues ersetzen kann. Anhand des Protokolls zur Neuprogrammierung Nr. 4 können Sie demnach entdecken, wie Sie in Ihrer DNA ein Programm deaktivieren, an dessen Stelle ein passenderes tritt.

PROTOKOLL ZUR NEUPROGRAMMIERUNG NR. 4

Neuprogrammierung eines fehlerhaften Gens

Erster Teil des Protokolls

Dient dazu, den Gegenstand des Protokolls und die für die Neuprogrammierung nötigen Angaben zu erkennen.

1. Teil – VORBEREITUNG

Vor Beginn der Abfrage spricht man die Absicht laut aus: *Ich beschließe, am Nullpunkt zu sein, auch wenn ich nicht weiß, wie.* Mit Hilfe der Kinesiologie (oder jeder anderen Testmethode) die Antwort ermitteln. Die so erhaltenen Angaben werden entsprechend der Intention automatisch von der angeborenen Körperintelligenz und dem Bewusstsein des Gen-Codes aufgenommen.

Bevor durch dieses Protokoll ein neues Programm installiert wird, löst man das alte, fehlerhafte Programm auf oder setzt es auf den Nullpunkt. Ein Beispiel für ein fehlerhaftes Programm: Diabetes, die Krankheit Morbus Crohn usw.
Der Befehl erfolgt, indem man laut vor sich hinspricht: »Ich ordne an ... (Gegenstand der Anordnung).« Beispiel: »Ich ordne an, dass ... auf den Nullpunkt gesetzt wird.«

1. A. Das fehlerhafte Programm (z. B. Diabetes) ERKENNEN.

   B. BESTIMMEN, ob das fehlerhafte Programm sich an einer bestimmten Stelle befindet.
   Wenn JA,
   BESTIMMEN, in welchem Chromosom (1 bis 46 ...) und welchem Gen (1 bis 5000+) es liegt.
   Wenn NEIN, zur nächsten Nummer übergehen.

   C. BESTIMMEN, seit wie vielen Generationen dieses Programm besteht und ob es mütterlicher- oder väterlicherseits angelegt wurde.

   D. ANORDNEN, dass dieses Programm auf den Nullpunkt gesetzt oder aufgelöst wird.

Es gibt alle möglichen Gründe, warum man hier als Antwort ein NEIN

2. BESTIMMEN, ob man das fehlerhafte Programm mit seinen Speichern auf den Nullpunkt setzen und/oder auflösen muss:

erhält. Man muss nicht nach Erklärungen suchen, sondern nur die Tatsache als solche akzeptieren.

A. in allen Leben und allen Dimensionen;

B. in allen energetischen Körpern und Chakren;

C. in allen Helices und in der Seele.

3. BESTIMMEN, ob es Miasmen oder generationenübergreifende Interferenzen gibt, die man auf den Nullpunkt setzen oder auflösen muss.

Beispiel: Das Programm für Diabetes durch ein Programm, das die Funktion der Bauchspeicheldrüse gewährleistet, oder durch den Glauben an eine gesunde Bauchspeicheldrüse ersetzen.
Das neue Programm kann ein neuer mentaler Glaube (Anhang V), eine gesunde Empfindung (Anhang IV) oder jedes andere einwandfreie Programm (Anhang III) sein.

4. BESTIMMEN, ob das fehlerhafte Gen durch ein neues Programm ersetzt werden muss.
Wenn JA,

A. es zunächst mit der Person identifizieren.

B. BESTIMMEN, ob dieses neue Programm dasjenige ist, das installiert werden soll, um das gewünschte Ergebnis zu erzielen.
Wenn JA, zu Nr. 5 übergehen.
Wenn NEIN,
BESTIMMEN, welches neue Programm installiert werden soll, um das gewünschte Ergebnis zu erzielen (ggf. die Anhänge III, IV und V abfragen).
Wenn NEIN, zu Nr. 9 übergehen.

Es gibt alle möglichen Gründe, warum man hier als Antwort ein NEIN erhält. Man muss nicht nach Erklärungen suchen, sondern nur die Tatsache als solche akzeptieren.

5. BESTIMMEN, ob es für die Entwicklung der zu behandelnden Person sinnvoll ist, die Neuprogrammierung jetzt vorzunehmen.
Wenn NEIN,

A. die Neuprogrammierung NICHT jetzt vornehmen.

B. BESTIMMEN, wie viel Zeit (Tage, Wochen, Monate) vergehen soll, bevor man die Neuprogrammierung vornimmt.

111

Möglicherweise ist das Programm in der uncodierten DNA installiert und an keiner bestimmten Stelle festgeschrieben.

Wenn JA,

BESTIMMEN, ob es nötig ist, eine bestimmte Stelle zu ermitteln.

Wenn NEIN, zur nächsten Nummer übergehen.

Wenn JA,

A. BESTIMMEN, in welchem Chromosom (1 bis 46 ...) und welchem Gen (1 bis 5000+) man das neue Programm installieren soll und

B. BESTIMMEN, wie viele Triplets (1 bis 30000+) dieses Programm umfasst.

Der ursprüngliche DNA-Plan ist das Schema, das jeder genetischen Mutation vorausging. Wenn diese Information dort unterschwellig immer noch vorhanden ist, wird sie automatisch in die Neuprogrammierung eingeschlossen.

6. BESTIMMEN, ob dieses neue Programm bereits im ursprünglichen DNA-Plan enthalten war.

Wenn JA,

A. BESTIMMEN, ob es sich hier reproduzieren lässt.

B. BESTIMMEN, ob man eine Brücke installieren soll.

Es geht um ein Thema oder ein anderes Programm, das jenes, das wir installieren wollen, neutralisieren könnte.

7. BESTIMMEN, ob es ein schädliches Programm und/oder Thema gibt, das in Resonanz (Echo) oder Dualität (Polarität) steht und mit dem neuen Programm interferieren könnte.

Jedes Wort des letzten Satzes TESTEN.

Die Speicher der alten Programme könnten mit dem neuen Programm interferieren.

8. BESTIMMEN, ob an eines oder mehrere alte Programme Speicher angeschlossen sind, die die Integration dieses neuen Programms in die DNA verhindern könnten. Wenn JA, wie viele solcher Speicher gibt es?

Möglicherweise müssen weitere Angaben in das Programm aufgenommen werden, bevor es installiert werden kann.

9. BESTIMMEN, ob es notwendig ist, weitere Angaben in das Programm aufzunehmen, bevor es installiert wird.
Wenn JA,
A. ABFRAGEN, wie viele Angaben aufgenommen werden müssen;
B. in Anhang III NACHLESEN und die Angaben BEFOLGEN, um zu ermitteln, welche Angaben aufgenommen werden müssen;
C. ZURÜCK zum Protokoll und WEITER zum nächsten Teil.

Zweiter Teil des Protokolls

2. Teil – INSTALLATION DER NEUPROGRAMMIERUNG

Die Installation der Neuprogrammierung berücksichtigt sämtliche Angaben, die im ersten Teil ermittelt wurden.

1. SPRICH: *Ich ordne an, dass sich dieses neue Programm für alle Leben und Dimensionen im Kern der Hauptzelle der Zirbeldrüse ansiedelt.*

Während man die Anweisung vor sich hinspricht, wird jedes der aufgezählten Elemente in die Neuprogrammierung einbezogen. Im Tonfall eines Gebets oder der Hypnose sprechen.

2. SPRICH: *Ich ordne an, dass dieses Programm, ausgehend von der Zirbeldrüse, folgende Orte durchläuft*
A. *die innersekretorischen Drüsen;*
B. *das Gehirn, das Herz, die Milz, das Nervensystem und die Peptide;*
C. *die Zellen, die intra- und extrazelluläre Flüssigkeit, die Atome und die quantischen Elemente (Quarks, Myonen und Fäden etc.);*
D. *alle Helices, alle Chakren, alle energetischen Körper und die Seele;*
E. *anderer Ort* (Anhang III).

Um zu erfahren, welche Stelle genau, unter Abschnitt 16 in Anhang III nachlesen und den Ort ermitteln.

113

3. SPRICH: *Ich weise die RNA an, sich wieder zu vernetzen und dieses neue Programm zu unterstützen.*

Der ursprüngliche DNA-Plan ist das Schema, das jeder genetischen Mutation vorausging.

4. SPRICH: *Ich weise die Tripletts an, wieder ihren Platz in der Ordnung des vollkommenen, ursprünglichen Programms einzunehmen, auch wenn es zu Umkehrungen des Codes gekommen sein sollte.*

5. SPRICH: *Ich weise die Geschwindigkeit der Photonen und die Spiralstruktur der DNA an, sich anzupassen.*

6. SPRICH: *Ich ordne die Erneuerung der Verbindungen im callösen Körper entsprechend dem ursprünglichen Plan an.*

Zur Definition von Telomer und Telomerase siehe Anhang I.

7. SPRICH: *Ich ordne die vollkommene Unversehrtheit von Telomer und Telomerase an.*

Die Liste der Systeme befindet sich in Anhang VII.

8. SPRICH: *Ich ordne an, dass die Rückstände alter Programme auf den Nullpunkt gesetzt und/oder über die geeigneten Systeme ausgeschieden werden.*

9. SPRICH: *Ich ordne an, dass dieses neue Programm endgültig bestätigt wird.*

Zur Definition der Merkabah siehe Anhang I.

10. SPRICH: *Ich ordne an, dass die Merkabah endgültig bestätigt wird.*

11. SPRICH: *Ich ordne an, dass DNA und RNA durch keinerlei Strahlung beeinträchtigt werden.*

12. SPRICH: *Ich ordne an, dass dieses neue Programm sich hier und jetzt bis auf Widerruf vollständig im verlängerten Rückenmark ansiedelt.*

13. SPRICH: *Ich ordne an, dass diese Neuprogrammierung vollständig toleriert wird, vollständig erfolgt und am Nullpunkt ansetzt.*

ZENTRALER PUNKT der Neuprogrammierung

14. SPRICH: *Ich ordne an, dass sich die Kraft, die Harmonie und die Richtigkeit dieser Neuprogrammierung in der DNA ansiedeln und dieses neue Programm vollständig aktiviert wird.*

Dritter Teil des Protokolls

3. Teil – ABSCHLUSS DES PROTOKOLLS

Möglicherweise erfordert das Programm weitere Angaben für die korrekte Codierung der Installation.

15. BESTIMMEN, ob es für die Wirksamkeit, Verträglichkeit und Assimilation der Neuprogrammierung nötig ist, weitere Angaben einzuschließen.
Wenn JA,
A. ERMITTELN, wie viele Angaben aufgenommen werden müssen;
B. in Anhang III NACHLESEN und die Anweisungen BEFOLGEN, um zu ermitteln, welche Angaben aufzunehmen sind;
C. ZURÜCK zum Protokoll und WEITER zur Nr. 16.

Das Protokoll wird abgeschlossen.

16. SPRICH: *Ich ordne an, dass diese Neuprogrammierung gemäß dem ursprünglichen Plan in der Frequenz der Liebe toleriert*

115

und assimiliert wird, auch wenn die Helices in der Vergangenheit deaktiviert waren.

Das Protokoll wird endgültig bestätigt.

17. SPRICH: *Ich ordne an, dass diese Erneuerung bis auf Widerruf durch (Name der zu behandelnden Person) vollständig und endgültig bestätigt ist.*

Von Hélène C. erhielt ich einen aufschlussreichen Kommentar zur Anwendung dieses Protokolls, den ich mit ihrer Erlaubnis hier weitergebe:

Bisher habe ich bei meinen Patienten mit verschiedenen Methoden gearbeitet, aber die direkte Arbeit an der DNA in Kombination mit der Kinesiologie hat mir gezeigt, dass es keine Grenzen gibt und sich viel schneller ein Ergebnis einstellt. Du kannst sogar mit eigenen Augen mitverfolgen, wie sich der Patient körperlich verändert und wie sich seine Körperenergie verändert.

Wenn man mit der DNA eines Menschen arbeitet, kann dieser wieder eine energetische Verbindung zu sich selbst aufnehmen. Das ist das schönste Geschenk für einen Therapeuten, wenn er sieht, wie derjenige strahlt und es ihm gut geht. Jeder Fall ist anders, und jedes Mal ist es wunderbar. Ich habe zum Beispiel jemanden erlebt, dessen Triglyzerid- und Cholesterinwerte erhöht waren und der dank der Korrektur eines fehlerhaften Gens durch die Kinesiologie wieder ins Gleichgewicht kam. Bei der nächsten ärztlichen Untersuchung hatte sich der Cholesterinwert normalisiert.

PROTOKOLL NR. 5

Der neue Gesundheitscode

In Kapitel I habe ich kurz erwähnt, dass die Nukleinbasen der DNA (A, T, G und C) sich paarweise zusammentun und jeweils drei dieser Paare wiederum ein Triplett bilden. Das Gebilde "AT CG GC" ist so ein Triplett, also eine von 64 möglichen Kombinationen. Ich habe auch darauf hingewiesen, dass von diesen 64 möglichen Kombinationen bei allen Menschen auf der Erde lediglich 20 aktiv sind und zusätzlich drei weitere, die als Ein- und Ausschalter für den Code fungieren. Alle übrigen Tripletts galten in der Wissenschaft immer als inaktives Überbleibsel unser genetischen Vergangenheit.

Derzeit aber kommen Kinder zur Welt, bei denen nicht 20, sondern 24 Kombinationen aktiv sind. Diese Kinder wurden mit AIDS geboren, sind aber jetzt vollständig geheilt! Diese vier neuen Tripletts scheinen ein Programm oder einen Code für die vollkommene Gesundheit zu enthalten. Da es dieses Programm mit vier Tripletts im menschlichen "Genpool" nun gibt, wird es auch für die gesamte menschliche Gattung zugänglich. Mit anderen Worten: Als ich diese Nachricht über Tausende von Kindern in aller Welt las, wurde mir klar, dass wir diesen neuen Code ebenfalls in unsere DNA aufnehmen können. Ich habe ihn "Gesundheitscode" genannt, und er wird mit Hilfe des nachstehenden Protokolls in unseren Genen installiert.

PROTOKOLL ZUR NEUPROGRAMMIERUNG NR. 5

Der neue Gesundheitscode

Erster Teil des Protokolls

Dient dazu, den Gegenstand des Protokolls und die für die Neuprogrammierung nötigen Angaben zu erkennen.

1. Teil – VORBEREITUNG

Vor Beginn der Abfrage spricht man die Absicht laut aus: *Ich beschließe, am Nullpunkt zu sein, auch wenn ich nicht weiß, wie.* Mit Hilfe der Kinesiologie (oder jeder anderen Testmethode) die Antwort ermitteln. Die so erhaltenen Angaben werden entsprechend der Intention automatisch von der angeborenen Körperintelligenz und dem Bewusstsein des Gen-Codes aufgenommen.

Es gibt alle möglichen Gründe, warum man hier als Antwort ein NEIN erhält. Man muss nicht nach Erklärungen suchen, sondern nur die Tatsache als solche akzeptieren.

1. BESTIMMEN, ob es für die Entwicklung der zu behandelnden Person sinnvoll ist, ein Programm zu installieren, das Zugang bietet zu vollkommener Gesundheit
   A. an sich ODER
   B. bezüglich einer bestimmten Gegebenheit, die in dieser Sitzung festgeschrieben werden soll.
   Wenn JA, BESTIMMEN, um welche besondere Gegebenheit es sich handelt.
   Wenn NEIN,
   a) diese Neuprogrammierung NICHT vornehmen.
   b) BESTIMMEN, wie viel Zeit (Tage, Wochen, Monate) vergehen soll, bevor man die Neuprogrammierung vornimmt.

Möglicherweise ist das Programm in der uncodierten DNA installiert und an keiner bestimmten Stelle festgeschrieben.

2. BESTIMMEN, ob der Gesundheitscode an einer bestimmten Stelle festgeschrieben werden soll.
   Wenn NEIN, zu Nr. 3 übergehen.

Wenn JA,

A. BESTIMMEN, in welchem Chromosom (1 bis 46 ...) und welchem Gen (1 bis 5000+) das neue Programm installiert werden soll.

Der Gesundheitscode könnte vier Tripletts umfassen, wie es bei manchen Kindern der Fall ist.

B. BESTIMMEN, ob der Gesundheitscode vier Tripletts umfasst.
Wenn NEIN, die Anzahl der Tripletts (1 bis 30000+) BESTIMMEN.

Nicht funktionierende Kombinationen werden automatisch bei der Neuprogrammierung eingeschrieben.

3. BESTIMMEN, ob eine oder mehrere Kombinationen von Tripletts nicht funktionieren.

Jedes dieser Elemente (A bis L) abfragen.
Die hier gefundenen Angaben dienen dazu, das neue Programm zusammenzustellen. Sie werden automatisch in die Neuprogrammierung eingeschrieben.

4. BESTIMMEN, ob die zu behandelnde Person über den Gen-Code verfügt, der es ihr erlaubt,

A. sich auszuruhen, ohne zu erkranken;

B. den Schwingungszustand zu verändern, ohne zu erkranken;

C. geliebt zu werden, ohne zu erkranken.

D. in vollkommener Gesundheit zu leben;

E. in ihrem Körper zu sein, ohne krank zu sein;

F. auf ihren Körper zu vertrauen, damit er gesund sein kann;

G. innezuhalten und nachzudenken, ohne zu erkranken;

H. zu akzeptieren, dass man sich um sie kümmert, ohne dass sie krank wird;

I. müde zu sein, ohne zu erkranken;

J. ihrer genetischen Familie anzugehören, ohne krank zu sein;

K. sich im Schwingungszustand ihres Wesens zu befinden, ohne krank zu sein;

L. sonstige emotionale oder mentale Verletzungen (in Anhang IV und Anhang V herausfinden, was auf diese Person zutrifft) zu verarbeiten, ohne zu erkranken.

Der ursprüngliche DNA-Plan ist das Schema, das jeder genetischen Mutation vorausging. Wenn diese Information dort unterschwellig immer noch vorhanden ist, wird sie automatisch in die Neuprogrammierung eingeschlossen.

5. BESTIMMEN, ob der Gesundheitscode bereits im ursprünglichen DNA-Plan enthalten war.
Wenn JA,
A. BESTIMMEN, ob er sich hier reproduzieren lässt.
B. BESTIMMEN, ob man eine Brücke installieren soll.

Es geht um ein Thema oder ein anderes Programm, das jenes, das wir installieren wollen, neutralisieren könnte.

6. BESTIMMEN, ob es ein schädliches Programm und/oder Thema gibt, das in Resonanz (Echo) oder Dualität (Polarität) steht und mit dem Gesundheitscode interferieren könnte.
Jedes Wort des letzten Satzes ABFRAGEN.

Die Speicher der alten Programme könnten mit dem neuen Programm interferieren.

7. BESTIMMEN, ob die Angst der zu behandelnden Person, die eigene Krankheit oder die eines Familienmitglieds könne wieder auftreten, oder ein anderes, Krankheit förderndes Programm gespeichert ist.
Wenn JA, wie viele solcher Speicher gibt es?

8. BESTIMMEN, ob eine Blockade eine endgültige Bestätigung bei der zu behandelnden Person verhindert.

9. BESTIMMEN, ob der Gesundheitscode auf allen Helices aktiviert ist.

Alle Angaben, die ermittelt werden, werden auch automatisch in die Neuprogrammierung eingeschlossen.

10. BESTIMMEN, ob es Miasmen oder generationenübergreifende Interferenzen gibt, die man auf den Nullpunkt setzen oder auflösen muss.

11. BESTIMMEN, zu welchem Prozentsatz die RNA und der Mechanismus der Immunabwehr integriert sind.

Möglicherweise müssen weitere Angaben in das Programm aufgenommen werden, bevor es installiert werden kann.

12. BESTIMMEN, ob es notwendig ist, weitere Angaben in das Programm aufzunehmen, bevor es installiert wird.
Wenn JA,
A. ABFRAGEN, wie viele Angaben aufgenommen werden müssen;
B. in Anhang III NACHLESEN und die Angaben BEFOLGEN, um zu ermitteln, welche Angaben aufgenommen werden müssen;
C. ZURÜCK zum Protokoll und WEITER zum nächsten Teil.

Zweiter Teil des Protokolls

2. Teil – INSTALLATION DER NEUPROGRAMMIERUNG

Die Installation der Neuprogrammierung berücksichtigt sämtliche Angaben, die im ersten Teil ermittelt wurden.

1. SPRICH: *Ich ordne an, dass sich dieses neue Programm für alle Leben und Dimensionen im Kern der Hauptzelle der Zirbeldrüse ansiedelt.*

Während man die Anweisung vor sich hinspricht, wird jedes der aufgezählten Elemente in die Neuprogrammierung einbezogen. Im

2. SPRICH: *Ich ordne an, dass dieses Programm, ausgehend von der Zirbeldrüse, folgende Orte durchläuft*
A. *die innersekretorischen Drüsen;*
B. *das Gehirn, das Herz, die Milz, das Nervensystem und die Peptide;*

Tonfall eines Gebets oder der Hypnose sprechen.

Um zu erfahren, welche Stelle genau, unter Abschnitt 16 in Anhang III nachlesen und den Ort ermitteln.

Der ursprüngliche DNA-Plan ist das Schema, das jeder genetischen Mutation vorausging.

Zur Definition von Telomer und Telomerase siehe Anhang I.

Die Liste der Systeme befindet sich in Anhang VII.

C. *die Zellen, die intra- und extrazelluläre Flüssigkeit, die Atome und die quantischen Elemente (Quarks, Myonen und Fäden etc.);*

D. *alle Helices, alle Chakren, alle energetischen Körper und die Seele;*

E. *anderer Ort* (Anhang III).

3. SPRICH: *Ich weise die RNA an, sich wieder zu vernetzen und dieses neue Programm zu unterstützen.*

4. SPRICH: *Ich weise die Tripletts an, wieder ihren Platz in der Ordnung des vollkommenen, ursprünglichen Programms einzunehmen, auch wenn es zu Umkehrungen des Codes gekommen sein sollte.*

5. SPRICH: *Ich weise die Geschwindigkeit der Photonen und die Spiralstruktur der DNA an, sich anzupassen.*

6. SPRICH: *Ich ordne die Erneuerung der Verbindungen im callösen Körper entsprechend dem ursprünglichen Plan an.*

7. SPRICH: *Ich ordne die vollkommene Unversehrtheit von Telomer und Telomerase an.*

8. SPRICH: *Ich ordne an, dass die Rückstände alter Programme auf den Nullpunkt gesetzt und/oder über die geeigneten Systeme ausgeschieden werden.*

9. SPRICH: *Ich ordne an, dass dieses neue Programm endgültig bestätigt wird.*

Zur Definition der Merkabah siehe Anhang I.

10. SPRICH: *Ich ordne an, dass die Merkabah endgültig bestätigt wird.*

11. SPRICH: *Ich ordne an, dass DNA und RNA durch keinerlei Strahlung beeinträchtigt werden.*

12. SPRICH: *Ich ordne an, dass dieses neue Programm sich hier und jetzt bis auf Widerruf vollständig im verlängerten Rückenmark ansiedelt.*

13. SPRICH: *Ich ordne an, dass diese Neuprogrammierung vollständig toleriert wird, vollständig erfolgt und am Nullpunkt ansetzt.*

ZENTRALER PUNKT der Neuprogrammierung

14. SPRICH: *Ich ordne an, dass sich die Kraft, die Harmonie und die Richtigkeit dieser Neuprogrammierung in der DNA ansiedeln und dieses neue Programm vollständig aktiviert wird.*

Dritter Teil des Protokolls

3. Teil – ABSCHLUSS DES PROTOKOLLS

Möglicherweise erfordert das Programm weitere Angaben für die korrekte Codierung der Installation.

15. BESTIMMEN, ob es für die Wirksamkeit, Verträglichkeit und Assimilation der Neuprogrammierung nötig ist, weitere Angaben aufzunehmen.
Wenn JA,
A. ERMITTELN, wie viele Angaben aufgenommen werden müssen;

123

B. in Anhang III NACHLESEN und die Anweisungen BEFOLGEN, um zu ermitteln,
welche Angaben aufzunehmen sind;

C. ZURÜCK zum Protokoll und WEITER
zur Nr. 16.

*Das Protokoll wird
abgeschlossen.*

16. SPRICH: *Ich ordne an, dass diese Neuprogrammierung gemäß dem ursprünglichen
Plan in der Frequenz der Liebe toleriert
und assimiliert wird, auch wenn die Helices in der Vergangenheit deaktiviert waren.*

*Das Protokoll wird
endgültig bestätigt.*

17. SPRICH: *Ich ordne an, dass diese Erneuerung bis auf Widerruf durch (Name der
zu behandelnden Person) vollständig und
endgültig bestätigt ist.*

Im Zusammenhang mit diesem Protokoll erreichte mich folgender
Kommentar von Chantal C., der viel aussagt über die Effizienz des
neuen Gesundheitscodes:

*Dank der Installation des Gesundheitscodes in meiner DNA be-
komme ich keine Grippe und keinen Schnupfen mehr. Vorher war ich
zum Teil vier- oder fünfmal im Jahr fünf bis zehn Tage lang krank –
und seitdem in zwei Jahren lediglich einmal für zwei Tage. Einfach
großartig!*

PROTOKOLL NR. 6

Allgemeines Protokoll zur Durchführung einer Neuprogrammierung

Abgesehen davon, dass wir mit Hilfe des letzten Protokolls den neuen Gesundheitscode installieren können, erfahren wir darüber noch etwas anderes: Wir können neue Programme in unserer DNA installieren – nicht nur das für den Gesundheitscode –, und es muss auch nicht unbedingt darum gehen, ein fehlerhaftes Gen außer Kraft zu setzen. Deshalb habe ich das Protokoll Nr. 6 mit dem Namen "Allgemeines Protokoll zur Installation eines neuen Programms" entwickelt.

Dieses Protokoll können Sie anwenden, um jedes neue Programm zu installieren, das Ihnen geeignet erscheint. Nehmen wir an, Sie wollten sich wieder an der Universität einschreiben, um eine andere Laufbahn einzuschlagen. Im Abitur hatten Sie Philosophie, und in den meisten Seminaren haben Sie sehr gute Noten, aber nicht in Statistik. Sie haben sich nie für Mathematik interessiert und immer nur das Nötigste gemacht, um gerade noch mitzukommen, weil Sie den Rest nicht unmittelbar brauchen konnten. Dieses Mal aber müssen Sie das Seminar unbedingt erfolgreich abschließen, um Ihr Diplom machen zu können, und es fällt Ihnen extrem schwer. In dem Fall könnten Sie beschließen, ein neues Programm in Ihrer überflüssigen DNA zu installieren, das Ihnen hilft, Mathematik leicht zu verstehen.

Bei Protokoll Nr. 6 ist es noch wichtiger als bisher, die Grundintention präzise zu bestimmen. Zur Veranschaulichung möchte ich ein weiteres Beispiel anführen. Wie wir wissen, gibt es in unserer Umgebung Niedrigvoltspannung, wie Satellitenstrahlungen, Zellschwingung, HAARP-Schwingungen und vieles andere. Im Alltag nehmen wir diese Schwingungen in unserem Körper normalerweise nicht wahr, aber alles deutet darauf hin, dass sie sehr wohl auf uns einwirken. Da es unser Ziel ist, unsere DNA und demnach unser Sein und unsere Realität selbst zu bestimmen, könnten wir beschließen, ein Programm zu installieren, das unsere DNA vor unerwünschter Strahlung von außen schützt. Dazu müssten wir nur die elektrische Spannung unserer eigenen DNA auf einigermaßen hohem Niveau stabilisieren, damit sie der Niedrigvoltspannung gewissermaßen einen Riegel vorschiebt, so dass sie unsere DNA nicht beeinträchtigen kann.

Um dieses neue Programm für die Zellblockade zu installieren, müssen Sie als Erstes bestimmen, auf welcher Frequenz Sie Ihre DNA stabilisieren wollen. Für die meisten Menschen eignet sich eine Frequenz von 1,1 GHz (Gigahertz), aber es ist wichtig, dass Sie die für Sie geeignete Frequenz präzise bestimmen. Bevor Sie also die Neuprogrammierung mit dem Protokoll starten, fragen Sie zunächst, ob die Frequenz von 1,1 GHz in Ihrem Fall angemessen ist. Wenn Sie als Antwort ein NEIN erhalten, fragen Sie, ob die Frequenz, die Sie benötigen, höher oder niedriger als 1,1 GHz sein soll, und ermitteln Sie dann über die Kinesiologie die genaue Höhe. Zum Beispiel: "Durch Stabilisierung der elektrischen Spannung meiner DNA bei 1,1 GHz eine Zellblockade gegen Niedrigvoltspannung installieren." Möglicherweise ist bereits die Intention: "Ein Programm für die Zellblockade gegen schädliche Strahlung installieren" ausreichend, und Sie müssen sich gar keine Gedanken mehr um die genaue Frequenz machen, um zum gewünschten Ergebnis zu kommen. Wie auch immer diese Grundintention aussehen mag, an ihr jedenfalls orientiert sich Ihre Körperintelligenz für die Dauer der gesamten Neuprogrammierung.

Anhand von Protokoll Nr. 6 können Sie alle möglichen neuen Programme installieren, sofern die Grundintention klar ist. Als ich dieses Buch schrieb, herrschte in Amerika und Québec große Angst vor einem Terrorangriff mit biologischen Waffen. In dieser Situation rief mich einer meiner Lehrgangsteilnehmer an und schlug mir vor, in der DNA einen **Code für die "Transmutation biologischer Waffen"** zu installieren!

Sobald Ihre Grundintention klar definiert ist, folgen Sie den Anweisungen von Protokoll Nr. 6 und installieren das entsprechende Programm in Ihrer DNA.

PROTOKOLL ZUR NEUPROGRAMMIERUNG NR. 6

Allgemeines Protokoll zur Durchführung einer Neuprogrammierung

Erster Teil des Protokolls

Dient dazu, den Gegenstand des Protokolls und die für die Neuprogrammierung nötigen Angaben zu erkennen.

1. Teil – VORBEREITUNG

Vor Beginn der Abfrage spricht man die Absicht laut aus: *Ich beschließe, am Nullpunkt zu sein, auch wenn ich nicht weiß, wie.* Mit Hilfe der Kinesiologie (oder jeder anderen Testmethode) die Antwort ermitteln. Die so erhaltenen Angaben werden entsprechend der Intention automatisch von der angeborenen Körperintelligenz und dem Bewusstsein des Gen-Codes aufgenommen.

Beispiel: Programm zur Zellblockade durch die Stabilisierung der elektrischen Frequenz der DNA bei 1,1 GHz.

1. A. Das Programm, das man installieren möchte, präzise bestimmen und es laut BENENNEN.

B. ERMITTELN, ob dieses Programm für die zu behandelnde Person geeignet ist.
Wenn NEIN, eine andere Formulierung finden und die Tauglichkeit erneut ERMITTELN.

Es gibt alle möglichen Gründe, warum man hier als Antwort ein NEIN erhält. Man muss nicht nach Erklärungen suchen, sondern nur die Tatsache als solche akzeptieren.

2. BESTIMMEN, ob es für die Entwicklung der zu behandelnden Person sinnvoll ist, diese Neuprogrammierung jetzt vorzunehmen.
Wenn NEIN,

A. diese Neuprogrammierung NICHT vornehmen.

B. BESTIMMEN, wie viel Zeit (Tage, Wochen, Monate) vergehen soll, bevor man die Neuprogrammierung vornimmt.

127

Möglicherweise ist das Programm in der uncodierten DNA installiert und an keiner bestimmten Stelle festgeschrieben.

Wenn JA, BESTIMMEN, ob das Programm an einer bestimmten Stelle festgeschrieben werden muss.

Wenn NEIN, zur nächsten Nummer übergehen.

Wenn JA,

A. BESTIMMEN, in welchem Chromosom (1 bis 46 ...) und welchem Gen (1 bis 5000+) das neue Programm installiert werden soll und

B. BESTIMMEN, wie viele Tripletts (1 bis 30000+) dieses Programm umfassen soll.

Der ursprüngliche DNA-Plan ist das Schema, das jeder genetischen Mutation vorausging. Wenn diese Information dort unterschwellig immer noch vorhanden ist, wird sie automatisch in die Neuprogrammierung eingeschlossen.

3. BESTIMMEN, ob dieses Programm bereits im ursprünglichen DNA-Plan enthalten war.

Wenn JA,

A. BESTIMMEN, ob es sich hier reproduzieren lässt.

B. BESTIMMEN, ob man eine Brücke installieren soll.

Es geht um ein Thema oder ein anderes Programm, das jenes, das wir installieren wollen, neutralisieren könnte.

4. BESTIMMEN, ob es ein schädliches Programm und/oder Thema gibt, das in Resonanz (Echo) oder Dualität (Polarität) steht und mit dem neuen Programm interferieren könnte.

Jedes Wort des letzten Satzes TESTEN.

Die Speicher der alten Programme könnten mit dem neuen Programm interferieren.

5. BESTIMMEN, ob an eines oder mehrere alte Programme Speicher angeschlossen sind, die die Integration dieses neuen Programms in die DNA verhindern könnten. Wenn JA, wie viele solcher Speicher gibt es?

Jedes Element abfragen. Wenn man beispielsweise bei »alle energetischen Körper« zur Antwort ein NEIN erhält, kann man abfragen, auf welchen Körpern es installiert werden soll.

6. BESTIMMEN, ob das Programm in allen energetischen Körpern, in allen Leben und in allen Dimensionen installiert werden soll.

7. BESTIMMEN, ob es Miasmen oder generationenübergreifende Interferenzen gibt, die man auf den Nullpunkt setzen oder auflösen muss.

8. BESTIMMEN, zu welchem Prozentsatz die RNA und der Mechanismus der Immunabwehr integriert sind.

Möglicherweise müssen weitere Angaben in das Programm aufgenommen werden, bevor es installiert werden kann.

9. BESTIMMEN, ob es notwendig ist, weitere Angaben in das Programm aufzunehmen, bevor es installiert wird.
Wenn JA,
A. ABFRAGEN, wie viele Angaben aufgenommen werden müssen;
B. in Anhang III NACHLESEN und die Angaben BEFOLGEN, um zu ermitteln, welche Angaben aufgenommen werden müssen;
C. ZURÜCK zum Protokoll und WEITER zum nächsten Teil.

Zweiter Teil des Protokolls

2. Teil – INSTALLATION DER NEUPROGRAMMIERUNG

Die Installation der Neuprogrammierung berücksichtigt sämtliche Angaben, die im ersten Teil ermittelt wurden.

1. SPRICH: *Ich ordne an, dass sich dieses neue Programm für alle Leben und Dimensionen im Kern der Hauptzelle der Zirbeldrüse ansiedelt.*

129

*Während man die An-
weisung vor sich hin-
spricht, wird jedes der
aufgezählten Elemente
in die Neuprogrammie-
rung einbezogen. Im
Tonfall eines Gebets
oder der Hypnose
sprechen.*

2. SPRICH: *Ich ordne an, dass dieses Pro-
   gramm, ausgehend von der Zirbeldrüse,
   folgende Orte durchläuft*
   A. *die innersekretorischen Drüsen;*
   B. *das Gehirn, das Herz, die Milz, das Ner-
      vensystem und die Peptide;*
   C. *die Zellen, die intra- und extrazelluläre
      Flüssigkeit, die Atome und die quanti-
      schen Elemente (Quarks, Myonen und
      Fäden etc.);*
   D. *alle Helices, alle Chakren, alle energe-
      tischen Körper und die Seele;*
   E. *anderer Ort* (Anhang III).

*Um zu erfahren, welche
Stelle genau, unter
Abschnitt 16 in Anhang
III nachlesen und die
Stelle ermitteln.*

3. SPRICH: *Ich weise die RNA an, sich wieder zu vernetzen und dieses neue Programm zu unterstützen.*

*Der ursprüngliche DNA-
Plan ist das Schema, das
jeder genetischen Muta-
tion vorausging.*

4. SPRICH: *Ich weise die Tripletts an, wieder
   ihren Platz in der Ordnung des vollkommenen, ursprünglichen Programms einzunehmen, auch wenn es zu Umkehrungen des Codes gekommen sein sollte.*

5. SPRICH: *Ich weise die Geschwindigkeit der
   Photonen und die Spiralstruktur der DNA
   an, sich anzupassen.*

6. SPRICH: *Ich ordne die Erneuerung der Verbindungen im callösen Körper entsprechend dem ursprünglichen Plan an.*

*Zur Definition von Telo-
mer und Telomerase
siehe Anhang I.*

7. SPRICH: *Ich ordne die vollkommene Unversehrtheit von Telomer und Telomerase an.*

Die Liste der Systeme befindet sich in Anhang VII.

8. SPRICH: *Ich ordne an, dass die Rückstände alter Programme auf den Nullpunkt gesetzt und/oder über die geeigneten Systeme ausgeschieden werden.*

9. SPRICH: *Ich ordne an, dass diese Neuprogrammierung endgültig bestätigt wird.*

Zur Definition der Merkabah siehe Anhang I.

10. SPRICH: *Ich ordne an, dass die Merkabah endgültig bestätigt wird.*

11. SPRICH: *Ich ordne an, dass DNA und RNA durch keinerlei Strahlung beeinträchtigt werden.*

12. SPRICH: *Ich ordne an, dass dieses neue Programm sich hier und jetzt bis auf Widerruf vollständig im verlängerten Rückenmark ansiedelt.*

13. SPRICH: *Ich ordne an, dass diese Neuprogrammierung vollständig toleriert wird, vollständig erfolgt und am Nullpunkt ansetzt.*

ZENTRALER PUNKT der Neuprogrammierung

14. SPRICH: *Ich ordne an, dass sich die Kraft, die Harmonie und die Richtigkeit dieser Neuprogrammierung in der DNA ansiedeln und dieses neue Programm vollständig aktiviert wird.*

*Dritter Teil des
Protokolls*

3. Teil – ABSCHLUSS DES PROTOKOLLS

*Möglicherweise erfordert
das Programm weitere
Angaben für die korrekte
Codierung der Installation.*

15. BESTIMMEN, ob es für die Wirksamkeit, Verträglichkeit und Assimilation der Neuprogrammierung nötig ist, weitere Angaben einzuschließen.
Wenn JA,
A. ERMITTELN, wie viele Angaben aufgenommen werden müssen;
B. in Anhang III NACHLESEN und die Anweisungen BEFOLGEN, um zu ermitteln, welche Angaben aufzunehmen sind;
C. ZURÜCK zum Protokoll und WEITER zur Nr. 16.

*Das Protokoll wird
abgeschlossen.*

16. SPRICH: *Ich ordne an, dass diese Neuprogrammierung gemäß dem ursprünglichen Plan in der Frequenz der Liebe toleriert und assimiliert wird, auch wenn die Helices in der Vergangenheit deaktiviert waren.*

*Das Protokoll wird
endgültig bestätigt.*

17. SPRICH: *Ich ordne an, dass diese Erneuerung bis auf Widerruf durch (Name der zu behandelnden Person) vollständig und endgültig bestätigt ist.*

PROTOKOLL NR. 7

Jungbrunnen DNA

Durch die vorangegangenen Protokolle haben Sie vielleicht eine Vorstellung davon gewonnen, dass sich unendliche viele Möglichkeiten auftun, wenn man erst weiß, wie die DNA neu zu programmieren ist. Protokoll Nr. 7 ist als Fortsetzung der vorherigen zu sehen.

Immer schon war es so, dass dann, wenn der Mensch genügend Erfahrung gesammelt hat, um wirklich kreativ zu sein im Leben und Entscheidendes zur kollektiven Weisheit der Menschheit beizutragen, Körper und mitunter auch Geist allmählich nachlassen; das französische Sprichwort "Wenn die Jugend wüsste und das Alter könnte" gibt darüber beredt Auskunft. Ist es nicht unsinnig, dass unser Körper uns in unserem Handeln umso mehr einschränkt, je vollständiger, weiser und kompetenter wir werden? Dass das Leben immer kürzer für uns wird, je älter wir werden und je mehr Möglichkeiten wir hätten? Dabei kennen wir alle auch Menschen, die mit 75, 80 und sogar 90 oder 100 Jahren körperlich wie geistig immer noch daherkommen wie in ihren jungen Jahren. Man könnte meinen, diese Menschen wären mit einer DNA zur Welt gekommen, die ihnen Jugend und langes Leben schenkt. Natürlich hatte ich, weil ich selbst in einem Körper lebe und das Leben – und mich selbst – mit zunehmendem Alter immer mehr liebe, die Idee, ein Protokoll zu erstellen, mit dessen Hilfe man das Programm für Jugend und langes Leben installieren kann. Herausgekommen ist Protokoll Nr. 7.

In der Vorbereitung dieses Protokolls gehe ich, wie Sie bemerken werden, in einem eigenen Abschnitt intensiv auf den Zustand der Liebe ein. Ich tue dies deshalb, da wir umso weniger altern, je eher wir fähig sind, an den Zustand der Liebe zu glauben und an ihm festzuhalten. Das, was uns erschöpft und altern lässt, ist nämlich die Dualität der – inneren wie äußeren – Konflikte.

Indem wir das Programm für Jugend und Langlebigkeit installieren, stellen wir unsere Zellen wieder so her, dass sie im Zustand der Liebe fortbestehen. Dieses Bild müssen wir in unserer neuen Biologie verankern und beibehalten. Unsere DNA birgt in sich das Leitschema der ererbten Merkmale und unseres Lebensplans, aber sie enthält auch den Code der Geschichte des Universums und alle Informationen zur Realität der Liebe. Man muss diesen Code nur wieder zum Leben erwecken und reaktivieren und kann ihn dann auch ohne Weiteres in jeder einzelnen Zelle speichern.

Mehrere meiner Lehrgangsteilnehmer haben mir gegenüber erwähnt, sie seien jünger geworden, seit sie dieses Programm mit Hilfe des 7. Protokolls installiert hätten. Als typischen Beitrag dazu nachstehend der Kommentar von Diane B.:

Seit ich die intuitive Medizin anwende, werde ich immer jünger. Ich dachte, irgendwann wäre das auch wieder vorbei, aber im Kurs über die DNA hat es sich noch weiter in mir verankert. Es ist wirklich fantastisch! Man muss es sehen, damit man es glaubt – oder aber selbst erleben!

PROTOKOLL ZUR NEUPROGRAMMIERUNG NR. 7

Installation eines Programms für Jugendlichkeit und langes Leben

Erster Teil des Protokolls

Dient dazu, den Gegenstand des Protokolls und die für die Neuprogrammierung nötigen Angaben zu erkennen.

1. Teil – VORBEREITUNG

Vor Beginn der Abfrage spricht man die Absicht laut aus: *Ich beschließe, am Nullpunkt zu sein, auch wenn ich nicht weiß, wie.* Mit Hilfe der Kinesiologie (oder jeder anderen Testmethode) die Antwort ermitteln. Die so erhaltenen Angaben werden entsprechend der Intention automatisch von der angeborenen Körperintelligenz und dem Bewusstsein des Gen-Codes aufgenommen.

Es gibt alle möglichen Gründe, warum man hier als Antwort ein NEIN erhält. Man muss nicht nach Erklärungen suchen, sondern nur die Tatsache als solche akzeptieren.

1. A. BESTIMMEN, ob es für die Entwicklung der zu behandelnden Person sinnvoll ist, das **Programm für Jugendlichkeit und langes Leben** zu installieren,
   a) grundsätzlich ODER
   b) in Bezug auf eine bestimmte Gegebenheit, die in dieser Sitzung festgeschrieben werden soll.
   Wenn JA, BESTIMMEN, um welche besondere Gegebenheit es sich handelt.

Es gibt alle möglichen Gründe, warum man hier als Antwort ein NEIN erhält. Man muss nicht nach Erklärungen suchen, sondern nur die Tatsache als solche akzeptieren.

B. BESTIMMEN, ob es sinnvoll ist, dieses Programm jetzt zu installieren.
   Wenn NEIN,
   a) diese Neuprogrammierung NICHT vornehmen.
   b) BESTIMMEN, wie viel Zeit (Tage, Wochen, Monate) vergehen soll, bevor man die Neuprogrammierung vornimmt.

Möglicherweise ist das Programm in der uncodierten DNA installiert und an keiner bestimmten Stelle festgeschrieben.

Wenn JA,

BESTIMMEN, ob das Programm an einer bestimmten Stelle festgeschrieben werden soll.

Wenn NEIN, zu nächsten Nummer übergehen.

Wenn JA,

a. BESTIMMEN, in welchem Chromosom (1 bis 46 ...) und welchem Gen (1 bis 5000+) das neue Programm installiert werden soll, und

b. BESTIMMEN, wie viele Tripletts (1 bis 30000+) es umfassen soll.

Diese Angabe wird automatisch in die Neuprogrammierung eingeschrieben.

2. BESTIMMEN, ob das **Programm für das Altern und Sterben** neben dem **Programm für Jugendlichkeit und langes Leben** bestehen kann.

Bevor das Programm für Jugendlichkeit und langes Leben installiert wird, muss das Programm für das Altern und Sterben auf null gesetzt oder aufgelöst werden.

3. BESTIMMEN, ob das **Programm für das Altern und Sterben** mit seinen Speichern auf null gesetzt und/oder aufgelöst werden muss:

a) in allen Leben und allen Dimensionen;

b) in allen energetischen Körpern und allen Chakren;

c) in allen Helices und in der Seele.

4. BESTIMMEN, ob das **Programm für Jugendlichkeit und langes Leben** bereits im ursprünglichen DNA-Plan enthalten war.

Wenn JA,

A. BESTIMMEN, ob es sich hier reproduzierenen lässt.

B. BESTIMMEN, ob man eine Brücke installieren soll.

Es geht um ein Thema oder ein anderes Programm, das jenes, das wir installieren wollen, neutralisieren könnte.

5. BESTIMMEN, ob es ein schädliches Programm und/oder Thema gibt, das in Resonanz (Echo) oder Dualität (Polarität) steht und mit dem neuen Programm interferieren könnte.
Jedes Wort des letzten Satzes TESTEN.

Die Speicher der alten Programme könnten mit dem neuen Programm interferieren.

6. BESTIMMEN, ob an eines oder mehrere alte Programme Speicher angeschlossen sind, die die Integration dieses neuen Programms in die DNA verhindern könnten. Wenn JA, wie viele solcher Speicher gibt es?

7. BESTIMMEN, ob es Miasmen oder generationenübergreifende Interferenzen gibt, die man auf den Nullpunkt setzen oder auflösen muss.

Wie man eine Zahl ermittelt, erfährt man in Anhang II.

8. BESTIMMEN, wie viele Muster oder Ereignisse mit dem Programm für das Altern und Sterben verbunden sind.

Die Befehle laut vor sich hinsprechen. Konflikte und Krisensituationen zu lösen, ist ein Prozess, der die Lebenskräfte erschöpft. Man befiehlt dem Körper also, für die Lösung von Konflikten aus dem Zustand der Liebe heraus und nicht aus den Lebenskräften zu schöpfen.

9. A. SPRICH: *Ich ordne an, dass das **Programm für Jugendlichkeit und langes Leben** im Zustand der Liebe am Nullpunkt außerhalb der Dualität installiert wird.*

B. SPRICH: *Ich ordne an, dass die Verbindungen, die es erlauben, statt der Lebenskräfte den Zustand der Liebe am Nullpunkt für die Lösung von Konflikten zu nutzen, auf der Ebene der DNA wiederhergestellt werden.*

137

*Wie man eine Zahl er-
mittelt, erfährt man in
Anhang II.*

10. BESTIMMEN, zu welchem Prozentsatz die
    zu behandelnde Person in der Lage ist,
    A. den Zustand der Liebe am Nullpunkt
       zu nutzen, um dieses Programm zu
       installieren: ___%;
    B. den Zustand der Liebe am Nullpunkt
       aufrechtzuerhalten: ___%;
    C. an den Zustand der Liebe am Nullpunkt
       zu glauben: ___%;
    D. den Zustand der Liebe am Nullpunkt
       in den Genen zu installieren: ___%;
    E. den Zustand der Liebe am Nullpunkt
       zu nutzen, um das zu erschaffen, was
       sie sich für das eigene Leben wünscht:
       ___%.

*Möglicherweise müssen
weitere Angaben in das
Programm aufgenom-
men werden, bevor es
installiert werden kann.*

11. BESTIMMEN, ob es notwendig ist, weite-
    re Angaben in das Programm aufzuneh-
    men, bevor es installiert wird.
    Wenn JA,
    A. ABFRAGEN, wie viele Angaben aufge-
       nommen werden müssen;
    B. in Anhang III NACHLESEN und die An-
       gaben BEFOLGEN, um zu ermitteln, wel-
       che Angaben aufgenommen werden
       müssen;
    C. ZURÜCK zum Protokoll und WEITER
       zum nächsten Teil.

*Zweiter Teil des
Protokolls*

**2. Teil – INSTALLATION DER
        NEUPROGRAMMIERUNG**

*Die Installation der Neu-
programmierung berück-
sichtigt sämtliche Anga-
ben, die im ersten Teil
ermittelt wurden.*

1. SPRICH: *Ich ordne an, dass sich dieses
   neue Programm für alle Leben und Dimensionen im Kern der Hauptzelle der Zirbeldrüse ansiedelt.*

*Während man die An-
weisung vor sich hin-
spricht, wird jedes der
aufgezählten Elemente
in die Neuprogrammie-
rung einbezogen. Im
Tonfall eines Gebets
oder der Hypnose
sprechen.*

2. SPRICH: *Ich ordne an, dass dieses Pro-
gramm, ausgehend von der Zirbeldrüse,
folgende Orte durchläuft*
   A. *die innersekretorischen Drüsen;*
   B. *das Gehirn, das Herz, die Milz, das Ner-
   vensystem und die Peptide;*
   C. *die Zellen, die intra- und extrazelluläre
   Flüssigkeit, die Atome und die quanti-
   schen Elemente (Quarks, Myonen und
   Fäden etc.);*
   D. *alle Helices, alle Chakren, alle energe-
   tischen Körper und die Seele;*
   E. *anderer Ort* (Anhang III).

*Um zu erfahren, welche
Stelle genau, unter Ab-
schnitt 16 in Anhang III
nachlesen und den Ort
ermitteln.*

3. SPRICH: *Ich weise die RNA an, sich wieder zu vernetzen und dieses neue Programm zu unterstützen.*

*Der ursprüngliche DNA-
Plan ist das Schema, das
jeder genetischen Muta-
tion vorausging.*

4. SPRICH: *Ich weise die Tripletts an, wieder
ihren Platz in der Ordnung des vollkommenen, ursprünglichen Programms einzunehmen, auch wenn es zu Umkehrungen des Codes gekommen sein sollte.*

5. SPRICH: *Ich weise die Geschwindigkeit der
Photonen und die Spiralstruktur der DNA
an, sich anzupassen.*

6. SPRICH: *Ich ordne die Erneuerung der Verbindungen im callösen Körper entsprechend dem ursprünglichen Plan an.*

*Zur Definition von Telo-
mer und Telomerase
siehe Anhang I.*

7. SPRICH: *Ich ordne die vollkommene Unversehrtheit von Telomer und Telomerase an.*

139

Die Liste der Systeme befindet sich in Anhang VII.

8. SPRICH: *Ich ordne an, dass die Rückstände alter Programme auf den Nullpunkt gesetzt und/oder über die geeigneten Systeme ausgeschieden werden.*

9. SPRICH: *Ich ordne an, dass dieses neue Programm endgültig bestätigt wird.*

Zur Definition der Merkabah siehe Anhang I.

10. SPRICH: *Ich ordne an, dass die Merkabah endgültig bestätigt wird.*

11. SPRICH: *Ich ordne an, dass DNA und RNA durch keinerlei Strahlung beeinträchtigt werden.*

12. SPRICH: *Ich ordne an, dass dieses neue Programm sich hier und jetzt bis auf Widerruf vollständig im verlängerten Rückenmark ansiedelt.*

13. SPRICH: *Ich ordne an, dass diese Neuprogrammierung vollständig toleriert wird, vollständig erfolgt und am Nullpunkt ansetzt.*

ZENTRALER PUNKT der Neuprogrammierung

14. SPRICH: *Ich ordne an, dass sich die Kraft, die Harmonie und die Richtigkeit dieser Neuprogrammierung in der DNA ansiedeln und dieses neue Programm vollständig aktiviert wird.*

*Dritter Teil des
Protokolls*

3. Teil – ABSCHLUSS DES PROTOKOLLS

*Möglicherweise erfordert
das Programm weitere
Angaben für die korrekte
Codierung der Installation.*

15. BESTIMMEN, ob es für die Wirksamkeit, Verträglichkeit und Assimilation der Neuprogrammierung nötig ist, weitere Angaben einzuschließen.
Wenn JA,
   A. ERMITTELN, wie viele Angaben aufgenommen werden müssen;
   B. in Anhang III NACHLESEN und die Anweisungen BEFOLGEN, um zu ermitteln, welche Angaben aufzunehmen sind;
   C. ZURÜCK zum Protokoll und WEITER zur Nr. 16.

*Das Protokoll wird
abgeschlossen.*

16. SPRICH: *Ich ordne an, dass diese Neuprogrammierung gemäß dem ursprünglichen Plan in der Frequenz der Liebe toleriert und assimiliert wird, auch wenn die Helices in der Vergangenheit deaktiviert waren.*

*Das Protokoll wird
endgültig bestätigt.*

17. SPRICH: *Ich ordne an, dass diese Erneuerung bis auf Widerruf durch (Name der zu behandelnden Person) vollständig und endgültig bestätigt ist.*

PROTOKOLL NR. 8

Unsere Gene reparieren

In der so genannten "zivilisierten" Welt, in der wir leben, kommen wir häufig in Kontakt mit Substanzen, die unsere Gene schädigen können. Chemische Substanzen, Virenkriege oder Viren, die aus Versuchslaboren entweichen, genetische Manipulationen an unseren Lebensmitteln oder der Konsum gentechnisch veränderter Lebensmittel – theoretisch können wir alle Opfer genetischer Veränderungen sein oder werden, die unserem System nicht immer zuträglich sind. Man weiß beispielsweise, dass bestimmte Grippeviren sich in einem Chromosom festsetzen und bestimmte Gene schädigen können. Eine Infektion kann wie ein Überträger wirken, so dass, wenn der Virus abgestorben ist, immer noch Genmaterial vorhanden ist, das in die Zelle gelangt, sich in ein Chromosom einnistet und dort neue Proteincodes installiert, die als Zellbefehle wirksam werden. Auch kommt es vor, dass fehlerhafte genetische Informationen in unsere Gene dringen, was die Mechanismen der Zellreproduktion beeinträchtigen kann. Unsere Chromosomen können auch in ihrer ureigenen Struktur befallen werden.

Diese Art von Phänomen kann eine Erklärung für bestimmte Veränderungen in uns sein, die wir vielleicht einer schlechten Ernährung, einem geschwächten Immunsystem oder schlicht dem Älterwerden zuschreiben.

Protokoll Nr. 8 wurde eigens entwickelt, damit wir unsere Gene und Chromosomen notfalls reparieren können. Wenn Sie der Ansicht sind, Ihre DNA sei in irgendeiner Weise beeinträchtigt, wenden Sie es an. Man muss nicht länger mit einer fehlerhaften DNA leben.

PROTOKOLL ZUR NEUPROGRAMMIERUNG NR. 8

Reparatur eines Gens in einem Chromosom

Erster Teil des Protokolls

Dient dazu, den Gegenstand des Protokolls und die für die Neuprogrammierung nötigen Angaben zu erkennen.

1. Teil – VORBEREITUNG

Vor Beginn der Abfrage spricht man die Absicht laut aus: *Ich beschließe, am Nullpunkt zu sein, auch wenn ich nicht weiß, wie.* Mit Hilfe der Kinesiologie (oder jeder anderen Testmethode) die Antwort ermitteln. Die so erhaltenen Angaben werden entsprechend der Intention automatisch von der angeborenen Körperintelligenz und dem Bewusstsein des Gen-Codes aufgenommen.

Ein durch eine Infektion übrig gebliebener Überträger kann neue Befehle in die DNA eingeschrieben haben. Sie müssen folglich annulliert werden.

1. BESTIMMEN, ob eine Infektion einen Überträger hinterlassen hat, der den Gen-Code beeinträchtigt oder verändert.
   Wenn NEIN, sofort zu Nr. 2 übergehen.
   Wenn JA,
   A. BESTIMMEN, in welchem Chromosom (1 bis 46 ...) und welchem Gen (1 bis 5000+) – und wie viele Tripletts (1 bis 30000+) beteiligt sind.
   B. BESTIMMEN, ob der Überträger auf den Nullpunkt gesetzt oder aufgelöst werden muss.

Den Befehl laut vor sich hinsprechen.

   C. SPRICH: *Ich ordne an, dass die neuen, durch diesen Überträger installierten Direktiven auf den Nullpunkt gesetzt und/oder aufgelöst werden und der Gen-Code wieder seine eigentliche, ursprüngliche Integrität besitzt.*

Ein Chromosom kann über 5000 Gene enthalten. Wenn kein Gen

2. BESTIMMEN, ob der Gen-Code beeinträchtigt oder verändert wurde oder ob Genmaterial verloren gegangen ist.

143

*repariert werden muss,
betrifft die Reparatur die
Chromosomenstruktur.*

Wenn NEIN, sofort zu Nr. 3 übergehen.
Wenn JA,
A. BESTIMMEN, welches Chromosom (1
bis 46 ...) und welche Gene (1 bis 5000+)
repariert werden müssen.
B. SPRICH: *Ich ordne an, dass Chromosom Nr. ___ und das/die Gen(e) Nr. ___,
___, ... repariert wird/werden.*

*Diese Angabe wird auto-
matisch in die Neupro-
grammierung einge-
schlossen.*

3. BESTIMMEN, ob eine Nukleinbase der
DNA und der RNA betroffen ist:
DNA: Adenin – Thymin – Cytosin – Guanin
RNA: Adenin – Uracil – Cytosin – Guanin

*Es geht um die »Spros-
sen« der Leiter, die aus
einfachen Zucker- und
Phosphatmolekülen be-
stehen. Jedes einzelne
Wort testen.*

4. ERMITTELN, zu welchem Prozentsatz die
Komponenten der DNA-Spirale integriert
sind:
A. Desoxyribose (Zucker)
B. PO_4 (Phosphat)

*Wie man eine Zahl er-
mittelt, erfährt man in
Anhang II.*

5. ERMITTELN, zu welchem Prozentsatz die
Spiralstruktur der DNA integriert ist.

*Histone sind Proteine, die
bei der Übertragung von
genetischen Botschaften
eine Rolle spielen sollen.*

6. BESTIMMEN, zu welchem Prozentsatz die
Histone integriert sind.

7. BESTIMMEN, zu welchem Prozentsatz die
Übertragung von genetischen Botschaften gewährleistet ist.

*Zur Definition von Telo-
mer und Telomerase
siehe Anhang I.*

8. BESTIMMEN, zu welchem Prozentsatz Telomer und Telomerase integriert sind, indem man jedes Wort des folgenden Satzes testet:
*Bei der Zellteilung können Telomere ver-
loren gehen oder beschädigt werden, was*

*zu Anomalien bei der Zellvermehrung füh-
ren oder die Zellteilung komplett unterbinden kann. Die Telomerase ist ein Enzym und gewissermaßen das »Bindemittel« der Telomere.*

*Das Chromosom wurde
unter Umständen in sei-
ner Substanz in Mitlei-
denschaft gezogen. Man
muss also ERMITTELN,
in welchem Zustand sich
seine Einzelteile befinden.*

*Der Nucleolus ist ein
sphärischer Körper im
Zellkern, der viel RNA
enthält.*

*Der Golgi-Apparat ist
eine Zellorganelle rings
um den Zellkern.*

*Das Mitochondrium ist
das »Zellkraftwerk«.*

*Translokation ist ein
Transfer oder Austausch
zwischen zwei Chromo-
somen, wobei der von
einem Chromosom in
das zweite verlagerte
Teil dort eine andere
Lage einnimmt. Das
Crossover ist der Trans-
lokation sehr ähnlich,
doch ist nur dann die
Rede davon, wenn wäh-
rend der Zellteilung ein
Chromosom auf ein an-
deres übergreift und
durch diese Bewegung
ein Teil des Chromo-
soms transferiert wird.*

9. ERMITTELN, in welchem Zustand sich das Chromosom befindet:
   A. Verletzung;
   B. Mutation;
   C. Beeinträchtigung:
      i. der Zellen;
      ii. des Kerns;
      iii. des Nucleolus;
      iv. des Golgi-Apparats
      v. des Mitochondriums.
   D. Verschlechterung der Struktur;
   E. Verlust von Genmaterial;
   F. fremdes Genmaterial;
   G. Miasma;
   H. Sonstiges (Anhang III).

10. A. BESTIMMEN, ob eine Translokation oder ein Crossover vorliegt, und zwar
   a) von einem Chromosom zu einem anderen bei der Zellteilung eines Paars. Wenn JA, BESTIMMEN, welche(s) Paar(e) betroffen ist/sind: AT, TA, CG, GC
   b) von einem Triplett zu einem anderen. Wenn JA,
      i. BESTIMMEN, wie viele Tripletts betroffen sind.
      ii. BESTIMMEN, welche(s) Paar(e) auf welchem/welchen Dreifachpaar(en) (1 bis 30000+) betroffen ist/sind: AT, TA, CG, GC
   c) einer Nukleinsäure.

145

Ein Triplett ist ein Drei-
fachpaar aus Nukleinba-
sen. Beispiel: CG TA GC.

Möglicherweise müssen
weitere Angaben in das
Programm aufgenommen
werden, bevor dieses
installiert werden kann.

B. BESTIMMEN, ob es nötig ist, eine Brücke zu installieren, damit die Nukleinbasen an ihren ursprünglichen Platz zu-
rückkehren können.

C. BESTIMMEN, ob es nötig ist, die ursprüngliche Ordnung in der Zellreproduktion wiederherzustellen.

11. BESTIMMEN, ob es notwendig ist, weitere Angaben in das Programm aufzunehmen, bevor es installiert wird.
Wenn JA,

A. ABFRAGEN, wie viele Angaben aufgenommen werden müssen;

B. in Anhang III NACHLESEN und die Angaben BEFOLGEN, um zu ermitteln, welche Angaben aufgenommen werden
müssen;

C. ZURÜCK zum Protokoll und WEITER
zum nächsten Teil.

Zweiter Teil des
Protokolls

2. Teil – INSTALLATION DER
NEUPROGRAMMIERUNG

Die Installation der Neu-
programmierung berück-
sichtigt sämtliche Anga-
ben, die im ersten Teil
ermittelt wurden.

1. SPRICH: *Ich ordne an, dass sich diese Re-*
paratur für alle Leben und Dimensionen
im Kern der Hauptzelle der Zirbeldrüse
vollzieht.

Während man die An-
weisung vor sich hin-
spricht, wird jedes der
aufgezählten Elemente
in die Neuprogrammie-
rung einbezogen. Im

2. SPRICH: *Ich ordne an, dass sie, ausge-*
hend von der Zirbeldrüse, folgende Orte
durchläuft
A. *die innersekretorischen Drüsen;*
B. *das Gehirn, das Herz, die Milz, das Ner-*
vensystem und die Peptide;

146

Tonfall eines Gebets oder der Hypnose sprechen.

C. *die Zellen, die intra- und extrazelluläre Flüssigkeit, die Atome und die quantischen Elemente (Quarks, Myonen und Fäden etc.);*

D. *alle Helices, alle Chakren, alle energetischen Körper und die Seele;*

Um zu erfahren, welche Stelle genau, unter Abschnitt 16 in Anhang III nachlesen und den Ort ermitteln.

E. *anderer Ort* (Anhang III).

3. SPRICH: *Ich weise die RNA an, sich wieder zu vernetzen und dieses neue Programm zu unterstützen.*

Der ursprüngliche DNA-Plan ist das Schema, das jeder genetischen Mutation vorausging.

4. SPRICH: *Ich weise die Tripletts an, wieder ihren Platz in der Ordnung des vollkommenen, ursprünglichen Programms einzunehmen, auch wenn es zu Umkehrungen des Codes gekommen sein sollte.*

5. SPRICH: *Ich weise die Geschwindigkeit der Photonen und die Spiralstruktur der DNA an, sich anzupassen.*

6. SPRICH: *Ich ordne die Erneuerung der Verbindungen im callösen Körper entsprechend dem ursprünglichen Plan an.*

Zur Definition von Telomer und Telomerase siehe Anhang I.

7. SPRICH: *Ich ordne die vollkommene Unversehrtheit von Telomer und Telomerase an.*

Die Liste der Systeme befindet sich in Anhang VII.

8. SPRICH: *Ich ordne an, dass die Rückstände alter Programme auf den Nullpunkt gesetzt und/oder über die geeigneten Systeme ausgeschieden werden.*

147

9. SPRICH: *Ich ordne an, dass dieses neue Programm endgültig bestätigt wird.*

Zur Definition der Merkabah siehe Anhang I.

10. SPRICH: *Ich ordne an, dass die Merkabah endgültig bestätigt wird.*

11. SPRICH: *Ich ordne an, dass DNA und RNA durch keinerlei Strahlung beeinträchtigt werden.*

12. SPRICH: *Ich ordne an, dass diese Reparatur sich hier und jetzt bis auf Widerruf vollständig im verlängerten Rückenmark ansiedelt.*

13. SPRICH: *Ich ordne an, dass diese Reparatur vollständig toleriert wird, vollständig erfolgt und am Nullpunkt ansetzt.*

ZENTRALER PUNKT der Neuprogrammierung

14. SPRICH: *Ich ordne an, dass sich die Kraft, die Harmonie und die Richtigkeit dieser Neuprogrammierung in der DNA ansiedeln und dieses neue Programm vollständig aktiviert wird.*

Dritter Teil des Protokolls

3. Teil – ABSCHLUSS DES PROTOKOLLS

Möglicherweise erfordert das Programm weitere Angaben für die korrekte Codierung der Installation.

15. BESTIMMEN, ob es für die Wirksamkeit, Verträglichkeit und Assimilation der Neuprogrammierung nötig ist, weitere Angaben einzuschließen.
Wenn JA,
A. ERMITTELN, wie viele Angaben aufgenommen werden müssen;
B. in Anhang III NACHLESEN und die Anweisungen BEFOLGEN, um zu ermitteln, welche Angaben aufzunehmen sind;
C. ZURÜCK zum Protokoll und WEITER zur Nr. 16.

Das Protokoll wird abgeschlossen.

16. SPRICH: *Ich ordne an, dass diese Neuprogrammierung gemäß dem ursprünglichen Plan in der Frequenz der Liebe toleriert und assimiliert wird, auch wenn die Helices in der Vergangenheit deaktiviert waren.*

Das Protokoll wird endgültig bestätigt.

17. SPRICH: *Ich ordne an, dass diese Erneuerung bis auf Widerruf durch (Name der zu behandelnden Person) vollständig und endgültig bestätigt ist.*

149

PROTOKOLL NR. 9

Die Decoder

Im Anschluss an eine Vollmondmeditation im Februar 2000 wurde mir bewusst, dass es auf diesem Planeten Menschen gibt, die, bei einer ähnlichen Entwicklung wie der meinen, im Gegensatz zu mir in der Lage sind, gedankliche Konzepte zu begreifen und zu vermitteln, die mir verschlossen blieben. Ich las ihre Bücher, und es wollte mir nicht in den Sinn, warum ich nach all den Jahren der Forschung nicht selbst solche Denkansätze erkannte. Die Antwort kam mir während meiner Meditation: Diese Menschen hatten in ihrer DNA Entschlüsselungssysteme, die besser aktiviert waren als meine. Mit Hilfe der Kinesiologie konnte ich damals ermitteln, dass meine Fähigkeit, weltweit verfügbare, neue Informationen zu decodieren, günstigstenfalls bei 32 Prozent lag. Entsprechend habe ich ein Protokoll erstellt, um in meiner eigenen DNA die Decodierfähigkeit auf das höchstmögliche Niveau zu bringen, das für mein Nervensystem verträglich wäre. Anhand eines kinesiologischen Tests habe ich ermittelt, dass ich meine Decoder so umprogrammieren konnte, dass auch sie ohne schädliche Nebenwirkungen 32 Prozent erreichten. Das tat ich dann, indem ich Protokoll Nr. 9 ausarbeitete, und seither stelle ich bei mir eine erstaunliche Fähigkeit zur Entschlüsselung neuer Informationen fest, die ich in den Monaten unmittelbar danach sogar noch steigern konnte.

Auch Teilnehmer, die bei mir die DNA-Neuprogrammierung lernen, habe beeindruckende Ergebnisse erzielt. Sie haben festgestellt, dass sie im Anschluss an die Arbeit mit dem Protokoll zur Aktivierung der Decodierfähigkeit zum Teil sehr schwierige gedankliche Zusammenhänge sehr viel schneller erfassen konnten. Wenn sie mit neuen Begriffen bombardiert wurden – zum Beispiel bei einem Lehrgang –, konnte ihr Aufmerksamkeitszentrum mehr Daten gleichzeitig aufnehmen. Mehrere konnten nach langer Zeit auch eine zweite Sprache erlernen.

Einer von ihnen, Yves P., hat an sich beobachtet, dass ihm dieses Werkzeug geholfen hat, seine Aufmerksamkeit auf die Intuition zu lenken:

Damals las ich gerade ein Buch von Gregg Braden: "Im Einklang mit der göttlichen Matrix". Obwohl die Themen Erdmagnetismus und Erdschwingung, die er darin behandelt, mich sehr interessierten und ich aufgrund meiner Ausbildung mit der Sprache des Autors vertraut war, fiel es mir schwer, die Information aufzunehmen und mich auf das Buch zu konzentrieren. Nachdem ich die Funktionsfähigkeit meiner Decoder gesteigert hatte, setzte ich die Lektüre begeistert fort und hatte ein ganz anderes Verständnis für die Dinge. Als ich mich dann mit Freunden über den Inhalt des Buches austauschte, fiel mir auf, dass ich einiges an Informationen behalten hatte, die meinen Freunden, wie sie zugeben mussten, entgangen waren, obwohl sie bei dem Thema beschlagener waren als ich.

Und Chantal C. schrieb begeistert:

Dank meiner Decoder ist meine Intuition sehr präsent, und ich ziehe neue Patienten an, ohne Werbung machen zu müssen!

Ich lade Sie also ein, zunächst festzustellen, zu welchem Prozentsatz Sie Ihre Decoder aktivieren können, so dass es für Ihr Nervensystem rundherum verträglich ist. Wenn die Antwort "nur" 20 Prozent lautet, versuchen Sie vorerst nicht, über diese Grenze hinauszugehen. Es bringt nichts, das Nervensystem mit einem voreiligen Versuch aus dem Gleichgewicht zu bringen. Verwenden Sie die 20 Prozent als Grundintention für Protokoll Nr. 9. Zu einem späteren Zeitpunkt können Sie sich das Protokoll wieder vornehmen und die Aktivität Ihrer Decoder so Schritt für Schritt steigern.

PROTOKOLL ZUR NEUPROGRAMMIERUNG NR. 9

Steigerung der Fähigkeit, Informationen zu entschlüsseln

Erster Teil des Protokolls

Dient dazu, den Gegenstand des Protokolls und die für die Neuprogrammierung nötigen Angaben zu erkennen.

1. Teil – VORBEREITUNG

Vor Beginn der Abfrage spricht man die Absicht laut aus: *Ich beschließe, am Nullpunkt zu sein, auch wenn ich nicht weiß, wie.* Mit Hilfe der Kinesiologie (oder jeder anderen Testmethode) die Antwort ermitteln. Die so erhaltenen Angaben werden entsprechend der Intention automatisch von der angeborenen Körperintelligenz und dem Bewusstsein des Gen-Codes aufgenommen.

Die Funktionsfähigkeit ist bei jedem Menschen anders. Wie man eine Zahl ermittelt, erfährt man in Anhang II.

1. ERMITTELN, zu welchem Prozentsatz die Decoder derzeit funktionieren,
   A. ganz allgemein ODER
   B. in einer bestimmten Situation, um die es in dieser Sitzung geht.
   Wenn JA, ERMITTELN, um welche Situation genau es geht.

Dadurch wird der Körperintelligenz signalisiert, dass die Intention der Neuprogrammierung darin besteht, die Decoder auf diesen Prozentsatz zu bringen.

2. ERMITTELN, auf welchen Prozentsatz die Funktionsfähigkeit angehoben werden kann, ohne das Nervensystem zu belasten.

Es gibt alle möglichen Gründe, warum man hier als Antwort ein NEIN erhält. Man muss nicht nach Erklärungen suchen, sondern nur die Tatsache als solche akzeptieren.

3. BESTIMMEN, ob es für die Entwicklung der zu behandelnden Person sinnvoll ist, das neue Programm zur Steigerung der Funktionsfähigkeit der Decoder jetzt zu installieren; es leitet eine neue Denkweise ein und erlaubt, die neuen Frequenzen

abzustimmen und neue Informationen auf der Erde aufzunehmen.

Wenn NEIN,

A. die Neuprogrammierung NICHT jetzt vornehmen.

B. BESTIMMEN, wie viel Zeit (Tage, Wochen, Monate) vergehen soll, bevor man die Neuprogrammierung vornimmt.

Möglicherweise ist das Programm in der uncodierten DNA installiert und an keiner bestimmten Stelle festgeschrieben.

Wenn JA,

BESTIMMEN, ob es nötig ist, eine bestimmte Stelle zu ermitteln.

Wenn NEIN, zur nächsten Nummer übergehen.

Wenn JA,

A. BESTIMMEN, in welchem Chromosom (1 bis 46 ...) und welchem Gen (1 bis 5000+) man das neue Programm installieren muss und

B. BESTIMMEN, wie viele Tripletts (1 bis 30000+) dieses Programm umfasst.

Die Anordnung laut vor sich hinsprechen.

4. SPRICH: *Ich ordne an, dass dieses neue Programm auch im intelligenten Bewusstsein der Nukleinsäuren installiert wird.*

Der ursprüngliche DNA-Plan ist das Schema, das jeder genetischen Mutation vorausging. Wenn diese Information dort unterschwellig immer noch vorhanden ist, wird sie automatisch in die Neuprogrammierung eingeschlossen.

5. BESTIMMEN, ob dieses Programm bereits im ursprünglichen DNA-Plan enthalten war.

Wenn JA,

A. BESTIMMEN, ob es sich hier reproduzieren lässt.

B. BESTIMMEN, ob man eine Brücke installieren soll.

Es geht um ein Thema oder ein anderes Programm, das jenes, das

6. BESTIMMEN, ob es ein schädliches Programm und/oder Thema gibt, das in Resonanz (Echo) oder Dualität (Polarität) steht

153

wir installieren wollen, neutralisieren könnte.

und mit dem neuen Programm interferieren könnte.

Jedes Wort des letzten Satzes TESTEN.

Die Speicher der alten Programme könnten mit dem neuen Programm interferieren.

7. BESTIMMEN, ob an eines oder mehrere alte Programme Speicher angeschlossen sind, die die Integration dieses neuen Programms in die DNA verhindern könnten. Wenn JA, wie viele solcher Speicher gibt es?

8. ERMITTELN, ob das Programm gut im Nervensystem und in den Peptiden verankert ist.

9. ERMITTELN,
   A. ob die Seele die Neuprogrammierung verstehen kann;
   B. ob das Programm auf geistiger Ebene toleriert wird.

10. ERMITTELN, ob die zu behandelnde Person
   A. weiß, dass sie über Decoder verfügt;
   B. weiß, dass Information abgerufen werden kann;
   C. die Information, die sie über ihre Decoder erhält, versteht.

11. ERMITTELN, ob der Schwingungszustand verändert werden muss.

12. ERMITTELN, ob Antigene vorhanden sind, die die Aktivierung der Decoder beeinträchtigen.

13. ERMITTELN, ob es generationenübergreifende Miasmen und/oder Interferenzen gibt, die auf den Nullpunkt gesetzt und/oder aufgelöst werden müssen.

14. ERMITTELN, ob die Erhöhung der Funktionsfähigkeit der Decoder eine Autoimmunerkrankung auslöst.

15. ERMITTELN, ob die Frequenz der neuen Decoder bei 100 Prozent liegt.

16. ERMITTELN, ob die Decoder auf sämtlichen Helices installiert werden.

17. ERMITTELN, ob die installierten Decoder vollständig im Zustand der Liebe sind.

18. ERMITTELN, ob die Decoder endgültig bestätigt sind.

Die Anordnungen laut vor sich hinsprechen.

19. SPRICH: *Ich ordne an, dass neue neurologische Verbindungen angelegt werden, damit die Decoder der zu behandelnden Person voll leistungsfähig sind und sie die neuen kreativen Lösungen in ihrem Alltag vollständig umsetzen kann.*

Diese Angabe wird automatisch in die Neuprogrammierung eingeschlossen.

20. ERMITTELN, ob die Fähigkeit, neue Verbindungen zur neuen Information herzustellen, bei 100 Prozent liegt.

21. BESTIMMEN, ob die Person dank ihrer neuen Decoder schnellstmöglich neue und kreative Lösungen für ihre Probleme finden kann.

Möglicherweise müssen weitere Angaben in das Programm aufgenommen werden, bevor es installiert werden kann.

22. BESTIMMEN, ob es notwendig ist, weitere Angaben in das Programm aufzunehmen, bevor es installiert wird.
Wenn JA,
   A. ABFRAGEN, wie viele Angaben aufgenommen werden müssen;
   B. in Anhang III NACHLESEN und die Angaben BEFOLGEN, um zu ermitteln, welche Angaben aufgenommen werden müssen;
   C. ZURÜCK zum Protokoll und WEITER zum nächsten Teil.

Zweiter Teil des Protokolls

Die Installation der Neuprogrammierung berücksichtigt sämtliche Angaben, die im ersten Teil ermittelt wurden.

Während man die Anweisung vor sich hinspricht, wird jedes der aufgezählten Elemente in die Neuprogrammierung einbezogen. Im Tonfall eines Gebets oder der Hypnose sprechen.

2. Teil – INSTALLATION DER NEUPROGRAMMIERUNG

1. SPRICH: *Ich ordne an, dass sich diese Reparatur für alle Leben und Dimensionen im Kern der Hauptzelle der Zirbeldrüse vollzieht.*

2. SPRICH: *Ich ordne an, dass sie, ausgehend von der Zirbeldrüse, folgende Orte durchläuft*
   A. *die innersekretorischen Drüsen;*
   B. *das Gehirn, das Herz, die Milz, das Nervensystem und die Peptide;*
   C. *die Zellen, die intra- und extrazelluläre Flüssigkeit, die Atome und die quantischen Elemente (Quarks, Myonen und Fäden etc.);*
   D. *alle Helices, alle Chakren, alle energetischen Körper und die Seele;*
   E. *anderer Ort* (Anhang III).

Um zu erfahren, welche Stelle genau, unter Abschnitt 16 in Anhang III nachlesen und den Ort ermitteln.

3. SPRICH: *Ich weise die RNA an, sich wieder zu vernetzen und dieses neue Programm zu unterstützen.*

Der ursprüngliche DNA-Plan ist das Schema, das jeder genetischen Mutation vorausging.

4. SPRICH: *Ich weise die Tripletts an, wieder ihren Platz in der Ordnung des vollkommenen, ursprünglichen Programms einzunehmen, auch wenn es zu Umkehrungen des Codes gekommen sein sollte.*

5. SPRICH: *Ich weise die Geschwindigkeit der Photonen und die Spiralstruktur der DNA an, sich anzupassen.*

6. SPRICH: *Ich ordne die Erneuerung der Verbindungen im callösen Körper entsprechend dem ursprünglichen Plan an.*

Zur Definition von Telomer und Telomerase siehe Anhang I.

7. SPRICH: *Ich ordne die vollkommene Unversehrtheit von Telomer und Telomerase an.*

Die Liste der Systeme befindet sich in Anhang VII.

8. SPRICH: *Ich ordne an, dass die Rückstände alter Programme auf den Nullpunkt gesetzt und/oder über die geeigneten Systeme ausgeschieden werden.*

9. SPRICH: *Ich ordne an, dass dieses neue Programm endgültig bestätigt wird.*

Zur Definition der Merkabah siehe Anhang I.

10. SPRICH: *Ich ordne an, dass die Merkabah endgültig bestätigt wird.*

11. SPRICH: *Ich ordne an, dass DNA und RNA durch keinerlei Strahlung beeinträchtigt werden.*

12. SPRICH: *Ich ordne an, dass diese Reparatur sich hier und jetzt bis auf Widerruf vollständig im verlängerten Rückenmark ansiedelt.*

13. SPRICH: *Ich ordne an, dass diese Reparatur vollständig toleriert wird, vollständig erfolgt und am Nullpunkt ansetzt.*

ZENTRALER PUNKT der Neuprogrammierung

14. SPRICH: *Ich ordne an, dass sich die Kraft, die Harmonie und die Richtigkeit dieser Neuprogrammierung in der DNA ansiedeln und dieses neue Programm vollständig aktiviert wird.*

Dritter Teil des Protokolls

3. Teil – ABSCHLUSS DES PROTOKOLLS

Möglicherweise erfordert das Programm weitere Angaben für die korrekte Codierung der Installation.

15. BESTIMMEN, ob es für die Wirksamkeit, Verträglichkeit und Assimilation der Neuprogrammierung nötig ist, weitere Angaben einzuschließen.
Wenn JA,
A. ERMITTELN, wie viele Angaben aufgenommen werden müssen;
B. in Anhang III NACHLESEN und die Anweisungen BEFOLGEN, um zu ermitteln, welche Angaben aufzunehmen sind;
C. ZURÜCK zum Protokoll und WEITER zur Nr. 16.

Das Protokoll wird abgeschlossen.

16. SPRICH: *Ich ordne an, dass diese Neuprogrammierung gemäß dem ursprünglichen Plan in der Frequenz der Liebe toleriert und assimiliert wird, auch wenn die Helices in der Vergangenheit deaktiviert waren.*

*Das Protokoll wird
endgültig bestätigt.*

17. SPRICH: *Ich ordne an, dass diese Erneuerung bis auf Widerruf durch (Name der zu behandelnden Person) vollständig und endgültig bestätigt ist.*

Am Ende dieses Kapitels möchte ich erneut betonen, **dass es nicht sinnvoll ist, über das hinauszugehen, was der Körper toleriert,** denn ein überzogenes, ungeduldiges Vorgehen bei der DNA-Neuprogrammierung kann leicht zu Krankheiten oder Depressionen führen. Bei der Neuprogrammierung gilt es, kein Chaos anzurichten, sondern einem perfekten Plan zu folgen.

Daher möchte ich Sie auch eindringlich bitten, die Protokolle genau einzuhalten. Auch wenn Sie für die Neuprogrammierungen eine intuitive Methode benutzen (Yin), gestatten Sie sich, die in den Protokollen vorgegebene, rationale und präzise Reihenfolge (Yang) einzuhalten.

Ich habe diese Protokolle mit einem Team versierter Therapeuten ausgearbeitet und erprobt, um eine sichere Neuprogrammierung zu gewährleisten. Meine Selbstversuche wie auch die meiner Lehrgangsteilnehmer haben vielfach gezeigt, dass die Neuprogrammierung in unterschiedlicher Intensität körperliches und emotionales Wohlbehagen, aber auch Unwohlsein auslösen kann. Dementsprechend **sollten Sie Ihre Systeme und Ihren Organismus nicht durch zeitlich zu dicht aufeinanderfolgende Neuprogrammierungen überbeanspruchen.** Wenn Sie den Angaben folgen, wird Ihnen das ganz sicher dabei helfen, auf harmonische Weise wieder selbstbestimmt über Ihre DNA zu verfügen. Bevor Sie eine Neuprogrammierung vornehmen, stellen Sie zunächst sicher, dass die vorherigen gut integriert sind. Im Zweifelsfall wenden Sie dazu die Kinesiologie oder Ihr eigenes Testverfahren an, und bestimmen Sie, ob Sie für eine neue Umprogrammierung bereit sind.

KAPITEL 4

JENSEITS DER DUALITÄT
DER BEIDEN HELICES

Weltweit sind alle Menschen damit konfrontiert, wieder selbstbestimmt zu handeln und die Polarisierung der Dualität zu
beenden. Letzteres meint, dass ich, wenn ich nur aus dem Licht heraus schöpferisch tätig bin, an anderer Stelle zwangsläufig eine negative schöpferische Kraft erzeuge. Wir sind in unserer Entwicklung an
einem Punkt angelangt, wo wir diese Polaritäten miteinbeziehen müssen. Dazu sollten wir uns von vorgefassten Meinungen über die eine
oder die andere Polarität verabschieden und die positive Polarität
(Licht) und die negative Polarität (Schatten) überwinden.

Wir sind aber ständig hin und her gerissen zwischen Licht und
Schatten, Gut und Böse, Positivem und Negativem. Darin liegt das
Dilemma der menschlichen Inkarnation. Bei den Chinesen heißt es
nicht umsonst: "Was steigt, muss wieder sinken!" Die Geschichte ist
voller Beispiele dafür. Ständig wechseln wir zwischen den Polaritäten
hin und her.

Diesem unaufhörlichen Schwanken können wir nur durch die Frequenz der Liebe am Nullpunkt Einhalt gebieten. Grundlage unserer
Gesellschaft ist aber nicht die Liebe, und man wird auch nur schwer-
lich eine Epoche in der Geschichte der Menschheit ausmachen, die
ganz im Zeichen der Liebe gestanden hätte. Es gibt lange Phasen
der Eroberung und des Wohlstands, aber Konflikte und Kriege jeder

Art scheinen sehr viel mehr Platz zu beanspruchen als Oden an die Liebe! Man könnte fast meinen – das zumindest ist mein Gefühl –, das Programm der Liebe gehöre zu denen in unserer DNA, die stillgelegt worden sind.

Diese Frequenz oder, besser gesagt, dieser Zustand der Liebe hat nichts mit Aufmerksamkeiten am Valentinstag zu tun (über die ich mich freue) oder beispielsweise mit der Liebe, die ich für meine Schwester hege. **Der Zustand der Liebe liegt jenseits von positiver und negativer Polarität.** In diesem Raum halten sich Gut und Böse, Licht und Dunkelheit, Vorteil und Nachteil und alle sonstigen Manifestationen der Dualität am so genannten Nullpunkt die Waage. Der Nullpunkt ist kein neutraler Zustand, und er ist nicht statisch. Der Nullpunkt ist multidimensional, ständig in Bewegung, und er hält sich in ewigem Wandel in der Mitte. Er ist deshalb ständig in Bewegung, weil an diesem Punkt die positive Kraft des Lichtes und die negative Kraft der Dunkelheit nebeneinander bestehen, ohne sich aufzuheben, auch wenn beides entgegengesetzte Polaritäten sind.

Ich finde, dass man sich den Nullpunkt am besten anhand eines Ballons vorstellen kann, der mit Wasser gefüllt ist und mitten auf dem Ozean je nach Klima und Wellenbewegung hin und her treibt. Der Nullpunkt liegt in der Ballonmitte. Ein Punkt, der sich trotz der äußeren Turbulenzen immer im Gleichgewicht befindet. Man kann sich den Nullpunkt auch als fiktiven Punkt auf einer gerade Linie vorstellen, die eine negative und eine positive Polarität voneinander trennt, doch mir persönlich ist das Bild einer Sphäre lieber. Am Nullpunkt erweist sich die *positive* Kraft als optimal, weil ihr Potenzial aufgrund der entsprechenden *negativen* Kraft aktiviert ist und beide in perfektem Gleichgewicht existieren. Wir stellen uns also vor, dass zwei entgegengesetzte Kräfte in ein und demselben Raum nebeneinander bestehen können, ohne sich vereinen zu müssen, so wie Nord- und Südpol eines Magneten.

Die polarisierte Dualität und der Nullpunkt

Befinden wir uns nicht im Zustand der Liebe am Nullpunkt, sind wir polarisiert (links oder rechts, auf der Seite von Gut oder Böse, Licht oder Dunkelheit usw.). Was aber geschieht, wenn wir uns in polarisiertem Zustand einer Aufgabe, der Durchführung eines Projekts oder irgendeiner Tätigkeit widmen? Wir tun gleichzeitig auch das Gegenteil. Was wir in polarisiertem Zustand tun, kann natürlich abgeschlossen werden und scheinbar auch zum gewünschten Ergebnis führen. Bei näherem Hinsehen aber stellen wir fest, dass es uns übermäßig viel Zeit und Energie kostet und Stress verursacht. Möglicherweise ist das Ergebnis auch ganz ordentlich, aber für unseren persönlichen Kontext nicht passend. Vor allem aber ruft eine dualisierte Durchführung, die dem Gesetz von Aktion und Reaktion unterliegt, auf energetischer Ebene die eigene Entsprechung, also eine gegenteilige Manifestation auf den Plan. Nur einige Beispiele für den Preis, den wir zahlen müssen, wenn wir nicht im Zustand der Liebe und außerhalb des Nullpunkts agieren:

Eines Tages entfuhr es einer Bekannten von mir: "Immer wenn ich nach Erleuchtung suche, geschieht etwas Fabelhaftes, und danach geht es mir umso schlechter." Das war auch meine Erfahrung. Immer wenn ich eine großartige Reise gemacht hatte, fiel mir die Rückkehr unendlich schwer. Immer wenn ich eine außergewöhnliche spirituelle Erfahrung gemacht hatte, wusste ich, dass ich sie auch würde verarbeiten müssen (über schwere "Prüfungen" oder indem ich mich entgiftete oder etwas in der Art). Es schien, als müsse "alles Schöne zu Ende gehen". Ein weiteres Beispiel für dieses Phänomen ist der so genannte "Jojo-Effekt" beim Abnehmen. Es gibt die Phase, in der man sich geißelt, um schlanker zu sein oder sich in seiner Haut wohlzufühlen und ein reines Gewissen zu haben. Einige Monate später nimmt die Person aber unweigerlich wieder zu. Eine meiner Lehrgangsteilnehmerinnen gestand mir, sie habe in ihrem Leben zwar schon 200 Pfund verloren, aber auch 300 wieder zugenommen.

Am Nullpunkt herrscht Verständnis für die Grenzen des Menschen, denen man mit Liebe begegnen soll. Wenn man Licht und Schatten vereint, wird einem unter Umständen nicht nur etwas Außerordentliches und Großartiges zuteil, sondern etwas, das gleichzeitig auch Wohlbehagen verschafft und verträglich ist, denn diese Verbindung ist angemessen und erzeugt Liebe. Lehrgangsteilnehmer, die mit dem Nullpunkt gearbeitet haben, sprechen häufig von einem wohligen, unangestrengten Zustand.

Je eher wir uns dafür entscheiden, am Nullpunkt zu sein, desto mehr neue, auch emotionale Erfahrungen machen wir. In dieser neuen Art des Denkens liegt eine große Freiheit und eben ein Gefühl der Liebe. Die Palette der Erfahrungen am Nullpunkt umfasst sehr viel mehr Schattierungen als Schwarz, Weiß und Grau, über die wir bislang nicht hinausgekommen sind! Plötzlich ist man zu ganz anderen Dingen imstande, und Neues tritt auf den Plan.

Ich habe festgestellt, dass sich mir am Nullpunkt ständig neue Horizonte eröffnen. Ich fühle mich jetzt, da ich nicht mehr so stark polarisiert bin, freier. Ich habe eine größere Bandbreite an Antworten und inneren Zuständen. Mitunter erlebe ich sogar glückliche Flashbacks, ganz ohne Grund. Es tut gut, neue Erfahrungen zu machen.

Am Nullpunkt zu sein heißt nicht, alles aufzugeben. Wir lassen die Dinge am Nullpunkt keineswegs laufen. Vielmehr versuchen wir, zwei verschiedene Polaritäten nebeneinander bestehen zu lassen. Nehmen wir das Beispiel einer Frau, die sagte: "In dem Projekt, in dem ich jetzt bin, ist kein Platz für mich. Ich werde wohl gehen müssen." Betrachtet man die Situation vom Nullpunkt aus, erkennt man, dass "gehen, weil man glaubt, es gebe keinen Platz für einen" eine polarisierte Position ist. Vorteilhafter ist also eine Intention wie die folgende: "*Ich beschließe*, dass ich ganz ich selbst sein kann, solange ich in diesem Projekt bin, *auch wenn* mir die Menschen dort die Luft zum Atmen nehmen." Mit diesem Ansatz schafft man es, man selbst zu sein, und man gibt auch die Arbeit nicht auf.

Ein anderer gängiger Irrtum im Zusammenhang mit dem Zustand der Liebe am Nullpunkt ist die Annahme, es gebe keine Grenzen und man sei allen zu Diensten. Mir hat einmal jemand erklärt, wie wichtig es für ihn sei, sich für etwas einzusetzen und der Menschheit zu dienen. Der Betreffende war jedoch frustriert, weil er sich von denen, denen er zu helfen versuchte, ausgenutzt fühlte. Ich erwiderte ihm, das sei so, wenn man außerhalb des Nullpunkts handelt. Entscheidend ist, dass wir bei all unseren Entscheidungen am Nullpunkt sind. Wenn am Nullpunkt zu sein an einem Tag heißt, sich anderen zu widmen, so hat das seine Richtigkeit. Am nächsten Tag kann der Nullpunkt jedoch ganz anders aussehen, denn er ist in Bewegung. Unser tagtägliches Ziel in der Gegenwart ist, dass wir am Nullpunkt sind, und nicht, dass wir jemandem helfen oder nicht helfen.

Vom Nullpunkt aus zu handeln, ist sehr angenehm, weil es keine Grenzen gibt und man eine größere Leichtigkeit verspürt als in polarisiertem Zustand. Wie aber kann man den Nullpunkt erreichen oder sich ihm annähern? Dazu arbeitet man mit der Intention. Sie können beispielsweise jeden Morgen beim Aufstehen den Satz sagen: *"Ich beschließe* heute, am Nullpunkt zu sein, *auch wenn* ich nicht weiß, wie."* Sie können auch dazu übergehen, alle Ereignisse in Ihrem Alltag auf den Nullpunkt zu setzen. Sie ärgern sich über Ihren Automechaniker? Sie können die Frequenz verändern, indem Sie sich innerlich sagen: *"Ich beschließe,* in einer anderen Frequenz zu sein, *auch wenn* ich es wegen des Mechanikers als unangemessen empfinde."* Sie stehen in einem Laden Schlange und werden langsam ungeduldig? "Ich beschließe, diese Erfahrung auf den Nullpunkt zu setzen, auch wenn es mich ärgert, dass die Kassiererin so langsam ist."

Wenn Sie sich an kleine Alltagssituationen halten, werden Sie etliche Erfahrungen mit dem Nullpunkt sammeln. Dadurch entdecken Sie eine neue Lebensart und machen eigenständige Erfahrungen, statt sich von alten Programmen steuern zu lassen.

Ein Gefühl der Fülle stellt sich ein, wenn man es sich gestattet, verärgert zu sein *und* Freude zu empfinden, ohne dass diese beiden Erfahrungen ineinander übergehen. Man gestattet ihnen lediglich, auf ein und demselbem Raum nebeneinander zu bestehen, wie zwei Pole eines Magneten, und ihr eigenes Magnetfeld zu bilden. **Das Magnetfeld**

dieser beiden entgegengesetzten Kräfte ist der Nullpunkt. Wenn man mich in der Öffentlichkeit erlebt, sieht es aus, als hätte ich keinerlei Probleme. Dem ist jedoch nicht so. Ich schildere nur einmal folgende Situation: Eines Morgens, als mein 17-jähriger Sohn zur Schule muss, wo ihn drei Abschlussprüfungen erwarten, macht er mir Vorhaltungen wegen eines Vorfalls am Tag zuvor. Ich verliere die Beherrschung und meckere meinerseits an ihm herum. Mein Mann schaltet sich ein, und zu allem Überfluss wirft der 3 1/2-jährige Jüngste auch noch sein Saftglas um! Viel auf einmal ... Bis wir irgendwann innehalten und über das diskutieren, was uns wirklich beschäftigt, um schließlich festzustellen, dass wir gerade uralte Familienkonflikte wieder aufleben lassen. *Wir beschließen* gemeinsam, für diese Situation ein neues Paradigma zu installieren, *auch wenn* wir nicht wissen, wie. Dieses neue Paradigma besteht darin, den Konflikt auf den Nullpunkt zu setzen.

Mein Sohn und ich beschließen also, diesen Zwischenfall in den Zustand der Liebe am Nullpunkt zu setzen, und geben uns die Chance, beim nächsten Aufleben des Konflikts zu sehen, wie wir am Nullpunkt reagieren. Ich umarme ihn und sage, wir seien zwei wunderbare Meister füreinander. Lächelnd gibt er mir zur Antwort, dass wir unsere Sache als Meister nicht unbedingt supertoll machen, und geht dann fröhlich zur Schule. Ein paar Monate später ist der Konflikt, der einen Bruch hätte auslösen können, ausgestanden und die Sache friedlich beigelegt. Zwar ging es bei einigen Streitereien noch einmal heftig zur Sache, doch sind wir jedes Mal im Dialog geblieben und haben unsere Intention bekräftigt, den Konflikt an den Nullpunkt zu setzen, auch wenn wir nicht wussten, wie! Dadurch konnten wir den Konflikt gelassen und unbeschwert lösen, ohne dass jemand einen Kompromiss machen musste. Es vergeht kein Tag, an dem ich diese Intention, am Nullpunkt zu sein, nicht erneut bekräftige.

In diesem Sinn müssen wir auch die Ergebnisse unserer Anstrengungen auf den Nullpunkt setzen. Bei dem geschilderten persönlichen Beispiel hat sich der Konflikt nicht sofort in Luft aufgelöst, obwohl wir beschlossen hatten, ihn auf den Nullpunkt zu setzen. Das meine ich, wenn ich sage "auf den Nullpunkt setzen und abwarten". Solange sich keine kreative Lösung für ein Problem zeigt, das wir bewusst auf den Nullpunkt setzen, müssen wir *zwei* Kräfte nebeneinander bestehen lassen. Anders ausgedrückt: Wir müssen die Intention auf den Nullpunkt setzen und aufrechterhalten, selbst wenn das Ergebnis auf sich warten lässt.

Den Nullpunkt aufrechterhalten heißt, leben, als wären unsere Helices bereits zu 100 Prozent aktiviert. Und immer dann, wenn wir das Risiko eingehen, so zu leben, als stünden uns all unsere Helices zur Verfügung, schaffen wir ein Umfeld, in dem die Liebe besser gedeiht.

PROTOKOLL NR. 10

Der Zustand der Liebe am Nullpunkt und die DNA

Ich glaube nicht, dass wir, ohne im Zustand der Liebe zu agieren, unsere DNA neu programmieren und dabei die gewünschten Ergebnisse erzielen können. Es gibt zwar Forschungslabors, in denen ohne ethische Bedenken und ohne Rücksicht auf mögliche langfristige Folgen für künftige Generationen geklont wird. Ich kann also nicht verallgemeinern und behaupten, ohne Liebe gäbe es keinerlei Zugriff auf die DNA. Aber ich bin überzeugt, dass wir, um Zugang zu unserer überflüssigen DNA zu haben und diese neu zu programmieren, Zugang zu dieser neuen Frequenz am Nullpunkt haben müssen. Um die Frequenz zu verändern und einen neuen Schwingungszustand herzustellen, brauchen wir eine neue Denkart im Zustand der Liebe am Nullpunkt, zwischen Licht und Dunkel. Mit anderen Worten: Um bei der Neuprogrammierung unserer überflüssigen DNA weiterzukommen, müssen wir über den Nullpunkt gehen und beide Polaritäten gleichzeitig in ihm integrieren. Da unsere DNA dank unserer Neuprogrammierungen wieder aktiv ist und befreit von fehlerhaften Mustern, senden wir mehr Licht (Photonen) aus, und als polarisierte

Wesen, eingenommen von unserem neuen Licht, werden wir auffällig, ja gar störend für die Menschen in unserer Umgebung. Das ist ein weiterer Grund, weswegen ich den Zustand der Liebe für ganz wesentlich bei der Arbeit an der genetischen Neuprogrammierung halte, wenn sie sowohl für die Person selbst als auch für deren Umfeld sicher verlaufen soll.

In der Geschichte der Menschheit wird nur wenig Bezug auf den Nullpunkt genommen. Aber die Geschichte wandelt sich. Sogar die Spiritualität wandelt sich und wird globaler. Die Frequenz der Liebe ist die neue Form für den gerade mutierenden neuen Menschen mit seinen reintegrierten und aktivierten 13 Helices. Dieses neue Paradigma ist für uns vielleicht die letzte Hoffnung, um die Geschichte zu verändern. Um die Entscheidung für dieses neue Paradigma zu erleichtern, habe ich ein Protokoll entwickelt, das selbstständiges Denken fördert. Ich wollte neue Wege finden für die Lösung von Konflikten, die seit Generationen immer wieder auftreten, weil ich es ermüdend finde, sich immer wieder mit denselben alten Programmierungen herumzuschlagen. Das Protokoll Nr. 10 soll uns also dabei helfen, dass wir uns für den Zustand der Liebe am Nullpunkt entscheiden und auf andere Weise über unser Leben und seine Prüfungen nachdenken.

PROTOKOLL ZUR NEUPROGRAMMIERUNG NR. 10

Installation des neuen Paradigmas für die Entscheidung, im Zustand der Liebe am Nullpunkt zu sein

Erster Teil des Protokolls

Dient dazu, den Gegenstand des Protokolls und die für die Neuprogrammierung nötigen Angaben zu erkennen.

1. Teil – VORBEREITUNG

Vor Beginn der Abfrage spricht man die Absicht laut aus: *Ich beschließe, am Nullpunkt zu sein, auch wenn ich nicht weiß, wie.* Mit Hilfe der Kinesiologie (oder jeder anderen Testmethode) die Antwort ermitteln. Die so erhaltenen Angaben werden entsprechend der Intention automatisch von der angeborenen Körperintelligenz und dem Bewusstsein des Gen-Codes aufgenommen.

Es gibt alle möglichen Gründe, warum man hier als Antwort ein NEIN erhält. Man muss nicht nach Erklärungen suchen, sondern nur die Tatsache als solche akzeptieren.

1. BESTIMMEN, ob es für die Entwicklung der zu behandelnden Person sinnvoll ist, das neue Programm zu installieren, das es ermöglicht, fortwährend Zugriff auf das neue Paradigma für die Entscheidung zu haben, gleich in welcher Situation (Konflikt, Schwierigkeit, Problem usw.) im Zustand der Liebe am Nullpunkt zu sein,

A. ganz allgemein ODER

B. in einer bestimmten Situation, die in dieser Sitzung festgeschrieben wird.

Wenn JA, ERMITTELN, um welche bestimmte Situation es sich handelt.

Wenn NEIN,

A. die Neuprogrammierung NICHT jetzt vornehmen.

B. BESTIMMEN, wie viel Zeit (Tage, Wochen, Monate) vergehen soll, bevor man die Neuprogrammierung vornimmt.

Möglicherweise ist das Programm in der uncodierten DNA installiert und an keiner bestimmten Stelle festgeschrieben.

Wenn JA,

BESTIMMEN, ob es nötig ist, eine bestimmte Stelle zu ermitteln.

Wenn NEIN, zu Nr. 2 übergehen.

Wenn JA,

A. BESTIMMEN, in welchem Chromosom (1 bis 46 ...) und welchem Gen (1 bis 5000+) man das neue Programm installieren muss und

B. BESTIMMEN, wie viele Tripletts (1 bis 30000+) dieses Programm umfasst.

Der ursprüngliche DNA-Plan ist das Schema, das jeder genetischen Mutation vorausging. Wenn diese Information dort unterschwellig immer noch vorhanden ist, wird sie automatisch in die Neuprogrammierung eingeschlossen.

2. BESTIMMEN, ob dieses Programm bereits im ursprünglichen DNA-Plan enthalten war.

Wenn JA,

A. BESTIMMEN, ob es sich hier reproduzieren lässt.

B. BESTIMMEN, ob man eine Brücke installieren soll.

Es geht um ein Thema oder ein anderes Programm, das jenes, das wir installieren wollen, neutralisieren könnte.

3. BESTIMMEN, ob es ein schädliches Programm und/oder Thema gibt, das in Resonanz (Echo) oder Dualität (Polarität) steht und mit dem neuen Programm interferieren könnte.

Jedes Wort des letzten Satzes TESTEN.

Die Speicher der alten Programme könnten mit dem neuen Programm interferieren.

4. BESTIMMEN, ob an eines oder mehrere alte Programme Speicher angeschlossen sind, die die Integration dieses neuen Programms in die DNA verhindern könnten. Wenn JA, wie viele solcher Speicher gibt es?

Diese Angabe wird automatisch in die Neuprogrammierung eingeschlossen.

5. A. ERMITTELN, zu welchem Prozentsatz das neue Paradigma mit der menschlichen Energie übereinstimmt.

B. ERMITTELN, ob das Nervensystem die tiefere Energie des neuen Paradigmas toleriert und versteht, oder ob es überreizt wird.

C. ERMITTELN, ob das neue Paradigma im Zustand der Liebe installiert werden kann.

Möglicherweise ist das Programm in der uncodierten DNA installiert und an keiner bestimmten Stelle festgeschrieben. Diese Tripletts bilden gemeinsam ein übergeordnetes Programm, damit man sich von alten Denkweisen verabschieden kann.

6. BESTIMMEN, ob das Programm, mit dessen Hilfe man sich von alten, polarisierten Denkweisen verabschieden kann, an einer bestimmten Stelle festgeschrieben sein muss.
Wenn NEIN, zu Nr. 7 übergehen.
Wenn JA,
A. BESTIMMEN, in welchem Chromosom (1 bis 46 ...) und welchem Gen (1 bis 5000+) man das neue Programm installieren muss und
B. BESTIMMEN, wie viele Tripletts (1 bis 30000+) dieses Programm umfasst.

7. BESTIMMEN, ob die neuen Tripletts zu 100% funktionieren.

Die zu behandelnde Person bitten, den Satz laut vor sich hinzusprechen, und währenddessen testen. Zu den Emotionen siehe Anhang IV, zu den mentalen Überzeugungen siehe Anhang V.

8. ERMITTELN, ob die zu behandelnde Person folgenden Satz aussprechen kann:
Dieses Mal beschließe ich, es zu schaffen, auch wenn ich nicht daran glaube (oder eine andere Emotion bzw. eine andere mentale Überzeugung).

9. ERMITTELN, ob in den Zellen Empfangsorte für das neue Paradigma am Nullpunkt
vorhanden sind.
Wenn JA,
ERMITTELN, ob sie aktiviert sind.
  Wenn JA, zur nächsten Nummer übergehen.
  Wenn NEIN, SPRICH: Ich ordne an, dass
  die Empfangsorte für das neue Paradigma am Nullpunkt in den Zellen aktiviert werden.
Wenn NEIN,

Die Anordnungen laut vor sich hinsprechen.

SPRICH: *Ich ordne an, dass in den Zellen
Empfangsorte für das neue Paradigma eingerichtet und aktiviert werden.*

*Diese Angabe wird auto-
matisch in die Neupro-
grammierung einge-
schlossen.*

10. BESTIMMEN, ob die zu behandelnde Person wegen des Ungleichgewichts, das aus
der Dualität resultiert, überlastet ist.

*Wir kennen diese para-
diesische Denkweise
von früher und tragen
den Verlust dieses Zu-
stands in uns.*

11. ERMITTELN, ob man das emotionale Gedächtnis vom verloren gegangenen Para-
dies an den Nullpunkt setzen und/oder auflösen muss, um die Vergangenheit ziehen
zu lassen und Zugang zum neuen Paradigma zu haben.

*Die Anordnungen laut
vor sich hinsprechen.*

12. A. SPRICH: *Ich ordne die Installation einer Kristallinstruktur im Stirnlappen des
Gehirns an, damit das neue Paradigma des Zustands der Liebe dort verankert werden kann.*

B. SPRICH: *Ich ordne an, dass beide Ge-
hirnhälften im Hinblick auf diese Kristallinstruktur ausgeglichen sind.*

Die Angaben werden automatisch in die Neuprogrammierung eingeschlossen.

13. ERMITTELN, ob die Person in ihrem Berufs- und Privatleben auch mit veränderter Denkweise funktionieren kann.

14. ERMITTELN, ob das neue Paradigma im Alltag toleriert wird.

15. ERMITTELN, ob das neue Paradigma gut im physischen Körper und in den energetischen Körpern verankert ist.

16. ERMITTELN, ob im Atom ein neues Quantenteilchen für dieses neue Paradigma installiert werden muss.

Möglicherweise müssen weitere Angaben in das Programm aufgenommen werden, bevor es installiert werden kann.

17. BESTIMMEN, ob es notwendig ist, weitere Angaben in das Programm aufzunehmen, bevor es installiert wird.
Wenn JA,
A. ABFRAGEN, wie viele Angaben aufgenommen werden müssen;
B. in Anhang III NACHLESEN und die Angaben BEFOLGEN, um zu ermitteln, welche Angaben aufgenommen werden müssen;
C. ZURÜCK zum Protokoll und WEITER zum nächsten Teil.

Zweiter Teil des Protokolls

2. Teil – INSTALLATION DER NEUPROGRAMMIERUNG

Die Installation der Neuprogrammierung berücksichtigt sämtliche Angaben, die im ersten Teil ermittelt wurden.

1. SPRICH: *Ich ordne an, dass sich dieses neue Programm für alle Leben und Dimensionen im Kern der Hauptzelle der Zirbeldrüse ansiedelt.*

173

Während man die Anweisung vor sich hinspricht, wird jedes der aufgezählten Elemente in die Neuprogrammierung einbezogen. Im Tonfall eines Gebets oder der Hypnose sprechen.

2. SPRICH: *Ich ordne an, dass es, ausgehend von der Zirbeldrüse, folgende Orte durchläuft*

A. *die innersekretorischen Drüsen;*

B. *das Gehirn, das Herz, die Milz, das Nervensystem und die Peptide;*

C. *die Zellen, die intra- und extrazelluläre Flüssigkeit, die Atome und die quantischen Elemente (Quarks, Myonen und Fäden etc.);*

D. *alle Helices, alle Chakren, alle energetischen Körper und die Seele;*

Um zu erfahren, welche Stelle genau, unter Abschnitt 16 in Anhang III nachlesen und den Ort ermitteln.

E. *anderer Ort* (Anhang III).

3. SPRICH: *Ich weise die RNA an, sich wieder zu vernetzen und dieses neue Programm zu unterstützen.*

Der ursprüngliche DNA-Plan ist das Schema, das jeder genetischen Mutation vorausging.

4. SPRICH: *Ich weise die Tripletts an, wieder ihren Platz in der Ordnung des vollkommenen, ursprünglichen Programms einzunehmen, auch wenn es zu Umkehrungen des Codes gekommen sein sollte.*

5. SPRICH: *Ich weise die Geschwindigkeit der Photonen und die Spiralstruktur der DNA an, sich anzupassen.*

6. SPRICH: *Ich ordne die Erneuerung der Verbindungen im callösen Körper entsprechend dem ursprünglichen Plan an.*

Zur Definition von Telomer und Telomerase siehe Anhang I.

7. SPRICH: *Ich ordne die vollkommene Unversehrtheit von Telomer und Telomerase an.*

Die Liste der Systeme befindet sich in Anhang VII.

8. SPRICH: *Ich ordne an, dass die Rückstände alter Programme auf den Nullpunkt gesetzt und/oder über die geeigneten Systeme ausgeschieden werden.*

9. SPRICH: *Ich ordne an, dass dieses neue Programm endgültig bestätigt wird.*

Zur Definition der Merkabah siehe Anhang I.

10. SPRICH: *Ich ordne an, dass die Merkabah endgültig bestätigt wird.*

11. SPRICH: *Ich ordne an, dass DNA und RNA durch keinerlei Strahlung beeinträchtigt werden.*

12. SPRICH: *Ich ordne an, dass dieses neue Programm sich hier und jetzt bis auf Widerruf vollständig im verlängerten Rückenmark ansiedelt.*

13. SPRICH: *Ich ordne an, dass diese Neuprogrammierung vollständig toleriert wird, vollständig erfolgt und am Nullpunkt ansetzt.*

ZENTRALER PUNKT der Neuprogrammierung

14. SPRICH: *Ich ordne an, dass sich die Kraft, die Harmonie und die Richtigkeit dieser Neuprogrammierung in der DNA ansiedeln und dieses neue Programm vollständig aktiviert wird.*

175

*Dritter Teil des
Protokolls*

3. Teil – ABSCHLUSS DES PROTOKOLLS

*Möglicherweise erfordert
das Programm weitere
Angaben für die korrekte
Codierung der Installation.*

15. BESTIMMEN, ob es für die Wirksamkeit, Verträglichkeit und Assimilation der Neuprogrammierung nötig ist, weitere Angaben einzuschließen.
Wenn JA,
A. ERMITTELN, wie viele Angaben aufgenommen werden müssen;
B. in Anhang III NACHLESEN und die Anweisungen BEFOLGEN, um zu ermitteln, welche Angaben aufzunehmen sind;
C. ZURÜCK zum Protokoll und WEITER zur Nr. 16.

*Das Protokoll wird
abgeschlossen.*

16. SPRICH: *Ich ordne an, dass diese Neuprogrammierung gemäß dem ursprünglichen Plan in der Frequenz der Liebe toleriert und assimiliert wird, auch wenn die Helices in der Vergangenheit deaktiviert waren.*

*Das Protokoll wird
endgültig bestätigt.*

17. SPRICH: *Ich ordne an, dass diese Erneuerung bis auf Widerruf durch (Name der zu behandelnden Person) vollständig und endgültig bestätigt ist.*

Dieses Protokoll hat Diane C. nach eigener Aussage ganz überraschend geholfen, sich nach einem Unfall wieder zu regenerieren:

Die dreimonatige DNA-Behandlung hat bei mir zu bemerkenswerten Ergebnissen geführt. Das fiel auch dem Psychologen auf, bei dem ich wegen des posttraumatischen Schocks in Behandlung bin. Er hat festgestellt, dass über die Zeitspanne von vier Sitzungen angesichts der Schwere des Schockzustands ungewöhnliche Ergebnisse erzielt wurden.

Um das neue Paradigma des Nullpunkts aufrechtzuerhalten, müssen wir uns nur die düsteren, depressiven oder von Langeweile geprägten Phasen im Anschluss an Phasen großer Ekstase vor Augen halten. Indem wir beschließen, Düsternis und Ekstase auf den Nullpunkt zu setzen, schaffen wir eine neue Art der Erfahrung, der Souveränität und der Reife, die uns von dem ewigen Hin und Her zwischen zwei Polaritäten befreit.

Ich lade Sie ein, sich diese neue Denkweise leidenschaftlich zu eigen zu machen. Ich habe so oft erlebt, wie durch dieses neue Paradigma Konflikte gelöst werden konnten! Seit ich bemüht bin, alles auf den Nullpunkt zu setzen, habe ich nicht mehr das Gefühl, dass ich hier auf Erden nur den Weg gehe, den schon die Generation vor mir gegangen ist. Ich empfinde immer weniger Langeweile und immer mehr Genugtuung über das menschliche Abenteuer.

PROTOKOLL NR. 11

Die Integration negativer und positiver Ladungen

In Kapitel II habe ich erläutert, dass unsere Intentionen sowohl die negative als auch die positive Polarität beinhalten müssen, wenn wir sie magnetisieren und ihnen Kraft verleihen wollen. Das geschieht, indem wir Intentionen nach dem Muster von "Ich beschließe ... (positive Polarität), auch wenn ... (negative Polarität)" formulieren. Das funktioniert, weil auf der energetischen Ebene das Positive seine ganze Kraft erst durch das parallel zu ihm bestehende Negative bezieht.

Um diesen Mechanismus richtig zu verstehen, kann man sich einen U-förmigen Magneten vorstellen. Die Magnetkraft des rechten Arms ist genau proportional zu der des linken Arms. Je stärker die linke Seite, desto stärker die rechte. Tatsächlich ist ein Magnet, dessen einer Arm stärker wäre als der andere, nämlich ein Ding der Unmöglichkeit!

Genauso verhält es sich in unserem Leben. Die optimale positive Kraft hält sich am Nullpunkt mit der entsprechenden negativen Kraft die Waage. Und aus diesem Gleichgewicht am Nullpunkt entsteht die einzig wahre schöpferische Kraft. Ein Magnet mit starker Polarität kann eine stärkere Aufladung bewirken. Wenn wir also beschließen, aus dem Zustand der Liebe heraus schöpferisch tätig zu sein, sollten wir dazu beide magnetischen Pole heranziehen.

In unserem Fall wird durch die Intention als Magnet eine Realität aufgeladen, die passender für uns ist als diejenige, in der wir uns befinden (Stichwort Vorprogrammierungen). Zum Beispiel wird in der Intention "*Ich beschließe*, Freude zu haben, *auch wenn* ich traurig bin" die Freude zur positiven und die Traurigkeit zur negativen Polarität. Die entscheidende Voraussetzung ist, dass man zwei entgegengesetzte und komplementäre Polaritäten zugleich hat. Wenn diese Bedingung erfüllt ist, erzeugen die beiden polarisierten Ladungen ein starkes Magnetfeld, das die gewünschte Wirklichkeit anzieht. Die Ereignisse reagieren auf die magnetische Kraft der Intention. Deshalb ist die Intention auch nur dann wirklich effizient, wenn sie beide Polaritäten einschließt.

Bevor ich fortfahre, gestatten Sie mir hier noch den Hinweis, dass die negative Polarität einer Intention nicht bedeutet, dieser Teil der Intention sei nicht "gut". Die "negative Polarität" wird als Entsprechung zur "positiven Polarität" herangezogen. Das Negative und das Positive entsprechen einer üblichen Definition, so wie man in der Physik oder in der Elektronik vom positiven oder negativen Pol einer Spannung oder einer Batterie spricht. In diesem Sinn könnte man bei der Intention "*Ich beschließe*, gesund zu sein, *auch wenn* ich kein Vertrauen in meinen Körper habe" die negative Polarität "Ich habe kein Vertrauen in meinen Körper" genauso gut auch als positive magnetische Polarität bezeichnen. Die Begriffe "positiv" und "negativ" gehen auf eine Übereinkunft zurück, mit deren Hilfe man zwei verschiedene, einander entgegengesetzte Kräfte wie etwa das (traditionell negative) Yin und das (traditionell positive) Yang begrifflich veranschaulichen kann.

Wir gehen jetzt also davon aus, dass der Zustand am Nullpunkt, außerhalb der Dualität, eine magnetische Erfahrung ist, bei der der positive und der negative Pol gleichzeitig präsent sind. Das heißt also, dass wir, um einen leichten Zugang zum Nullpunkt zu haben und die Dualität zu überwinden, leicht erreichbare positive und negative Polaritäten zu unserer Verfügung haben müssen.

Genau darin üben sich die Anfänger einer Kampfsportart über lange Jahre. Und gerade weil sie in der Lage sind, diese Polaritäten zu integrieren, können die Meister einer Kampfsportart auch so außerordentliche Leistungen vollbringen und die Schwerkraft herausfordern oder durch Handauflegen heilen.

Negatives speichern

Immer sah es so aus, als besäßen die Eingeweihten und Weisen, die Gurus und die erleuchteten Meister ein Geheimnis, das ihnen Zugang zum kosmischen Bewusstsein verschafft. Es war, als hätten sie eine Macht entdeckt, die einer spirituellen Elite vorbehalten ist, und als dürften Normalsterbliche wie Sie und ich lediglich darauf hoffen, mit Disziplin, Anstrengung oder sonst etwas ein Wunder herbeizuführen, das auch ihnen Zugang verschafft.

Während einer Reise nach Kalifornien im November 2000 las ich dann jedoch einen Artikel über einen Qi-Gong-Meister, der durch Handauflegen heilen konnte und beschlossen hatte, seine Geheimnisse in Seminaren auch anderen zugänglich zu machen. Er erläuterte, dass ein chinesischer Schüler, der den Status des Meisters erlangt hatte, früher immer nur 90 Prozent seines Wissens weitergegeben und die übrigen 10 Prozent irgendwann mit sich in den Tod genommen hatte. Nach zehn Generationen musste ein Schüler dann den gesamten Entwicklungsprozess wieder von vorn durchlaufen, um Meister zu werden. Er sagte auch, dass er in der jetzigen Zeit sein Wissen im Westen wie im Osten ohne jede Einschränkung vollständig weitergeben müsse, weil der Mensch an einem Scheideweg steht, an dem es um sein Überleben geht, und die Zeit für Geheimnisse vorbei wäre. Ihm zufolge gibt es derzeit auf der ganzen Welt nur rund 20 Menschen, die das Heilen durch Handauflegen so beherrschen wie er.

In dem Artikel beschrieb er selbst das Wesen seines Geheimnisses: Beim Kampfsport geht man in der Regel davon aus, dass die Energien Yin und Yang (negative und positive Polarität) sich vereinen müssen wie in dem berühmten schwarzweißen Logo. Seiner Ansicht nach ist das ein Irrtum, weil die beiden Polaritäten sich gar nicht vereinen sollen; vielmehr sollen sie nebeneinander bestehen. Er sagte ferner, dass Kampfsportschüler normalerweise nur mit Yang-Energien arbeiten, auch wenn sie meinen, beide Energien vereint zu haben.

Mit diesem Hintergrundwissen hat der Qi-Gong-Meister versucht, die reine Yin-Energie in seinen Körper zu integrieren. Von Natur aus vereint sich das Yin nicht mit dem Yang, sondern stößt es ab. Als er versuchte, die Yin-Energie in den Bereich des Bauchnabels zu bringen, ohne sie mit der Yang-Energie zu verschmelzen, wurde er ohnmächtig, auch bei einem zweiten Versuch. Beim dritten Anlauf gelang es ihm dann, die beiden entgegengesetzten Polaritäten in seinem Körper aufrechtzuhalten. Diese Erfahrung erzeugte in ihm eine solche Magnetkraft, dass er jetzt durch Handauflegen heilen kann. Er braucht seither nicht mehr so viel Schlaf und ist rundum gesund. Indem er entgegen der jahrtausendealten Tradition des Geheimniswahrens den Schlüssel zu dieser Kraft preisgab, hat dieser Meister gezeigt, dass er um die wirklichen spirituellen Bedürfnisse heute weiß.

Als ich diesen Artikel las, wusste ich, dass das Leben mir soeben ein sehr wertvolles Geschenk gemacht hatte. Ich dachte lange über diese Geschichte und das für den energetischen Prozess neue Element nach. Dieses Geheimnis, das nach langem Schwebezustand im kollektiven Bewusstsein so großzügig weitergegeben worden war, fiel auf fruchtbaren Boden, und das Bild von Yin und Yang, die Seite an Seite existieren, ohne sich zu neutralisieren, entwickelte sich in mir weiter.

Dann kam es in mir, vermutlich wegen der schon begonnenen Arbeit an der genetischen Neucodierung, zu einer alchimistischen Reaktion, die ein stillgelegtes Programm aktiviert hat. Ich hatte eine Offenbarung: Mir wurde klar, dass in unserer uncodierten DNA eine Stelle für die Koexistenz der beiden Kräfte (Polaritäten) frei war. Ich hatte soeben einen neuen Weg entdeckt, der ohne jahrelange Disziplin auskam. Und ich machte mich daran, ein Protokoll auszuarbeiten, mit dessen Hilfe wir die negative Yin-Ladung in uns aufnehmen können, so dass sie neben der positiven Yang-Ladung besteht. Um dem Beispiel dieses Meisters weiter zu folgen, galt es als Nächstes, die Yin-Energie außerhalb der Yang-Energie klar zu definieren. Und ich musste einen Code installieren, damit mein Organismus die gegensätzlichen Ladungen tolerierte, ohne dass ich das Bewusstsein verlor!

Ich war mir der Tatsache bewusst, dass wir auch mit den besten Intentionen weiterhin Krankheiten, negative Gefühle und Sonstiges würden aushalten müssen. In aller Regel gehen wir davon aus, dass ein Konflikt immer eine schwierige Wirklichkeit nach sich zieht, statt uns einen angenehmen Ausgang vorzustellen. Wenn eine Krankheit ausbricht, es zur Pleite kommt oder ein Konflikt aufkommt, führen wir unbewusst Ereignisse herbei, die die nötige negative Ladung enthalten, damit die positive Polarität, die hilft, unsere Vorhaben umzusetzen, magnetisiert wird. Es ist, als wären wir auf der Erde, um gewissermaßen negative Ladung für unseren Magneten am Nullpunkt einzukaufen, denn es wimmelt nur so von Erfahrungen dieser Art.

Die negativen Ereignisse und Gefühle sind jedoch so unangenehm, dass wir sie immer loswerden wollen, durch eine Therapie, durch Zwangshandlungen, Zerstreuung, exzessives Üben oder irgendein anderes Verhalten, das unsere Anspannung lindern soll. Dann beginnt alles wieder von vorn. Um zu begreifen, in welcher Falle wir sind, wenn wir uns außerhalb des Nullpunkts stellen wollen, möchte ich folgende Metapher verwenden: Die Erde ist ein Supermarkt der negativ gepolten Emotionen oder Kräfte. Wir gehen hinein und wollen uns einen Vorrat an negativer Ladung zulegen, um die Kraft unserer positiven Ladung zu aktivieren. Die Negativladung stellen wir jedoch sogleich wieder ins Regal zurück, weil es zu unangenehm ist, mit ihr in Berührung zu kommen. Wir landen immer mit leerem Einkaufskorb an der Kasse und müssen wieder von vorn anfangen. Mit anderen Worten: Wir sorgen ständig für negative Ereignisse in unserem Leben, weil wir ihre negative Ladung brauchen, damit unsere Positivladung funktioniert. Sobald diese Ereignisse eintreten, tun wir alles, um die negative Ladung so schnell wie möglich wieder loszuwerden. Und fangen wieder von vorn an, weil das Bedürfnis noch immer da ist.

Das Negative integrieren

Der einzige Weg, um aus diesem Teufelskreis herauszukommen, besteht darin, dass man die negative Ladung akzeptiert, sich ihrer bedient und sie integriert, damit sie zu einem der beiden Arme unseres Magneten wird. Bei schwacher negativer Ladung ist es sehr schwer, eine starke positive Kraft aufrechtzuerhalten. Noch schwerer ist es, eine neue Realität ohne entsprechende magnetische Kraft solide nach außen zu verkörpern, so dass sie so an unserem Leben haftet wie Magneten an einer Kühlschranktür.

Der Qi-Gong-Meister hat darauf hingewiesen, dass Kampfsportschüler, die meinen, Yin und Yang vereint zu haben, im Grunde immer nur die Yang-Energie benutzen, weil sich die beiden Energien ab-
stoßen und nicht vereinen. Genau das tun wir auch, wenn wir die negativen Ladungen (Yin) ablehnen.

Diese Information enthielt jedoch keinerlei Hinweis darauf, wie
ich die Yin-Energie integrieren könnte. Darauf kam ich erst später im
Rahmen der Behandlung einer Frau. Es ging um einen Inzestfall, und
ich hatte eine Nacht lang an meiner eigenen dysfunktionalen Kindheit gearbeitet. Ich empfand tiefes Mitleid für diese Frau, die so mit
ihrer Scham zu kämpfen hatte, und mir wurde klar, dass sie diese angesichts der Schwere der Vorfälle in der Vergangenheit nie würde überwinden können. Plötzlich hatte ich die Offenbarung, dass diese scheinbar grenzenlose Scham eine Emotion von ungeheurer, negativ aufge-
ladener magnetischer Kraft war. Mir wurde klar, dass, wenn es mir gelingen würde, der Scham einen Ort in der DNA zu geben, diese Frau
im Alltag leicht Zugriff auf diese Negativladung hätte; sie müsste sich
nicht mehr an die erniedrigenden Momente erinnern, sondern könnte deren Negativladung nutzen, um zu demonstrieren, was sie an Positivem in ihrem Leben magnetisieren will.

An dem Morgen wurde mir dank dieser tapferen Frau klar, dass
ich ihr helfen könnte, ihre Scham in den Einkaufskorb, also ihre DNA
zu packen, um sie, statt ständig selbst entladen zu sein, endlich zur
Stärkung ihrer magnetischen Kraft zu nutzen. Diese Behandlung brachte mich auf das Schema für ein neues Protokoll zur Integration von
Negativladungen.

Als ich weiter über die Natur der uncodierten DNA nachdachte,
wurde mir klar, dass in uns unglaublich viele Speicherplätze frei sind,
an denen wir die täglich erzeugten Negativladungen unterbringen können, so dass wir nach Bedarf Zugriff darauf haben, ohne unangenehme
Ereignisse herbeiführen zu müssen. Seitdem habe ich viele Menschen
neu programmiert, deren Entwicklung sich interessanterweise stark beschleunigt hat. Durch die Einbeziehung der Ladung unserer negativ
gepolten Erlebnisse, durch das Aufbewahren in uns selbst, in unseren

Genen, kommen wir endlich mit vollen Händen aus dem Supermarkt heraus und haben Zugang zu der Macht, auf die der Qi-Gong-Meister anspielte.

Emotionaler Stress und prägende Ereignisse in unserem Leben hinterlassen an diversen Stellen unseres Körpers Narben: im Gehirn, in der Haltung, in den Organen, in den endokrinen Drüsen usw. Es ist, als wären diese Stellen ringsum mit Absperrband gekennzeichnet wie Unfallorte. Zu diesen "Risikobereichen" haben wir nicht immer Zugang. Nachdem ich die negative Ladung dieser Emotionen mit Hilfe von Protokoll Nr. 11 miteinbezogen hatte, fiel mir auf, dass in diesen konfliktbesetzten Bereichen auf der Ebene der Schwingungen eine Regeneration einsetzte. Ich überprüfe jetzt also bei jeder Behandlung, ob diese Bereiche durch die neue Negativladung neu harmonisiert werden können.

Protokoll Nr. 11 wende ich an, wann immer ich eine negative Empfindung integrieren muss, und je länger ich mit Hilfe dieses Protokolls Codes umcodiere, desto öfter mache ich die Erfahrung ganz neuartiger Empfindungen.

Ich erinnere mich noch an das erste Mal, als ich die negative Ladung einer Konkurrenzsituation mit einer Freundin in meinen Gen-Code integriert hatte und wir daraufhin eine offene, harmonische Begegnung hatten. Vorher gab es zwischen ihr und mir immer eine subtile spirituelle Rivalität, die bewirkte, dass sie sich in meiner Gegenwart verbal zurückhielt. Wegen meiner psychischen Sensibilität nahm ich ihre Bemerkungen aber innerlich wahr. Wenn meine Freundin fort war, war ich immer verletzt, dass ich an dieser Selbstzensur auch noch mitwirkte, und ich war enttäuscht über das Verhalten meiner Freundin. An jenem Tag aber integrierte ich die Rivalität, bevor sie eintraf, um festzustellen, ob es funktionierte und sich etwas ändern würde. Das Ergebnis hat mich überrascht, und unsere Freundschaft entwickelt sich seither. Man kann tatsächlich sagen, dass wir ein neues Kapitel aufgeschlagen haben.

Ich denke auch an das Beispiel eines meiner Freunde, der Geschäftsmann ist. Mit beneidenswertem Erfolg hatte er ein Unternehmen aufgebaut und war dank seiner Menschenkenntnis und Willenskraft irgendwann bei einem Umsatz von einer Million Dollar angelangt. Was er jedoch leugnete, war die mit dem Erfolg verbundene negative Ladung. Wann immer Schwierigkeiten auftraten, ging er zu etwas anderem über, ohne der negativen Emotion weiter Beachtung zu schenken. Diese Art, negative Emotionen zu verdrängen, hing mit einer Vorprogrammierung durch seinen Vater zusammen, der sehr autoritär war. Auf diese Weise machte er sich Feinde, die ihn irgendwann in die Pleite trieben. Da er inzwischen wieder erfolgreich im Geschäft ist, hat er beschlossen, die Empfindung "Opfer", die durch diese Erfahrung geprägt wurde und eine beträchtliche Negativladung beinhaltet, in seinen Gen-Code zu integrieren.

Die Integration negativer Ladungen ist ein Prozess, der viel auslösen kann. Man stelle sich vor, wie intensiv die Ladung einer seit Jahren angestauten Wut wegen des Missbrauchs durch einen Elternteil ist. Wenn wir die energetische Kraft dieser Wut messen könnten, ergäbe sich eine beträchtliche Magnetkraft. Sobald diese Ladung in die DNA integriert ist, wird sie zu einem hervorragenden Negativpol, mit dem wir einen entsprechenden Positivpol aufbauen können, für den wir die Wut gar nicht mehr brauchen. Auf solchen Kombinationen beruht dann unsere Kraft im äußeren Auftreten.

Wenn die magnetische Ladung einer Emotion, die uns zuvor verunsichert und gelähmt hat, jetzt zu einer Kraft wird, mit der wir vom Nullpunkt aus das schaffen, was wir uns wünschen, sehen wir die Negativladung nicht mehr als etwas, das wir bekämpfen müssten, sondern als eine Kraft, mit der wir etwas erschaffen wollen. Deshalb setzen wir an die Stelle von *Ich beschließe ..., auch wenn ..."* künftig *"Ich beschließe ... mit ..."*. Wir werden spüren, wie eine neue Energie in uns zirkuliert und regelrecht vibriert. Wir werden uns stark fühlen und Konflikte sehr schnell ausräumen können, weil wir sie uns zunutze machen, statt ihnen aus dem Weg zu gehen.

Beim Stichwort Magnetkraft, Chi oder Vitalkraft müssen wir jedoch auch an Elektrizität, magnetische Pole, die Geschwindigkeit der Photonen, an Strom, energetischen Fluss und Nervenströme denken.

Eines der Schlüsselelemente in der Botschaft des Qi-Gong-Meisters ist die vorherrschende Yang-Energie. Wir erinnern uns: Als der Meister beim ersten Mal Yin-Energie in seinen Körper bringen wollte, wurde er ohnmächtig.

Die seit langem dominante Yang-Energie hätte also im Anschluss an den Prozess der Neuprogrammierung durch das Protokoll einen Schock erleiden können. Um die Neuanpassung dieser beiden Polaritäten und die veränderte Intensität der positiven Kraft zu fördern, musste ich ein Programm in das Protokoll einfügen, so dass das Yang sich neu polarisieren konnte. (Dazu sei gesagt, dass auch ich glaubte, ohnmächtig zu werden, bevor ich dieses Element in das Protokoll eingefügt habe.) Zu diesem Zweck habe ich ein in der uncodierten DNA verloren gegangenes Programm neu aktiviert, das sicherstellt, dass die beiden Kräfte am Nullpunkt integriert werden, weil ich natürlich stets sicherstellen wollte, dass die positive Kraft des Yang durch die Integration der Negativkraft des Yin in der DNA nicht destabilisiert würde.

Betont sei, dass ich bereits etliche Schritte für die Wiederaktivierung meiner Helices und die Neuprogrammierung meines Gen-Codes absolviert hatte, bevor ich zu diesem Protokoll überging. Schließen Sie also unbedingt zunächst die Arbeit an den Protokollen aus Kapitel 3 ab, bevor Sie sich an die fortgeschrittene Neuprogrammierung der Protokolle Nr. 11 und 12 machen!

PROTOKOLL ZUR NEUPROGRAMMIERUNG NR. 11

Integration der Negativpolarität

Wichtige Hinweise:

1. Die Person, die die Neuprogrammierung vornimmt (der Programmierer) muss die vorangegangenen Protokolle selbst durchlaufen haben, bevor sie dieses fortgeschrittene Protokoll durchführt.

2. Es ist wichtig, die besondere Emotion, deren Negativladung durch diese Neuprogrammierung integriert wird, richtig und eindeutig zu erkennen.

Erster Teil des Protokolls

Dient dazu, den Gegenstand des Protokolls und die für die Neuprogrammierung nötigen Angaben zu erkennen.

1. Teil – VORBEREITUNG

Vor Beginn der Abfrage spricht man die Absicht laut aus: *Ich beschließe, am Nullpunkt zu sein, auch wenn ich nicht weiß, wie.* Mit Hilfe der Kinesiologie (oder jeder anderen Testmethode) die Antwort ermitteln. Die so erhaltenen Angaben werden entsprechend der Intention automatisch von der angeborenen Körperintelligenz und dem Bewusstsein des Gen-Codes aufgenommen.

Es ist wichtig, diese Antwort zu ermitteln.

1. BESTIMMEN, ob die Person, die die Neuprogrammierung durchführt (und nicht diejenige, an der sie vorgenommen wird) dieses Protokoll anwenden kann.
   Wenn JA, sofort zu Nr. 2 übergehen.
   Wenn NEIN,
   A. diese Neuprogrammierung NICHT vornehmen.
   B. Zurück zum vorherigen Kapitel, um zunächst die dort beschriebene(n) Neuprogrammierung(en) vorzunehmen.

Die »richtige« negative Emotion ist es dann, wenn durch ihre

2. A. Die negative Emotion erkennen, die durch diese Neuprogrammierung in die DNA integriert werden soll.

187

Integration als negative Magnetkraft in die DNA das angestrebte Ziel erreicht wird.
Beispiel: Jemand, der seine Geldprobleme aus der Welt schaffen will, könnte meinen, er müsse die Emotion »Armut« laden, obwohl es eher um »Kränkung« oder »Ohnmacht« o. Ä. geht.

Es gibt alle möglichen Gründe, warum man hier als Antwort ein NEIN erhält. Man muss nicht nach Erklärungen suchen, sondern nur die Tatsache als solche akzeptieren.

Möglicherweise ist das Programm in der uncodierten DNA installiert und an keiner bestimmten Stelle festgeschrieben.

B. ERMITTELN, ob es die richtige Emotion ist.
Wenn NEIN, in Anhang IV nach einer anderen Emotion suchen und ERMITTELN, ob es dieses Mal die richtige ist.
Weiter zu Nr. 3.

3. BESTIMMEN, ob es für die Entwicklung der zu behandelnden Person sinnvoll ist, das Programm für die magnetische Negativladung der ermittelten Emotion jetzt zu installieren.
Wenn NEIN,
A. die Neuprogrammierung NICHT jetzt vornehmen.
B. BESTIMMEN, wie viel Zeit (Tage, Wochen, Monate) vergehen soll, bevor man die Neuprogrammierung vornimmt.
Wenn JA,
BESTIMMEN, ob es nötig ist, eine bestimmte Stelle zu ermitteln.
Wenn NEIN, zur nächsten Nummer übergehen.
Wenn JA,
A. BESTIMMEN, in welchem Chromosom (1 bis 46 ...) und welchem Gen (1 bis 5000+) man das neue Programm installieren muss und
B. BESTIMMEN, wie viele Tripletts (1 bis 30000+) dieses Programm umfasst.

Der ursprüngliche DNA-Plan ist das Schema, das jeder genetischen Mutation vorausging. Wenn diese Information dort unterschwellig immer noch vorhanden ist, wird sie automatisch in die Neuprogrammierung eingeschlossen.

4. BESTIMMEN, ob dieses Programm bereits im ursprünglichen DNA-Plan enthalten war.
   Wenn JA,
   A. BESTIMMEN, ob es sich hier reproduzieren lässt.
   B. BESTIMMEN, ob man eine Brücke installieren soll.

Es geht um ein Thema oder ein anderes Programm, das jenes, das wir installieren wollen, neutralisieren könnte.

5. BESTIMMEN, ob es ein schädliches Programm und/oder Thema gibt, das in Resonanz (Echo) oder Dualität (Polarität) steht und mit dem neuen Programm interferieren könnte.
   Jedes Wort des letzten Satzes TESTEN.

Die Speicher der alten Programme könnten mit dem neuen Programm interferieren.

6. BESTIMMEN, ob an eines oder mehrere alte Programme Speicher angeschlossen sind, die die Integration der Negativladung dieser Emotion in die DNA verhindern könnten.
   Wenn JA, wie viele solcher Speicher gibt es?

Diese Angabe wird automatisch in die Neuprogrammierung eingeschlossen.

7. ERMITTELN, ob die Person außerhalb der Ereignisse, die diese Emotion auslösen und eine Negativladung in ihr bewirken, existieren kann.

8. ERMITTELN, ob die Person diese Art von Ereignissen weiterhin benötigt, um Zugang zur Negativladung zu haben.

9. ERMITTELN, ob die Person außerhalb der Dualität leben und beide entgegengesetzten Kräfte ohne auslösendes Ereignis integrieren kann.

Für Nummer 10-12 abfragen, ob man »auf den Nullpunkt setzen« und/oder »auflösen« soll.

10. ERMITTELN, ob der Speicher für auslösende Ereignisse in allen vergangenen, gegenwärtigen oder künftigen Inkarnationen und/oder allen Dimensionen auf den Nullpunkt gesetzt und/oder aufgelöst werden soll.

11. ERMITTELN, ob der Stress in Verbindung mit solchen Ereignissen auf den Nullpunkt gesetzt und/oder aufgelöst werden soll.

12. ERMITTELN, ob die Miasmen, die durch solche Ereignisse eingedrungen sind oder aktiviert wurden, auf den Nullpunkt und/oder aufgelöst werden sollen.

Um zu erfahren, wie man auf eine Zahl testet, siehe Anhang II. Es kann Hunderte und in manchen Fällen Tausende Fragmente geben.

13. A. ERMITTELN, wie viele Fragmente sich wegen solcher Ereignisse von der Person abgespalten haben ODER zu welchem Prozentsatz die Person wegen solcher Ereignisse fragmentiert und abgespalten ist.

    B. ERMITTELN, ob es sinnvoll ist, diese Fragmente wieder in die Gegenwart an den Nullpunkt zu holen und sie in der DNA zu verankern.

14. ERMITTELN, ob es im Zusammenhang mit dieser negativen Emotion ein familiäres Muster gibt.
    Wenn JA,
    A. ERMITTELN, seit wie vielen Generationen es besteht und ob mütterlicherseits oder väterlicherseits.

    B. ERMITTELN, ob es als magnetische Negativladung in die DNA eingeschlossen werden soll.

Die Elemente testen (A bis G). Diese Angaben werden automatisch in die Neuprogrammierung eingeschlossen.

15. ERMITTELN, ob die negative, magnetische Polarität dieser Emotion in folgenden konfliktbesetzten Bereichen installiert werden soll, damit diese am Nullpunkt sind:
   A. Gehirn, Herz und Milz;
   B. endokrine Drüsen;
   C. Nervensystem und Peptide;
   D. Immunsystem
   E. Zellen, intra- und extrazelluläre Flüssigkeit, Atome und quantische Elemente (Quarks, Myonen und Fäden etc.);
   F. Helices, Chakren, energetische Körper und Seele;
   G. anderer Ort (Anhang III).

16. ERMITTELN, ob die zu behandelnde Person Zugang zu der durch diese Neuprogrammierung installierten Negativladung hat.

17. ERMITTELN, ob die zu behandelnde Person die entsprechende positive Ladung BEJAHEN kann. Muss man wissen, um welche es sich handelt?
   Wenn JA, siehe Anhang V (rechte Spalte) zur Ermittlung der positiven Emotion.

18. ERMITTELN, ob der Gen-Code der zu behandelnden Person das Programm enthält, durch das die positive Polarität neben der negativen Polarität weiterbestehen kann, ohne dass sich beide aufheben.

19. ERMITTELN, ob die Integration der negativen Kraft die Destabilisierung der positiven Kraft bewirkt.

Jedes Wort abfragen.

Möglicherweise ist das Programm in der uncodierten DNA installiert und an keiner bestimmten Stelle festgeschrieben.

20. ERMITTELN, ob die negative und/oder positive Kraft bei diesem Prozess einem elektrischen oder magnetischen Schock ausgesetzt ist.
Wenn JA,
ERMITTELN, ob man im neuen Programm einen Code installieren muss, durch den sie auf den Nullpunkt gesetzt wird.
Wenn JA, BESTIMMEN, ob es nötig ist, eine bestimmte Stelle zu ermitteln.
Wenn NEIN, zur nächsten Nummer übergehen.
Wenn JA, die Installation auf Chromosom Nr. (1 bis 46 ...) und Gen Nr. (1 bis 5000+) mit _____ Tripletts (1 bis 30000+) ANORDNEN.

Da nichts verloren geht und nichts geschaffen wird, können die von uns abgelehnten Negativladungen von anderen Entitäten verwendet werden. Testen, ob diese Ladung an den Nullpunkt gesetzt und/oder aufgelöst werden soll.

21. ERMITTELN, ob die zu behandelnde Person die durch diese Emotion erzeugte negative magnetische Ladung an eine andere Entität weitergegeben hat.
Wenn JA,
A. ERMITTELN, zu welchem Prozentsatz diese Energie weitergegeben wurde.
B. ERMITTELN, ob es in diesem Zusammenhang eine Verbindung zu dieser Entität gab.
Wenn JA, diese auf den Nullpunkt setzen und/oder sie auflösen.

Die Angaben werden automatisch in die Neuprogrammierung eingeschlossen.

22. ERMITTELN, ob die zu behandelnde Person in der Lage ist, Ereignisse zu 100 Prozent nach außen zu verkörpern, ohne auf eine schwierige Emotion angewiesen zu sein, die die nötige negative Magnetkraft erzeugt.

23. ERMITTELN, ob die zu behandelnde Person die neue Negativladung in ihren Alltag integrieren kann.

Wir können eine Emotion bereinigt und sie in den Gen-Code integriert haben, ohne dass es der Körper weiß.

24. ERMITTELN, ob man eine Brücke zwischen dem physischen Körper und der magnetischen Negativladung einrichten muss.

25. ERMITTELN, ob die Integration der Negativkraft am Nullpunkt ist.

Möglicherweise müssen weitere Angaben in das Programm aufgenommen werden, bevor es installiert werden kann.

26. BESTIMMEN, ob es notwendig ist, weitere Angaben in das Programm aufzunehmen, bevor es installiert wird.
Wenn JA,
  A. ABFRAGEN, wie viele Angaben aufgenommen werden müssen;
  B. in Anhang III NACHLESEN und die Angaben BEFOLGEN, um zu ermitteln, welche Angaben aufgenommen werden müssen;
  C. ZURÜCK zum Protokoll und WEITER zum nächsten Teil.

Zweiter Teil des Protokolls

2. Teil – INSTALLATION DER NEUPROGRAMMIERUNG

Die Installation der Neuprogrammierung berücksichtigt sämtliche Angaben, die im ersten Teil ermittelt wurden.

1. SPRICH: *Ich ordne an, dass sich dieses neue Programm für alle Leben und Dimensionen im Kern der Hauptzelle der Zirbeldrüse ansiedelt.*

Während man die Anweisung vor sich hinspricht, wird jedes der aufgezählten Elemente

2. SPRICH: *Ich ordne an, dass es, ausgehend von der Zirbeldrüse, folgende Orte durchläuft*
  A. *die innersekretorischen Drüsen;*

193

in die Neuprogrammie-
rung einbezogen. Im
Tonfall eines Gebets
oder der Hypnose
sprechen.

B. *das Gehirn, das Herz, die Milz, das Nervensystem und die Peptide;*

C. *die Zellen, die intra- und extrazelluläre
Flüssigkeit, die Atome und die quanti-
schen Elemente (Quarks, Myonen und
Fäden etc.);*

D. *alle Helices, alle Chakren, alle energetischen Körper und die Seele;*

E. *anderer Ort* (Anhang III).

Um zu erfahren, welche
Stelle genau, unter Ab-
schnitt 16 in Anhang III
nachlesen und den Ort
ermitteln.

3. SPRICH: *Ich weise die RNA an, sich wieder zu vernetzen und dieses neue Programm zu unterstützen.*

Der ursprüngliche DNA-
Plan ist das Schema, das
jeder genetischen Muta-
tion vorausging.

4. SPRICH: *Ich weise die Tripletts an, wieder
ihren Platz in der Ordnung des vollkommenen, ursprünglichen Programms einzunehmen, auch wenn es zu Umkehrungen des Codes gekommen sein sollte.*

5. SPRICH: *Ich weise die Geschwindigkeit der
Photonen und die Spiralstruktur der DNA
an, sich anzupassen.*

6. SPRICH: *Ich ordne die Erneuerung der Verbindungen im callösen Körper entsprechend dem ursprünglichen Plan an.*

Zur Definition von Telo-
mer und Telomerase
siehe Anhang I.

7. SPRICH: *Ich ordne die vollkommene Unversehrtheit von Telomer und Telomerase an.*

Die Liste der Systeme
befindet sich in Anhang
VII.

8. SPRICH: *Ich ordne an, dass die Rückstände alter Programme auf den Nullpunkt*

gesetzt und/oder über die geeigneten Systeme ausgeschieden werden.

Zur Definition der Merkabah siehe Anhang I.

9. SPRICH: *Ich ordne an, dass dieses neue Programm endgültig bestätigt wird.*

10. SPRICH: *Ich ordne an, dass die Merkabah endgültig bestätigt wird.*

11. SPRICH: *Ich ordne an, dass DNA und RNA durch keinerlei Strahlung beeinträchtigt werden.*

12. SPRICH: *Ich ordne an, dass dieses neue Programm sich hier und jetzt bis auf Widerruf vollständig im verlängerten Rückenmark ansiedelt.*

ZENTRALER PUNKT der Neuprogrammierung

13. SPRICH: *Ich ordne an, dass diese Neuprogrammierung vollständig toleriert wird, vollständig erfolgt und am Nullpunkt ansetzt.*

14. SPRICH: *Ich ordne an, dass sich die Kraft, die Harmonie und die Richtigkeit dieser Neuprogrammierung in der DNA ansiedeln und dieses neue Programm vollständig aktiviert wird.*

Dritter Teil des
Protokolls

3. Teil – ABSCHLUSS DES PROTOKOLLS

Möglicherweise erfordert
das Programm weitere
Angaben für die korrekte
Codierung der Installation.

15. BESTIMMEN, ob es für die Wirksamkeit, Verträglichkeit und Assimilation der Neuprogrammierung nötig ist, weitere Angaben einzuschließen.
Wenn JA,
A. ERMITTELN, wie viele Angaben aufgenommen werden müssen;
B. in Anhang III NACHLESEN und die Anweisungen BEFOLGEN, um zu ermitteln, welche Angaben aufzunehmen sind;
C. ZURÜCK zum Protokoll und WEITER zur Nr. 16.

Das Protokoll wird
abgeschlossen.

16. SPRICH: *Ich ordne an, dass diese Neuprogrammierung gemäß dem ursprünglichen Plan in der Frequenz der Liebe toleriert und assimiliert wird, auch wenn die Helices in der Vergangenheit deaktiviert waren.*

Das Protokoll wird
endgültig bestätigt.

17. SPRICH: *Ich ordne an, dass diese Erneuerung bis auf Widerruf durch (Name der zu behandelnden Person) vollständig und endgültig bestätigt ist.*

Detailliertes Beispiel zu Protokoll Nr. 11

Allein schon durch die Lektüre dieses Protokolls werden in uns wichtige Neuprogrammierungen für die Integration unserer negativen Emotionen aufgerufen, damit wir durch sie zu mehr Selbstbestimmtheit gelangen. Da es sich um eine gründlichere Neuprogrammierung des Gen-Codes handelt, hielt ich es für sinnvoll, die Anweisungen des Protokolls anhand eines Beispiels Schritt für Schritt durchzugehen.

1. Teil – VORBEREITUNG

Mit Hilfe der Kinesiologie (oder jeder anderen Testmethode) die Antwort ermitteln. Die so erhaltenen Angaben werden entsprechend der Intention automatisch von der angeborenen Körperintelligenz und dem Bewusstsein des Gen-Codes aufgenommen.

*Wenn man zum Beispiel den Prozentsatz für die Integration ermittelt und eine Zahl unter 100 Prozent erhält, oder ein JA als Antwort benötigt und ein NEIN erhält (oder umgekehrt), **wird diese Angabe als Tatsache behandelt, die durch den Prozess der Neuprogrammierung automatisch angepasst wird. WIR MÜSSEN DIE URSACHEN IM EINZELNEN NICHT KENNEN.***

Gegenstand des Protokolls:
Ein Mann wird am Arbeitsplatz ständig von Beförderungen ausgeschlossen, auf die er Anspruch zu haben glaubt.

1. **BESTIMMEN, ob die Person, die die Neuprogrammierung durchführt** (und nicht diejenige, an der sie vorgenommen wird) **dieses Protokoll anwenden kann.**
   Wenn JA, sofort zu Nr. 2 übergehen.
   Wenn NEIN,
   A. diese Neuprogrammierung NICHT vornehmen.
   B. Zurück zum vorherigen Kapitel, um zunächst die dort beschriebene(n) Neuprogrammierung(en) vorzunehmen.
   Ich erhalte ein JA zur Antwort. Hätte ich nicht alle nötigen Protokolle aus Kapitel 3 absolviert, wäre die Antwort NEIN gewesen.

2. A. Die negative Emotion erkennen, die durch diese Neuprogrammierung in die DNA integriert werden soll.

B. ERMITTELN, ob es die richtige Emotion ist.

Wenn NEIN, in Anhang IV nach einer anderen Emotion suchen und ERMITTELN, ob es dieses Mal die richtige ist. Weiter zu Nr. 3.

Nach einem Gespräch mit dem Mann beschließen wir, die Emotion »missachtet werden« in die DNA zu integrieren.

Bei der Abfrage merke ich jedoch, dass dies nicht die richtige Emotion ist. In der Liste der Emotionen in Anhang IV teste ich »Verbitterung« positiv. Tatsächlich ist er auch sehr verbittert, wie er selbst gesteht, als ich ihm das Ergebnis meiner Abfrage mitteile.

Ich prüfe erneut, ob »Verbitterung« die richtige Emotion ist und erhalte ein JA zur Antwort.

Wenn ich in Anhang IV nicht fündig geworden wäre, hätte ich auch Anhang V konsultieren können, oder ich hätte mich von meiner Intuition leiten lassen, um die passende negative Emotion zu finden.

3. BESTIMMEN, ob es für die Entwicklung der zu behandelnden Person sinnvoll ist, das Programm für die magnetische Negativladung der ermittelten Emotion jetzt zu installieren.

Wenn NEIN,

A. die Neuprogrammierung NICHT jetzt vornehmen.

B. BESTIMMEN, wie viel Zeit (Tage, Wochen, Monate) vergehen soll, bevor man die Neuprogrammierung vornimmt.

Wenn JA,

BESTIMMEN, ob es nötig ist, eine bestimmte Stelle zu ermitteln.

Wenn NEIN, zur nächsten Nummer übergehen.

Wenn JA,

A. BESTIMMEN, in welchem Chromosom (1 bis 46 ...) und welchem Gen (1 bis 5000+) man das neue Programm installieren muss und

B. BESTIMMEN, wie viele Tripletts (1 bis 30000+) dieses Programm umfasst.

Die Antwort lautet JA.

Ich finde heraus, dass ich die mit der Emotion »Verbitterung« verbundene negative Magnetkraft in das Gen 326 des Chromosoms 32 integrieren muss und dieses Programm 31 Tripletts enthält.

Ich formuliere meine Anordnung entsprechend.

4. BESTIMMEN, ob dieses Programm bereits im ursprünglichen DNA-Plan enthalten war.
Wenn JA,
A. BESTIMMEN, ob es sich hier reproduzieren lässt.
B. BESTIMMEN, ob man eine Brücke installieren soll.
Die Antwort lautet JA.
Ich kann es hier reproduzieren.
Es ist nicht nötig, eine Brücke zu installieren.

5. BESTIMMEN, ob es ein schädliches Programm und/oder Thema gibt, das in Resonanz (Echo) oder Dualität (Polarität) steht und mit dem neuen Programm interferieren könnte. *Jedes Wort des letzten Satzes TESTEN.*
Ich teste jedes Wort und finde heraus, dass es ein schädliches Thema in Dualität mit demjenigen gibt, das ich gerade installiere. Ich gehe zur nächsten Nummer über, denn dieses Programm wird im zweiten Teil des Protokolls auf den Nullpunkt gesetzt oder aufgelöst.

6. BESTIMMEN, ob an eines oder mehrere alte Programme Speicher angeschlossen sind, die die Integration der Negativladung dieser Emotion in die DNA verhindern könnten.
Wenn JA, wie viele solcher Speicher gibt es?
Die Antwort lautet JA. Auf die Frage nach der Anzahl der Speicher kommt als Antwort 33. Diese Angabe wird automatisch in die Neu-programmierung eingeschlossen.

7. ERMITTELN, ob die Person außerhalb der Ereignisse, die diese Emotion auslösen und eine Negativladung in ihr auslösen, existieren kann.
Die Antwort lautet NEIN. Ich schließe diese Angabe also in die Neupro-grammierung durch die Intention ein. Die Intention ist hier natürlich, dass die Person Zugang zu dieser magnetischen Ladung hat, ohne im-mer wieder auf das Ereignis (Ausschluss von Beförderungen) zurück-greifen zu müssen, das die negative Emotion (Verbitterung) auslöst.

8. ERMITTELN, ob die Person diese Art von Ereignissen weiterhin be-nötigt, um Zugang zur Negativladung zu haben.

Die Antwort lautet NEIN (die Person muss nicht mehr von Beförde-
rungen ausgeschlossen werden, um Zugang zur negativen Magnetla-
dung zu haben, die der Emotion Verbitterung entspricht). Das bedeu-
tet, dass sie sich jetzt von dem alten Muster befreien kann.

9. ERMITTELN, ob die Person außerhalb der Dualität leben und beide entgegengesetzten Kräfte ohne auslösendes Ereignis integrieren kann.
   Da der Mensch daran gewöhnt ist, in der Dualität zu sein und zwischen
   den Polen hin und her zu wechseln, statt in einem »neutralen« Zustand
   zu leben, der trotz der Abwesenheit negativer Ereignisse kreativ ist, ist
   es wichtig, die obige Antwort zu ermitteln.
   Sie lautet NEIN. Die Angabe wird automatisch in die Neuprogrammie-
   rung eingeschlossen.

10. ERMITTELN, ob der Speicher für auslösende Ereignisse in allen ver-
    gangenen, gegenwärtigen oder künftigen Inkarnationen und/oder
    allen Dimensionen auf den Nullpunkt gesetzt und/oder aufgelöst
    werden soll.
    Da die Zeit energetisch betrachtet nicht linear ist, ist es wichtig, jedes
    Wort zu testen. Ich teste und erhalte zur Antwort, dass es in allen In-
    karnationen aufgelöst und in allen Dimensionen auf den Nullpunkt ge-
    setzt werden muss, was in der Neuprogrammierung berücksichtigt
    wird. Das ist wichtig, um zu vermeiden, dass alte Speicher die Wir-
    kung der Neuprogrammierung aufheben.

11. ERMITTELN, ob der Stress in Verbindung mit solchen Ereignissen
    auf den Nullpunkt gesetzt und/oder aufgelöst werden soll.
    Er muss aufgelöst werden. Die Neuprogrammierung wird es berück-
    sichtigen, und es wird entsprechend eintreten, weil es meiner Intenti-
    on entspricht.
    Da der Mann nun keine auslösenden Ereignisse mehr benötigt, kann
    ich seinen Organismus erleichtern und den bei vielen enttäuschenden
    Gelegenheiten angehäuften Stress auflösen.

12. ERMITTELN, ob die Miasmen, die durch solche Ereignisse einge-
    drungen sind oder aktiviert wurden, auf den Nullpunkt gesetzt und/
    oder aufgelöst werden sollen.

Miasmen sind energetische Löcher oder Schwachstellen, die uns anfälliger für bestimmte Pathologien oder psychologische Ungleichgewichte machen. Obwohl sie auf der Ebene der Schwingungen anzusiedeln sind, können sie sich unter bestimmten Voraussetzungen auch physisch in den Zellen bemerkbar machen.
Beim Abfragen aller Wörter des Satzes erhalte ich nirgends ein JA zur Antwort. Es sind also keine Miasmen vorhanden.

13. A. ERMITTELN, wie viele Fragmente sich wegen solcher Ereignisse von der Person abgespalten haben ODER zu welchem Prozentsatz die Person wegen solcher Ereignisse fragmentiert und abgespalten ist.
  B. ERMITTELN, ob es sinnvoll ist, diese Fragmente wieder in die Gegenwart an den Nullpunkt zu holen und sie in der DNA zu verankern.

Bestimmte Traumata können eine Fragmentierung des Menschen bewirken, der nur dann vollständig ist, wenn er sich sämtliche Fragmente wieder angeeignet hat.
A. Ich mache 15 Fragmente ausfindig.
B. Die Antwort lautet, dass es sinnvoll ist, was dann auch meiner Intention entspricht und bei der Neuprogrammierung berücksichtigt wird.

14. ERMITTELN, ob es im Zusammenhang mit dieser negativen Emotion ein familiäres Muster gibt.
  Wenn JA,
  A. ERMITTELN, seit wie vielen Generationen es besteht und ob mütterlicherseits oder väterlicherseits.
  B. ERMITTELN, ob es als magnetische Negativladung in die DNA eingeschlossen werden soll.

So, wie man negative Emotionen fürchtet, bevor einem klar wird, dass sie eine wichtige magnetische Kraft sind, um etwas zu erschaffen (um zu magnetisieren), so wenig überzeugt mag man von der Vorstellung sein, negative familiäre Muster in der DNA zu verankern. Doch gerade indem man sie auf diese Weise am Nullpunkt integriert, kann man die ständige Neuaktivierung familiärer Programme beenden.
Ich erhalte zur Antwort, dass es ein familiäres Muster gibt, das seit fünf Generationen besteht.

15. ERMITTELN, ob die negative magnetische Polarität dieser Emotion in folgenden konfliktbesetzten Bereichen installiert werden soll, damit diese am Nullpunkt sind:

   A. Gehirn, Herz und Milz;
   B. endokrine Drüsen;
   C. Nervensystem und Peptide;
   D. Immunsystem
   E. Zellen, intra- und extrazelluläre Flüssigkeit, Atome und quantische Elemente (Quarks, Myonen und Fäden etc.);
   F. Helices, Chakren, energetische Körper und Seele;
   G. anderer Ort (Anhang III).

   Konflikte können Spuren hinterlassen und Schwachstellen schaffen, in denen die Energie weniger gut zirkuliert.

   Indem man die negative magnetische Polarität dort installiert, bricht man Widerstände an den Schwachstellen, die sich dann wieder erholen können.

   Ich spreche die Anordnung laut vor mich hin und teste jedes Wort. Bei den Begriffen »Zellen« und »intra- und extrazelluläre Flüssigkeit« ist die Antwort NEIN, was automatisch in die Neuprogrammierung integriert wird.

16. ERMITTELN, ob die zu behandelnde Person Zugang zu der durch diese Neuprogrammierung installierten Negativladung hat.

   Die Antwort lautet NEIN. Die Person hat noch keinen Zugang zur negativen Ladung, obwohl diese installiert ist. Ich schließe diese Angabe also in die Neuprogrammierung ein, damit sie so angeglichen wird, dass der Zugang möglich wird.

17. ERMITTELN, ob die zu behandelnde Person die entsprechende positive Ladung BEJAHEN kann.

   Da ich auf der Ebene der negativen Polarität gewissermaßen einen neuen Weg einrichte, muss ich sicherstellen, dass die Person auch zur entsprechenden positiven Ladung Zugang hat.

   Die Antwort lautet JA.

18. ERMITTELN, ob der Gen-Code der zu behandelnden Person das Programm enthält, durch das die positive Polarität neben der negativen Polarität weiterbestehen kann, ohne dass beide sich aufheben.

*Die Antwort lautet NEIN. Ich schließe diese Angabe also in die Neu-
programmierung ein, so dass das gewünschte Programm in seinem
Gen-Code installiert wird.*

19. ERMITTELN, ob die Integration der negativen Kraft eine Destabili-
    sierung der positiven Kraft bewirkt.
    *Vorher dominierte die positive Kraft (Yang). Durch die Installation der
    negativen magnetischen Kraft kann das gewachsene System, das seit
    langem funktionierte, aus dem Gleichgewicht geraten. Die Antwort lau-
    tet JA. Die Angabe wird automatisch in die Neuprogrammierung ein-
    geschlossen.*

20. ERMITTELN, ob die negative und/oder positive Kraft bei diesem
    Prozess einem elektrischen oder magnetischen Schock ausgesetzt
    ist.
    Wenn JA,
    ERMITTELN, ob man im neuen Programm einen Code installieren
    muss, durch den sie auf den Nullpunkt gesetzt wird.
       Wenn JA, BESTIMMEN, ob es nötig ist, eine bestimmte Stelle
       zu ermitteln.
       Wenn NEIN, zur nächsten Nummer übergehen.
       Wenn JA, die Installation auf Chromosom Nr. (1 bis 46 ...) und
       Gen Nr. (1 bis 5000+) mit _____ Tripletts (1 bis 30000+) AN-
       ORDNEN.
    *Ich erhalte ein JA für »positive Kraft« und »elektrischer oder magneti-
    scher Schock«. Die negative Kraft, die gerade erst in die DNA der Per-
    son eingeschlossen wurde, muss an der Seite der schon vorhandenen
    positiven Kraft einen Platz finden. Wie jede plötzliche Veränderung ist
    diese Herausforderung für die negative Kraft ein Schock.*
    *Ich frage auch ab, ob das neue Programm einen Code beinhalten soll,
    mit dessen Hilfe die positive Kraft sich neu polarisieren kann. Diese
    Angabe ist künftig Teil der Neuprogrammierung.*

21. ERMITTELN, ob die zu behandelnde Person die durch diese Emo-
    tion erzeugte negative magnetische Ladung an eine andere Entität
    weitergegeben hat.
    Wenn JA,
    A. ERMITTELN, zu welchem Prozentsatz diese Energie weiterge-
       geben wurde.

B. ERMITTELN, ob es in diesem Zusammenhang eine Verbindung zu dieser Entität gab.

Wenn JA, diese auf den Nullpunkt setzen und/oder sie auflösen.

Die Antwort lautet JA. Nichts geht verloren, nichts wird geschaffen. Da der Mann die durch die Emotion »Verbitterung« hervorgerufene negative Magnetkraft nicht genutzt hat, wurde sie anderswo genutzt.

Ich frage den Prozentsatz ab und erhalte zur Antwort 76 Prozent. Eine Verbindung bestand, und die Abfrage ergibt, dass sie aufgelöst werden muss.

Auf diese Weise kann sich der Mann die Negativladung der Emotion »Verbitterung« wieder zu 100 Prozent zu eigen machen.

22. ERMITTELN, ob die zu behandelnde Person in der Lage ist, Ereignisse zu 100 Prozent nach außen zu verkörpern, ohne auf eine schwierige Emotion angewiesen zu sein, die die nötige negative Magnetkraft erzeugt.

Die Antwort lautet JA. Das bedeutet, dass die Fähigkeit des Mannes, positive Ereignisse zu 100 Prozent nach außen zu verkörpern, nicht mehr von einem Ereignis abhängt, das die Emotion »Verbitterung« erzeugt.

23. ERMITTELN, ob die zu behandelnde Person die neue Negativladung in ihren Alltag integrieren kann.

Die Antwort lautet NEIN. Die Angabe wird automatisch in die Neuprogrammierung eingeschlossen.

24. ERMITTELN, ob man eine Brücke zwischen dem physischen Körper und der magnetischen Negativladung einrichten muss.

Die Antwort lautet JA. Das bedeutet, dass der Körper die magnetische Veränderung registriert hat.

25. ERMITTELN, ob die Integration der Negativkraft am Nullpunkt ist.

Die Antwort lautet NEIN. Ich schließe diese Angabe in die Neuprogrammierung ein, weil ich sicherstellen muss, dass die Integration am Nullpunkt erfolgt.

26. BESTIMMEN, ob es notwendig ist, weitere Angaben in das Programm aufzunehmen, bevor es installiert wird.

Wenn JA,

A. ABFRAGEN, wie viele Angaben aufgenommen werden müssen;
B. in Anhang III NACHLESEN und die Angaben BEFOLGEN, um zu ermitteln, welche Angaben aufgenommen werden müssen;
C. ZURÜCK zum Protokoll und WEITER zum nächsten Teil.

Die Antwort lautet NEIN. Ich gehe also zum Teil »Installation« über.

Der zweite Teil des Protokolls dient dazu, das neue Programm zu installieren. Er entspricht dem aller vorangegangenen Protokolle.

Zu diesem Protokoll hat mir Johanna S. einen aussagekräftigen Kommentar geschickt.

Ich war so begeistert von der Integration der Negativladung, dass auch alle in meinem Umfeld von dieser revolutionären Technik profitieren sollten. Also leitete ich den Behandlungsprozess langsam ein und sagte den Leuten, dass man damit einen Weg beschreitet, der zu einem bestimmten Ziel führt, wir aber eben nicht wüssten, welche Nebenstrecken unsere Körperintelligenz für uns vorgesehen hat, auf welcher Landstraße es mit welchen Baustellen weitergeht und wann man auf der Autobahn unterwegs ist. All das, um herauszufinden, welches das zentrale Thema der Emotionen ist, die während unseres langen Aufenthalts auf der Erde immer präsent waren. Ich begab mich an den Nullpunkt und ließ mich leiten ... Wir tauschten uns aus und konnten irgendwann die "Negativladung" definieren, die bei der Behandlung zu integrieren war, was nur etwa 20 bis 25 Minuten dauerte.

Die Ergebnisse waren bemerkenswert. Ich bekam ein Feedback von den Leuten, die ich behandelt hatte, und konnte mit ihnen die Veränderungen wahrnehmen, die im Anschluss an diese Behandlung eintraten. Außerdem musste ich nach zweimonatiger intensiver Arbeit mit den Frauen feststellen, dass ich mich dadurch auch selbst behandelte und es mir so möglich war, mein eigenes zentrales emotionales Thema anzugehen.

*Derzeit hält das Leben nur das Beste für mich bereit – und das im
Überfluss und immer auf der Frequenz der Liebe am Nullpunkt.*

Eine andere Frau, die ich behandelt habe, berichtete, sie habe innerlich eine große Stille empfunden, nachdem die magnetische Ladung des Inzests in ihren Gen-Code eingeschlossen worden war. Sie
sagte, sie sei zuvor innerlich immer angespannt gewesen, als würde
ständig eine Maschine in ihr laufen. Diese Verkrampfung hat sich auf
Anhieb gelegt und ist nie wieder aufgetreten.

PROTOKOLL NR. 12

Die positive Polarität integrieren

Als ich begann, die magnetische Ladung meiner negativen Emotionen zu integrieren, verspürte ich allmählich eine neue Kraft in mir. Ich fühlte mich stark, unabhängig von meinem Ego. Dieses Gefühl hatte ich selten im Leben gehabt, und es ging mir richtig gut dabei.

Dann erlebte ich einen weiteren Moment großer Inspiration, als ich gerade zu einer Essensverabredung mit meinem Vater unterwegs war. Wenn man, so dachte ich, auf die Erde kommt, um Emotionen auszuprobieren und deren Ladung aufzunehmen, und man eine Kraft verspüren kann, ohne dazu ständig schwierige Ereignisse heraufzubeschwören, dann wäre es doch auch wirklich großartig, Zugang zur positiven Ladung eines glücklichen Moments zu haben, ohne ihn zwangsläufig immer wieder neu erleben zu müssen. Anders ausgedrückt: Warum nicht ein Protokoll entwickeln, durch das man positive Ladungen integrieren könnte? Genauer betrachtet ist es nämlich erstaunlich, wie sehr wir immer wieder nach glücklichen Momenten suchen – und dann deren Ladung loslassen und wieder von vorn beginnen. Wäre es nicht interessant, Zugang zur positiven Polarität einer Reise auf eine Insel, einer schönen Überraschung oder irgendeines anderen, positiv aufgeladenen Ereignisses zu haben, ohne ins Flugzeug steigen zu müssen oder darauf zu warten, dass unser Ehepartner uns eine Freude macht?

Gesagt, getan. Seit ich mit diesem neuen Protokoll arbeite (das auf den nachstehenden Seiten vorgestellt wird), habe ich viel Neues entdeckt – und Ihnen wird es sicherlich ähnlich ergehen. Ich habe beispielsweise Freude, Leidenschaft, Aufregung und das Glücksgefühl einer alten Liebe, die nicht aufhören wollte, in meinen Gen-Code integriert. Tief versteckt in meinem Herzen lag die Erinnerung an diese schöne Geschichte mit ungutem Ausgang. Es war ein stilles Bedauern, das nicht nachließ, obwohl ich danach ein neues – und erfüllendes – Leben hatte. Also habe ich die positiven Seiten dieser Liebesgeschichte in meiner DNA installiert, damit ich immer dann, wenn ich es brauche, Zugang zu dieser positiven Ladung habe. Jetzt, da ich das Bereichernde dieser alten Geschichte in mir trage, bin ich von ihr befreit und konnte das Kapitel ohne Bedauern abschließen. Und ich empfinde das als wirkliche Bereicherung!

Mit diesem Protokoll können Sie jeden Zustand installieren – den Zustand vollkommenen Glücks etwa, den der Sicherheit, der Freiheit und so weiter. Ich habe eine kurze Liste mit positiven Ladungen angeführt, die man in der DNA integrieren kann. Sie können also eine positive Ladung integrieren, die Ihnen vertraut ist, oder aber testen, welche von denen aus der Liste derzeit für Sie passend ist.

1. OM AHIMSA AHIMSA OM (das Mantra des Friedens)
2. AUM MANE PADME OM (das "Lotusherz", das Mantra des Mitgefühls, das von Buddhismus-Schülern des Dalai Lama angewandt wird)
3. NAM MYOHO RENGE KYO (das Prinzip der Gleichzeitigkeit von Ursache und Wirkung, mit anderen Worten: die sofortige Manifestation der Wirkung des Gebets)
4. OM NAMAH SHIVAYA (ein sehr wirkungsvolles Mantra, das Erleuchtung bringt)
5. SELBSTLIEBE
6. ICH BIN GOTT/GÖTTIN
7. AUFSTIEG
8. ERMUNTERUNG
9. WIR SCHAFFEN ES (oder "Dieses Mal schaffen wir es")
10. SEELENVERWANDTSCHAFT (es gibt auf der Erde eine Seelenverwandtschaft zu jemandem; sie ist verfügbar und abrufbar)
11. FÜLLE (finanziell, sexuell, emotional, spirituell, mental, stellar o. Ä.)
12. ERFOLG
13. EKSTASE
14. FREUNDSCHAFT/LIEBE

Viel Freude also mit Protokoll Nr. 12. Schließen Sie die positiven Ladungen in Ihre DNA ein, und nutzen Sie diese integrierte Polarität, um sich körperlich zu regenerieren.

PROTOKOLL ZUR NEUPROGRAMMIERUNG NR. 12

Integration der Positivpolarität

Das vorliegende Protokoll ist dem vorherigen sehr ähnlich, doch geht es hier um die Integration der Positivladungen. Man kann zum Beispiel eine positive Ladung in die uncodierte DNA einschreiben, etwa »Es gibt auf der Erde eine Seelenverwandtschaft zu jemandem, die für mich verfügbar ist«. Man kann auch die positive Ladung erfreulicher Ereignisse einschreiben, um davon zu profitieren, ohne dass das jeweilige Ereignis eintritt. Wenn man beispielsweise die positive Ladung »erholsame Ferien« integriert, kommt sie einem dauerhaft zugute, ohne dass man ständig in Urlaub sein müsste. Oder man kann eine Beziehung nicht vergessen, die beendet ist, in der man aber glücklich war: Man kann die positive Ladung »Freude« oder »geliebt werden« integrieren, um Zugang zu den positiven Gefühlen (und Energien) zu haben, ohne ständig an die betreffende Person oder das gemeinsam Erlebte denken zu müssen.

Erster Teil des Protokolls

Dient dazu, den Gegenstand des Protokolls und die für die Neuprogrammierung nötigen Angaben zu erkennen.

1. Teil – VORBEREITUNG

Vor Beginn der Abfrage spricht man die Absicht laut aus: *Ich beschließe, am Nullpunkt zu sein, auch wenn ich nicht weiß, wie.* Mit Hilfe der Kinesiologie (oder jeder anderen Testmethode) die Antwort ermitteln. Die so erhaltenen Angaben werden entsprechend der Intention automatisch von der angeborenen Körperintelligenz und dem Bewusstsein des Gen-Codes aufgenommen.

Es ist wichtig, diese Antwort zu ermitteln.

1. BESTIMMEN, ob die Person, die die Neuprogrammierung durchführt (und nicht diejenige, an der sie vorgenommen wird), dieses Protokoll anwenden kann.
   Wenn JA, sofort zu Nr. 2 übergehen.
   Wenn NEIN,
   A. diese Neuprogrammierung NICHT vornehmen.

209

B. Zurück zum vorherigen Kapitel, um zunächst die dort beschriebene(n) Neuprogrammierung(en) vorzunehmen.

Die »richtige« positive Emotion ist es dann, wenn durch ihre Integration als positive Magnetkraft in die DNA das angestrebte Ziel erreicht wird.
Beispiel: Jemand, der seine Geldprobleme aus der Welt schaffen will, könnte meinen, er müsse die Emotion »Reichtum« laden, obwohl es eher um »Unabhängigkeit« oder »Freiheit« o. Ä. geht.

2. A. Die positive Emotion erkennen, die durch diese Neuprogrammierung in die DNA integriert werden soll.
   B. ERMITTELN, ob es die richtige Emotion ist.
   Wenn NEIN, in Anhang V (neue Struktur) oder auf Seite 208 nach einer anderen Emotion suchen und ERMITTELN, ob es dieses Mal richtig ist. Weiter zu Nr. 3.

Es gibt alle möglichen Gründe, warum man hier als Antwort ein NEIN erhält. Man muss nicht nach Erklärungen suchen, sondern nur die Tatsache als solche akzeptieren.

3. BESTIMMEN, ob es für die Entwicklung der zu behandelnden Person sinnvoll ist, das Programm für die magnetische Positivladung der ermittelten Emotion jetzt zu installieren.
   Wenn NEIN,
   A. die Neuprogrammierung NICHT jetzt vornehmen.
   B. BESTIMMEN, wie viel Zeit (Tage, Wochen, Monate) vergehen soll, bevor man die Neuprogrammierung vornimmt.
   Wenn JA,
   BESTIMMEN, ob es nötig ist, eine bestimmte Stelle zu ermitteln.
   Wenn NEIN, zur nächsten Nummer übergehen.
   Wenn JA,

Möglicherweise ist das Programm in der uncodierten DNA installiert und an keiner bestimmten Stelle festgeschrieben.

   A. BESTIMMEN, in welchem Chromosom (1 bis 46 ...) und welchem Gen

(1 bis 5000+) man das neue Programm installieren muss und

B. BESTIMMEN, wie viele Tripletts (1 bis 30000+) dieses Programm umfasst.

Der ursprüngliche DNA-Plan ist das Schema, das jeder genetischen Mutation vorausging. Wenn diese Information dort unterschwellig immer noch vorhanden ist, wird sie automatisch in die Neuprogrammierung eingeschlossen.

4. BESTIMMEN, ob dieses Programm bereits im ursprünglichen DNA-Plan enthalten war.
   Wenn JA,
   A. BESTIMMEN, ob es sich hier reproduzieren lässt.
   B. BESTIMMEN, ob man eine Brücke installieren soll.

Es geht um ein Thema oder ein anderes Programm, das jenes, das wir installieren wollen, neutralisieren könnte.

5. BESTIMMEN, ob es ein schädliches Programm und/oder Thema gibt, das in Resonanz (Echo) oder Dualität (Polarität) steht und mit dem neuen Programm interferieren könnte.
   Jedes Wort des letzten Satzes TESTEN.

Die Speicher der alten Programme könnten mit dem neuen Programm interferieren.

6. BESTIMMEN, ob an eines oder mehrere alte Programme Speicher angeschlossen sind, die die Integration der Positivladung dieser Emotion in die DNA verhindern könnten.
   Wenn JA, wie viele solcher Speicher gibt es?

Diese Angabe wird automatisch in die Neuprogrammierung eingeschlossen.

7. ERMITTELN, ob die Person diese Art von Ereignissen weiterhin benötigt, um Zugang zur Positivladung zu haben.

Jedes Wort testen.

8. ERMITTELN, ob man den Speicher für derlei Ereignisse in allen vergangenen, gegenwärtigen oder künftigen Inkarnationen, in

der Nicht-Zeit und in allen Dimensionen wiedererlangen, neu integrieren und aktivieren kann.

9. ERMITTELN, ob man das Wohlbefinden in Verbindung mit solchen Ereignissen in die DNA integrieren soll.

10. ERMITTELN, ob es im Zusammenhang mit dieser positiven Emotion ein familiäres Muster gibt.
    Wenn JA,

    Wie man eine Zahl ermittelt, erfährt man in Anhang II.

    A. ERMITTELN, seit wie vielen Generationen es besteht und ob mütterlicherseits oder väterlicherseits.

    B. ERMITTELN, ob es als magnetische Positivladung in die DNA eingeschlossen werden soll.

11. ERMITTELN, ob die Endorphine durch dieses Programm wieder ausgeglichen sind.

    Die Angaben werden automatisch in die Neuprogrammierung eingeschlossen.

12. ERMITTELN, ob die zu behandelnde Person Zugang zu der durch diese Neuprogrammierung installierten Positivladung hat.

13. ERMITTELN, ob die zu behandelnde Person die entsprechende negative Ladung BEJAHEN kann. Muss man wissen, um welche es sich handelt?
    Wenn JA, siehe Anhang IV zur Ermittlung der negativen Emotion.

14. ERMITTELN, ob die Integration der positiven Kraft die Destabilisierung der negativen Kraft bewirkt.

15. ERMITTELN, ob die negative und/oder positive Kraft bei diesem Prozess einem elektrischen oder magnetischen Schock ausgesetzt ist.

Wenn JA,

ERMITTELN, ob man im neuen Programm einen Code installieren muss, durch den sie auf den Nullpunkt gesetzt wird.

Wenn JA, BESTIMMEN, ob es nötig ist, eine bestimmte Stelle zu ermitteln.

Wenn NEIN, zur nächsten Nummer übergehen.

Wenn JA, die Installation auf Chromosom Nr. (1 bis 46 ...) und Gen Nr. (1 bis 5000+) mit _____ Tripletts (1 bis 30000+) ANORDNEN.

16. ERMITTELN, ob die Person außerhalb der Dualität leben und beide entgegengesetzten Kräfte ohne auslösendes Ereignis integrieren kann.

17. ERMITTELN, ob die Integration der positiven Kraft am Nullpunkt ist.

Da nichts verloren geht und nichts geschaffen wird, können die nicht von uns integrierten Positivladungen von anderen Entitäten verwendet werden. Testen, ob diese Ladung an den Nullpunkt gesetzt und/oder aufgelöst werden soll.

18. ERMITTELN, ob die zu behandelnde Person die durch diese Emotion erzeugte positive magnetische Ladung an eine andere Entität weitergegeben hat.

Wenn JA,

A. ERMITTELN, zu welchem Prozentsatz diese Energie weitergegeben wurde.

B. ERMITTELN, ob es in diesem Zusammenhang eine Verbindung zu dieser Entität gab.

Wenn JA, diese auf den Nullpunkt setzen und/oder sie auflösen.

213

19. ERMITTELN, ob die zu behandelnde Person in der Lage ist, Ereignisse zu 100 Prozent nach außen zu verkörpern, ohne auf einen glücklichen Moment oder eine erfreuliche Emotion angewiesen zu sein, die die nötige positive Magnetkraft erzeugt.

20. ERMITTELN, ob die zu behandelnde Person die neue Positivladung in ihren Alltag integrieren kann.

Wir können eine Emotion bereinigt und in den Gen-Code integriert haben, ohne dass es der Körper weiß.

21. ERMITTELN, ob man eine Brücke zwischen dem physischen Körper und der magnetischen Positivladung einrichten muss.

22. ERMITTELN, ob die Miasmen, die durch solche Ereignisse eingedrungen sind oder aktiviert wurden, auf den Nullpunkt gesetzt und/oder aufgelöst werden müssen.

Dieses Programm ist in der DNA vorhanden, hat sich aber verloren.

23. ERMITTELN, ob der Gen-Code der zu behandelnden Person das Programm enthält, durch das die positive Polarität neben der negativen Polarität weiterbestehen kann, ohne dass beide sich aufheben.

24. ERMITTELN, ob die positive Ladung in der Dunkelheit existieren kann.

Möglicherweise müssen weitere Angaben in das Programm aufgenommen werden, bevor es installiert werden kann.

25. BESTIMMEN, ob es notwendig ist, weitere Angaben in das Programm aufzunehmen, bevor es installiert wird.
    Wenn JA,
    A. ABFRAGEN, wie viele Angaben aufgenommen werden müssen;
    B. in Anhang III NACHLESEN und die Angaben BEFOLGEN, um zu ermitteln, welche Angaben aufgenommen werden müssen;

C. ZURÜCK zum Protokoll und WEITER zum nächsten Teil.

Zweiter Teil des Protokolls

2. Teil – INSTALLATION DER NEUPROGRAMMIERUNG

Die Installation der Neu-programmierung berück-sichtigt sämtliche Anga-ben, die im ersten Teil ermittelt wurden.

Während man die An-weisung vor sich hin-spricht, wird jedes der aufgezählten Elemente in die Neuprogrammie-rung einbezogen. Im Tonfall eines Gebets oder der Hypnose sprechen.

Um zu erfahren, welche Stelle genau, unter Ab-schnitt 16 in Anhang III nachlesen und den Ort ermitteln.

1. SPRICH: *Ich ordne an, dass sich dieses neue Programm für alle Leben und Di-mensionen im Kern der Hauptzelle der Zir-beldrüse ansiedelt.*

2. SPRICH: *Ich ordne an, dass es, ausgehend von der Zirbeldrüse, folgende Orte durch-läuft*
   A. *die innersekretorischen Drüsen;*
   B. *das Gehirn, das Herz, die Milz, das Ner-vensystem und die Peptide;*
   C. *die Zellen, die intra- und extrazelluläre Flüssigkeit, die Atome und die quanti-schen Elemente (Quarks, Myonen und Fäden etc.);*
   D. *alle Helices, alle Chakren, alle energe-tischen Körper und die Seele;*
   E. *anderer Ort* (Anhang III).

3. SPRICH: *Ich weise die RNA an, sich wie-der zu vernetzen und dieses neue Pro-gramm zu unterstützen.*

Der ursprüngliche DNA-Plan ist das Schema, das jeder genetischen Muta-tion vorausging.

4. SPRICH: *Ich weise die Tripletts an, wieder ihren Platz in der Ordnung des vollkom-menen, ursprünglichen Programms ein-zunehmen, auch wenn es zu Umkehrun-gen des Codes gekommen sein sollte.*

215

5. SPRICH: *Ich weise die Geschwindigkeit der Photonen und die Spiralstruktur der DNA an, sich anzupassen.*

6. SPRICH: *Ich ordne die Erneuerung der Verbindungen im callösen Körper entsprechend dem ursprünglichen Plan an.*

Zur Definition von Telomer und Telomerase siehe Anhang I.

7. SPRICH: *Ich ordne die vollkommene Unversehrtheit von Telomer und Telomerase an.*

Die Liste der Systeme befindet sich in Anhang VII.

8. SPRICH: *Ich ordne an, dass die Rückstände alter Programme auf den Nullpunkt gesetzt und/oder über die geeigneten Systeme ausgeschieden werden.*

9. SPRICH: *Ich ordne an, dass dieses neue Programm endgültig bestätigt wird.*

Zur Definition der Merkabah siehe Anhang I.

10. SPRICH: *Ich ordne an, dass die Merkabah endgültig bestätigt wird.*

11. SPRICH: *Ich ordne an, dass DNA und RNA durch keinerlei Strahlung beeinträchtigt werden.*

12. SPRICH: *Ich ordne an, dass dieses neue Programm sich hier und jetzt bis auf Widerruf vollständig im verlängerten Rückenmark ansiedelt.*

13. SPRICH: *Ich ordne an, dass diese Neuprogrammierung vollständig toleriert wird, vollständig erfolgt und am Nullpunkt ansetzt.*

*ZENTRALER PUNKT der
Neuprogrammierung*

14. SPRICH: *Ich ordne an, dass sich die Kraft,
die Harmonie und die Richtigkeit dieser
Neuprogrammierung in der DNA ansiedeln und dieses neue Programm vollständig aktiviert wird.*

*Dritter Teil des
Protokolls*

3. Teil – ABSCHLUSS DES PROTOKOLLS

*Möglicherweise erfordert
das Programm weitere
Angaben für die korrekte
Codierung der Installation.*

15. BESTIMMEN, ob es für die Wirksamkeit,
Verträglichkeit und Assimilation der Neuprogrammierung nötig ist, weitere Angaben einzuschließen.
Wenn JA,
A. ERMITTELN, wie viele Angaben aufgenommen werden müssen;
B. in Anhang III NACHLESEN und die Anweisungen BEFOLGEN, um zu ermitteln,
welche Angaben aufzunehmen sind;
C. ZURÜCK zum Protokoll und WEITER
zur Nr. 16.

*Das Protokoll wird
abgeschlossen.*

16. SPRICH: *Ich ordne an, dass diese Neuprogrammierung gemäß dem ursprünglichen
Plan in der Frequenz der Liebe toleriert
und assimiliert wird, auch wenn die Helices in der Vergangenheit deaktiviert waren.*

*Das Protokoll wird
endgültig bestätigt.*

17. SPRICH: *Ich ordne an, dass diese Erneuerung bis auf Widerruf durch (Name der
zu behandelnden Person) vollständig und
endgültig bestätigt ist.*

Ob wir Protokoll Nr. 11 zur Integration der negativen Polarität oder Protokoll Nr. 12 zur Integration der positiven Polarität benutzen – in jedem Fall machen wir einen großen Schritt vorwärts in unserer Entwicklung. Unsere Seele will möglichst viele Erfahrungen machen; das ist einer der Gründe, weswegen wir auf Erden sind. Indem wir Emotionen und Erfahrungen in unseren Gen-Code integrieren, machen wir unsere Seele reicher. Wir gelangen zu Weisheit, ohne dazu positive oder negative Schlüsselerlebnisse zu benötigen.

Wenn wir die magnetische Ladung des von uns Erlebten in uns aufnehmen, so erhöhen wir dadurch auch unsere Magnetkraft und damit die Wirkung unserer Anordnungen. Nehmen wir das Beispiel einer Studentin von mir, die die magnetische Ladung des Satzes *"wir werden es schaffen"* in ihre DNA integrieren wollte. Die Frau ist Buchhalterin und berät Firmen. Beruflich hat sie ständig mit krisengeschüttelten Industriezweigen zu tun. Sie schließt einen Fall ab und geht sofort zum nächsten über, und immer gelingt es ihr, die Firmen wieder auf die Beine zu stellen. Sie hat auf dem Gebiet so viele positive Erfahrungen gesammelt, dass sie ihre positive magnetische Ladung und damit ihre Magnetkraft für den Erfolg in anderen Bereichen dadurch erhöht, dass sie dieses Erfolgsgefühl in ihren Gen-Code aufnimmt.

In den vergangenen Jahren haben Astronomen einen neuen Big Bang beobachtet, bei dem ein neues Universum entstanden sein soll. Einigen Quellen zufolge wird dieses Universum von Wesen bevölkert, die die weibliche und die männliche, die positive und die negative Polarität am Nullpunkt in sich vereinen. Um diese beiden Kräfte zu integrieren, muss man sie jedoch kennen. Das ist das, was die Menschheit ausmacht, und derzeit bewegen wir uns auf die Integration dieser beiden Kräfte zu. Niemand wird leugnen, dass die negative und die positive Polarität zu unserer dritten Dimension gehören. Die Experten in Sachen Emotionen leben auf der Erde. Kennen Sie irgendjemanden, der nicht wüsste, was Niedergeschlagenheit und Traurigkeit, Freude und Glück ist? Wir können im Schwingungszustand der

Dualität sein und gehen zu Unrecht davon aus, dies sei eine Schwäche und keine Gabe. Unsere Flucht vor dem, was uns Unbehagen verursachen könnte, führt dazu, dass wir an unserem Reichtum vorbeigehen. Da wir nun einmal auf diesem Planeten leben und die negative Ladung hier erleben und wahrnehmen, müssen wir auch aus unserem Universum heraus tätig werden und beide Polaritäten miteinander verbinden.

Wenn wir einen Ausgleich zwischen den zwei Polaritäten herstellen, befinden wir uns automatisch im Zustand des Mitgefühls und der Liebe. Wenn es uns gelingt, die positive und die negative Ladung unseres gelebten Lebens zu integrieren, ist auch unser Tun automatisch ausgeglichen und harmonisch. Da wir bereits umfassende Erfahrungen mit dem Ungleichgewicht der Polaritäten haben, glaube ich, dass wir, statt uns der polarisierten positiven *oder* negativen Energie zu bedienen, jetzt vielmehr bereit sind, im Zustand der Liebe am Nullpunkt eine neue Realität zu erschaffen und zu integrieren.

KAPITEL 5

WIE LEBT MAN MIT DEN NEUEN PROGRAMMEN?

Jetzt, da der schlummernde Teil in uns erweckt wurde und die Neuprogrammierung seiner Gen-Codes vornimmt, werden wir unser ganzes Leben lang neue Programme für mehr Selbstbestimmtheit, Freiheit, Glück, Gesundheit, Sicherheit und Wohlstand installieren. In diesem Kapitel geht es um neue Möglichkeiten, die uns diese Programme eröffnen.

PROTOKOLL NR. 13

In der Gegenwart leben

Um besser mit der veränderten Frequenz zurechtzukommen, die mit diesen Neuprogrammierungen einhergeht, muss man seine Aufmerksamkeit ganz auf die Gegenwart richten.

Im zweiten Kapitel, in dem es um Vorprogrammierungen ging, blieb ein Aspekt unerwähnt. Die Rede ist von der "Übertragung einer vorgefassten Intention", auch "Trance" genannt. Der Begriff Übertragung bezieht sich auf eine Situation aus der Vergangenheit, die unsere Gegenwart überlagert und dadurch umlenkt und verfälscht. Es ist, als würden wir im Trancezustand beispielsweise in das Alter von

5, 10 oder 12 Jahren versetzt, während wir in Wirklichkeit 30, 45, 50 Jahre alt oder älter sind. Unsere Reaktionen und unsere Gefühlswelt werden komplett von der Vergangenheit und nicht von der Gegenwart gesteuert. Ich habe oft beobachtet, dass wir ein Unbehagen verspüren, dessen Ursache eben nicht in der Gegenwart liegt. Möglicherweise belastet uns etwas aus der Kindheit, oder ein Plan für die Zukunft droht zu zerrinnen.

Als mir das Phänomen der "Übertragung einer unbewussten Intention aus der Kindheit" zum ersten Mal bewusst wurde, habe ich dafür gebetet zu erkennen, wann ich in einem Programm aus der Vergangenheit gefangen bin, um es beenden zu können. Tatsächlich deuten, wie ich im Laufe der Zeit festgestellt habe, bereits viele kleinere Anzeichen darauf hin, dass ich nicht in der Gegenwart, sondern in der Kindheit bin: ein Gefühl der Enge und Machtlosigkeit, meine Stimmlage, meine Haltung, mein Atem, der innere Zweifel usw. Alles Elemente, die mir bewusst gemacht haben, dass es ein Verfahren zu entwickeln galt, um die Übertragung und die Trance, die uns aus der Gegenwart herausholt, zu stoppen.

Unsere Vorprogrammierungen können uns auch in die Zukunft versetzen. Ich könnte mir beispielsweise jetzt schon Gedanken darüber machen, was wohl im Herbst aus meinen Blumen wird, obwohl gerade erst das Frühjahr zu Ende geht. Kaum beginnen die Lilien zu wachsen, habe ich schon Angst, dass sie sich nicht bis September halten werden! Was aber ist es genau, das uns aus der Gegenwart in die Zukunft versetzt? Eine Überladung aufgrund einer Vorprogrammierung, die so stark ist, dass sie uns von unserem Körper abspaltet (was wir, wie schon erwähnt, in der Kindheit gelernt haben). Diese Vorprogrammierung kann emotionaler, mentaler, physischer oder spiritueller Natur sein; entscheidend ist, dass wir, wenn wir nicht ganz in unserem Körper sind, weniger Macht über uns haben, weil wir die Verbindung zu unserer Vitalkraft verlieren und die Energie nicht so zirkuliert, dass sie uns in vollem Umfang zugutekommt.

Ich möchte jedoch noch auf eine weitere Kraft zu sprechen kommen, die uns aus der Gegenwart holt und uns dadurch Kraft und

Energie raubt. Manchen Autoren zufolge soll es zu Beginn der Schöpfung eine Kraft gegeben haben, die nicht nach vorn gerichtet war und sich nicht materialisieren wollte; sie wird als die "regressive, antischöpferische Kraft" bezeichnet. Sie bewegt sich in Gegenrichtung zur Schöpfung. Diese "antischöpferische" Bewegung kann uns nicht zwingen, unsere Vitalkraft an sie abzutreten, weil das Gesetz der Willensfreiheit dem entgegensteht. Ein zeitweiliger Lebensüberdruss kann jedoch dazu führen, dass wir nicht mehr an der schöpferischen Bewegung teilhaben wollen und uns schrittweise auf die Frequenzen der regressiven, antischöpferischen Kraft begeben. Wenn wir uns gehen lassen und unsere Vitalkraft freiwillig aufgeben, bemächtigt sich die regressive, antischöpferische Kraft ihrer. Um ganz in der Gegenwart zu sein und an der Schöpfung teilzuhaben, müssen wir uns diesen Teil unserer selbst zurückholen. Das Protokoll Nr. 13, das uns dabei helfen soll, ganz in der Gegenwart am Nullpunkt zu sein, enthält eine entsprechende Anweisung.

Zögern Sie also nicht, und machen Sie sich mit dem nun folgenden Protokoll vertraut.

PROTOKOLL ZUR NEUPROGRAMMIERUNG NR. 13

Programm, um ganz in der Gegenwart am Nullpunkt zu sein

Erster Teil des Protokolls

Dient dazu, den Gegenstand des Protokolls und die für die Neuprogrammierung nötigen Angaben zu erkennen.

1. Teil – VORBEREITUNG

Vor Beginn der Abfrage spricht man die Absicht laut aus: *Ich beschließe, am Nullpunkt zu sein, auch wenn ich nicht weiß, wie.* Mit Hilfe der Kinesiologie (oder jeder anderen Testmethode) die Antwort ermitteln. Die so erhaltenen Angaben werden entsprechend der Intention automatisch von der angeborenen Körperintelligenz und dem Bewusstsein des Gen-Codes aufgenommen.

Um die Situation ausfindig zu machen, der Person Fragen stellen oder im Zweifelsfall in Anhang III testen.

1. BESTIMMEN, ob die zu behandelnde Person ganz in der Gegenwart am Nullpunkt sein kann, und zwar
   A. ganz allgemein ODER
   B. bezüglich einer bestimmten Situation, die in dieser Sitzung festzuschreiben ist.
   Wenn JA,
   BESTIMMEN, um welche besondere Situation es sich handelt.

Um zu ermitteln, ob jemand etwas mit Bestimmtheit behaupten kann, lässt man ihn den entsprechenden Satz laut vor sich hinsprechen (Beispiel: »Ich finde es normal, am Nullpunkt zu sein.«) und testet währenddessen.

2. ERMITTELN, ob die zu behandelnde Person mit Bestimmtheit sagen kann, dass es normal ist, ganz allgemein oder in Bezug auf diese Situation ganz in der Gegenwart am Nullpunkt zu sein.

Es gibt alle möglichen Gründe, warum man hier als Antwort ein NEIN erhält. Man muss nicht nach Erklärungen suchen, sondern nur die Tatsache als solche akzeptieren.

3. BESTIMMEN, ob es für die Entwicklung der zu behandelnden Person sinnvoll ist, in der DNA jetzt ein Programm dafür zu installieren, ganz in der Gegenwart am Nullpunkt zu sein.
Wenn NEIN,
A. die Neuprogrammierung NICHT jetzt vornehmen.
B. BESTIMMEN, wie viel Zeit (Tage, Wochen, Monate) vergehen soll, bevor man die Neuprogrammierung vornimmt.
Wenn JA,
BESTIMMEN, ob es nötig ist, eine bestimmte Stelle zu ermitteln.
Wenn NEIN, zur nächsten Nummer übergehen.
Wenn JA,
A. BESTIMMEN, in welchem Chromosom (1 bis 46 ...) und welchem Gen (1 bis 5000+) man das neue Programm installieren muss und
B. BESTIMMEN, wie viele Tripletts (1 bis 30000+) dieses Programm umfasst.

Der ursprüngliche DNA-Plan ist das Schema, das jeder genetischen Mutation vorausging. Wenn diese Information dort unterschwellig immer noch vorhanden ist, wird sie automatisch in die Neuprogrammierung eingeschlossen.

4. BESTIMMEN, ob das Programm dafür, ganz in der Gegenwart am Nullpunkt zu sein, bereits im ursprünglichen DNA-Plan enthalten war.
Wenn JA,
A. BESTIMMEN, ob es sich hier reproduzieren lässt.
B. BESTIMMEN, ob man eine Brücke installieren soll.

Es geht um ein Thema oder ein anderes Programm, das jenes, das wir installieren wollen, neutralisieren könnte.

5. BESTIMMEN, ob es ein schädliches Programm und/oder Thema gibt, das in Resonanz (Echo) oder Dualität (Polarität) steht und mit dem neuen Programm interferieren könnte.
Jedes Wort des letzten Satzes TESTEN.

Die Speicher der alten Programme könnten mit dem neuen Programm interferieren.

6. BESTIMMEN, ob an eines oder mehrere alte Programme Speicher angeschlossen sind, die verhindern könnten, ganz in der Gegenwart am Nullpunkt zu sein.
Wenn JA, wie viele solcher Speicher gibt es?

Diese Angabe wird automatisch in die Neuprogrammierung eingeschlossen.

7. ERMITTELN, ob die zu behandelnde Person die Vergangenheit, die Zukunft und/oder die Nicht-Zeit auf den Nullpunkt setzen kann.

Beim Ermitteln der Antwort immer jedes Wort testen.

8. ERMITTELN, ob ein Teil der Person in der Vergangenheit, in der Zukunft und/oder der Nicht-Zeit ist.
Wenn JA,

Wie man auf eine Zahl testet, erfährt man in Anhang II. Es kann Hunderte, mitunter auch Tausende Fragmente geben.

  A. ERMITTELN, wie viele Fragmente beteiligt sind ODER zu welchem Anteil die Person in der Vergangenheit, in der Zukunft und/oder der Nicht-Zeit ist.

  B. ERMITTELN, ob es für die Entwicklung der zu behandelnden Person sinnvoll ist, diese Fragmente in die Gegenwart auf den Nullpunkt zu bringen und sie in der nichtcodierten DNA zu verankern.

Die Person bitten, laut zu sprechen, und währenddessen testen.

9. ERMITTELN, ob die Person sich sicher dafür entscheiden kann, mit sämtlichen Helices ganz in der Gegenwart zu sein.

Wie man auf eine Zahl testet, erfährt man in Anhang II.

10. A. ERMITTELN, zu welchem Prozentsatz das Karma der Person noch mit der Vergangenheit, der Zukunft und/oder der Nicht-Zeit verbunden ist.
    B. ERMITTELN, ob man ihn auf den Nullpunkt setzen und/oder auflösen soll.

11. ERMITTELN, ob die Person weiß, dass sie Vergangenheit, Zukunft und/oder Nicht-Zeit ziehen lassen kann, um in der Gegenwart zu sein, und doch geliebt wird.

Am Anfang von Anhang III wird erläutert, wie man testet, um Angaben zu erhalten.

Diese Angabe wird automatisch in die Neuprogrammierung eingeschlossen.

Ein Teil von uns kann fragmentiert und anderswo verankert sein, zum Beispiel in der Anti-Regressionskraft oder einer anderen Dimension, die nicht durch die lineare Zeit gesteuert wird.

12. ERMITTELN, ob eine Blockade die Person daran hindert, mit allen Helices in der neuen Frequenz in der Gegenwart zu sein.

13. ERMITTELN, ob die Person in der Nicht-Zeit oder im Nicht-Raum gefangen ist.

14. ERMITTELN, ob ihre Wurzeln ganz in der Gegenwart und im richtigen Raum liegen.

15. ERMITTELN, ob ihre Emotionen oder (emotionalen wie mentalen) Erwartungen in der Gegenwart, der Vergangenheit, der Zukunft und/oder der Nicht-Zeit liegen.

16. ERMITTELN, ob die von ihr formulierten Intentionen in der Gegenwart, der Vergangenheit, der Zukunft und/oder der Nicht-Zeit liegen.

17. ERMITTELN, ob es ein familiäres Muster gibt, das die Person in der Vergangenheit, der Zukunft und/oder der Nicht-Zeit festhält.

Wenn JA,

A. ERMITTELN, seit wie vielen Generationen es besteht und ob mütterlicherseits oder väterlicherseits.

B. ERMITTELN, ob es auf den Nullpunkt
gesetzt oder aufgelöst werden soll.

*Es kann sich um eine
Ehe, ein Treue- oder
ein religiöses Gelübde
handeln.*

18. ERMITTELN, ob es Bündnisse oder Gelübde
gibt, die die Person in der Vergangenheit,
der Zukunft und/oder der Nicht-Zeit fest-
halten.
Wenn JA, ERMITTELN, ob man sie auf den
Nullpunkt setzen oder auflösen muss.

*Jedes Wort testen.
Ausbildungen, Initiatio-
nen, energetische Arbeit
usw. können in dem Mo-
ment, da man sie macht,
sinnvoll sein, aber in der
Gegenwart ein Ungleich-
gewicht erzeugen.*

19. ERMITTELN, ob die Person durch einen
Kurs, eine Ausbildung, eine (schamanische
oder sonstige) Initiation, eine Art von Meditation, eine Lektüre und/oder sonstige
Aktivität oder ähnlich geartete Interven-
tion aus der Vergangenheit, der Zukunft
und/oder der Nicht-Zeit dafür sorgt, dass

A. sie in der Vergangenheit, der Zukunft
und/oder der Nicht-Zeit festgehalten
wird;

B. ein Ungleichgewicht erzeugt wird.
Wenn JA,
ERMITTELN, ob man es auf den Null-
punkt setzen und/oder auflösen muss.

*Diese Angaben werden
automatisch in die Neu-
programmierung einge-
schlossen.*

20. A. ERMITTELN, ob Helices, Chakren, energetische Körper und die Seele der Person ganz in der Gegenwart sind.

B. ERMITTELN, ob ein weiterer Teil oder
ein weiteres Element der Person nicht
ganz in der Gegenwart ist.

21. ERMITTELN, ob eine Rivalität besteht zwischen

A. der Frequenz der Gegenwart und der der Vergangenheit;

B. der Frequenz der Gegenwart und der der Zukunft;

C. der Frequenz der Gegenwart und der der Nicht-Zeit.

Wenn JA,

ERMITTELN, ob sie die Person in der Vergangenheit, der Zukunft und/oder der Nicht-Zeit festhält.

22. ERMITTELN, ob ein fehlerhaftes Programm und/oder Konzept aus der Vergangenheit, der Zukunft und/oder der Nicht-Zeit die Person daran hindert, ganz in der Gegenwart zu sein.

Immer wenn man eine schöpferische Kraft zum Einsatz bringt, die sich nicht am Nullpunkt befindet, kann dadurch ihre entgegensetzte Polarität, also die »regressive, antischöpferische Kraft« erzeugt werden.

Um ganz in der Gegenwart zu sein, müssen wir uns diesen Teil von uns wieder aneignen.

23. A. ERMITTELN, ob ein Teil der Vitalkraft der Person an die regressive, antischöpferische Kraft abgetreten wurde.

Wenn JA,

a) ERMITTELN, zu welchem Prozentsatz.

b) ERMITTELN, ob man sie zu 100 Prozent wiedererlangen oder zu welchem Anteil man sie zum jetzigen Zeitpunkt wiedererlangen kann.

B. ERMITTELN, ob es eine Verankerung in der regressiven, antischöpferischen Kraft gibt.

Wenn JA, ERMITTELN, ob man sie auf den Nullpunkt setzen und/oder auflösen muss.

C. ERMITTELN, ob die Person eine Brücke und/oder eine Verbindung benötigt, um die regressive, antischöpferische Kraft hinter sich zu lassen.

Möglicherweise müssen weitere Angaben in das Programm aufgenommen werden, bevor es installiert werden kann.

24. BESTIMMEN, ob es notwendig ist, weitere Angaben in das Programm aufzunehmen, bevor es installiert wird.

Wenn JA,

A. ABFRAGEN, wie viele Angaben aufgenommen werden müssen;

B. in Anhang III NACHLESEN und die Angaben BEFOLGEN, um zu ermitteln, welche Angaben aufgenommen werden müssen;

C. ZURÜCK zum Protokoll und WEITER zum nächsten Teil.

Zweiter Teil des Protokolls

2. Teil – INSTALLATION DER NEUPROGRAMMIERUNG

Die Installation der Neuprogrammierung berücksichtigt sämtliche Angaben, die im ersten Teil ermittelt wurden.

Während man die Anweisung laut erteilt, wird jedes der aufgezählten Elemente in die Neuprogrammierung einbezogen. Im Tonfall eines Gebets oder der Hypnose sprechen.

1. SPRICH: *Ich ordne an, dass sich dieses neue Programm für alle Leben und Dimensionen im Kern der Hauptzelle der Zirbeldrüse ansiedelt.*

2. SPRICH: *Ich ordne an, dass es, ausgehend von der Zirbeldrüse, folgende Orte durchläuft*

   A. *die innersekretorischen Drüsen;*

   B. *das Gehirn, das Herz, die Milz, das Nervensystem und die Peptide;*

   C. *die Zellen, die intra- und extrazelluläre Flüssigkeit, die Atome und die quantischen Elemente (Quarks, Myonen und Fäden etc.);*

   D. *alle Helices, alle Chakren, alle energetischen Körper und die Seele;*

   E. *anderer Ort* (Anhang III).

Um zu erfahren, welche Stelle genau, unter Abschnitt 16 in Anhang III nachlesen und den Ort ermitteln.

230

3. SPRICH: *Ich weise die RNA an, sich wieder zu vernetzen und dieses neue Programm zu unterstützen.*

Der ursprüngliche DNA-Plan ist das Schema, das jeder genetischen Mutation vorausging.

4. SPRICH: *Ich weise die Tripletts an, wieder ihren Platz in der Ordnung des vollkommenen, ursprünglichen Programms einzunehmen, auch wenn es zu Umkehrungen des Codes gekommen sein sollte.*

5. SPRICH: *Ich weise die Geschwindigkeit der Photonen und die Spiralstruktur der DNA an, sich anzupassen.*

6. SPRICH: *Ich ordne die Erneuerung der Verbindungen im callösen Körper entsprechend dem ursprünglichen Plan an.*

Zur Definition von Telomer und Telomerase siehe Anhang I.

7. SPRICH: *Ich ordne die vollkommene Unversehrtheit von Telomer und Telomerase an.*

Die Liste der Systeme befindet sich in Anhang VII.

8. SPRICH: *Ich ordne an, dass die Rückstände alter Programme auf den Nullpunkt gesetzt und/oder über die geeigneten Systeme ausgeschieden werden.*

9. SPRICH: *Ich ordne an, dass dieses neue Programm endgültig bestätigt wird.*

Zur Definition der Merkabah siehe Anhang I.

10. SPRICH: *Ich ordne an, dass die Merkabah endgültig bestätigt wird.*

11. SPRICH: *Ich ordne an, dass DNA und RNA durch keinerlei Strahlung beeinträchtigt werden.*

12. SPRICH: *Ich ordne an, dass dieses neue Programm sich hier und jetzt bis auf Widerruf vollständig im verlängerten Rückenmark ansiedelt.*

13. SPRICH: *Ich ordne an, dass diese Neuprogrammierung vollständig toleriert wird, vollständig erfolgt und am Nullpunkt ansetzt.*

ZENTRALER PUNKT der Neuprogrammierung

14. SPRICH: *Ich ordne an, dass sich die Kraft, die Harmonie und die Richtigkeit dieser Neuprogrammierung in der DNA ansiedeln und dieses neue Programm vollständig aktiviert wird.*

Dritter Teil des Protokolls

3. Teil – ABSCHLUSS DES PROTOKOLLS

Möglicherweise erfordert das Programm weitere Angaben für die korrekte Codierung der Installation.

15. BESTIMMEN, ob es für die Wirksamkeit, Verträglichkeit und Assimilation der Neuprogrammierung nötig ist, weitere Angaben einzuschließen.
Wenn JA,
A. ERMITTELN, wie viele Angaben aufgenommen werden müssen;
B. in Anhang III NACHLESEN und die Anweisungen BEFOLGEN, um zu ermitteln, welche Angaben aufzunehmen sind;
C. ZURÜCK zum Protokoll und WEITER zur Nr. 16.

Das Protokoll wird abgeschlossen.

16. SPRICH: *Ich ordne an, dass diese Neuprogrammierung gemäß dem ursprünglichen Plan in der Frequenz der Liebe toleriert*

und assimiliert wird, auch wenn die Helices in der Vergangenheit deaktiviert waren.

Das Protokoll wird endgültig bestätigt.

17. SPRICH: *Ich ordne an, dass diese Erneuerung bis auf Widerruf durch (Name der zu behandelnden Person) vollständig und endgültig bestätigt ist.*

PROTOKOLL NR. 14

Die 13 Verbündeten in uns

Ich fand es immer beruhigend, zu lesen oder zu hören, dass ich nicht allein bin, sondern geführt werde, denn ich habe meine Verbündeten nie gesehen und kannte auch ihre Namen nicht, es sei denn, jemand nannte sie mir. Ich wusste aber, dass die Dinge in meinem Leben aufeinander abgestimmt sind und mein Lebensweg, so schwer er zeitweise auch war, einer vorgegebenen Ordnung folgte. War es meine Leidenschaft, mein Mut, oder waren es meine Verbündeten, die mir immer die nötige Kraft gaben? Ich weiß die Antwort nicht.

Noch bevor ich mit der Arbeit an der DNA begann, beschloss ich irgendwann, weil ich meine Verbündeten nicht eindeutig vernahm, die Sache selbst in die Hand zu nehmen und gemeinsam mit Gott/der Göttin in mir das zu schaffen, was ich brauchte. Mit anderen Worten: Ich hatte nicht länger die Erwartung, dass die Verbündeten mich erretten und mir sagen würden, was ich zum Beispiel für meine Gesundheit tun oder welches Projekt ich als nächstes angehen müsste. Dadurch durchbrach ich den Zyklus des spirituellen und magischen Denkens. Ich hatte, ohne es zu merken, beschlossen, das, was ich brauchte, mitzuerschaffen und selbstbestimmt über meine DNA zu verfügen.

233

Nachdem ich mit der Arbeit an der DNA begonnen hatte, machte sich meine innere Stimme immer deutlicher bemerkbar, aber erst später, nachdem ich meine 13 Helices aktiviert hatte, habe ich – oh Wunder – tatsächlich Kontakt zu meinen Verbündeten bekommen. Und wenn Sie nun denken, ich hätte diese Offenbarung bei einer Tiefenmeditation in einem Zen-Zentrum am Meer gehabt, so irren Sie ... Ich war mit zwei meiner besten Freunde beim Pizzaessen. Irgendwann wurde uns dreien gleichzeitig bewusst, dass jede unserer Helices mit einem unserer inneren Verbündeten in Verbindung steht

Die Helices haben also nicht nur Verbindung zu unseren Chakren, sondern auch zu Verbündeten, Miterschaffern, Boten und intergalaktischen Relaisstationen. Seither brauche ich nicht mehr zu beten oder nach meinen persönlichen Verbündeten zu suchen, nach meinem Stamm oder meinem Platz im Universum oder danach, zu wem im Universum ich Kontakt herstellen müsste – die Antwort ist die Schwingung in jeder meiner Zellen und in den Spiralen meiner DNA.

Wenn wir lediglich zwei Helices besitzen und das Leben nur eine Abfolge von Ereignissen ist, die den Polarisierungen der Dualität unterworfen sind, sind wir ständig hin und her gerissen zwischen einem Schutzengel auf der einen und einem kleinen Teufel auf der anderen Seite. Wenn wir unseren Gen-Code selbst in die Hand nehmen, weil wir beschlossen haben, außerhalb der polarisierten Dualität zu leben, kommt es unter unseren Schutzengeln zwangsläufig zu einer "Kabinettsumbildung", denn dann geht es nicht mehr um die Führer des Lichts, die uns vor Furcht erregenden Führern der Dunkelheit beschützen. Diese Kabinettsumbildung bedeutet schlicht und ergreifend, dass wir mit 13 Verbündeten, die gemeinsam mit uns etwas erschaffen, am Nullpunkt leben. Deshalb erlaube ich mir, Ihnen meine 13 Verbündeten in der nachstehenden Tabelle vorzustellen.

Wie Sie sehen, sind diese 13 Verbündeten nicht polarisiert. Weil sie permanent mit dem Zustand der Liebe am Nullpunkt verbunden sind, an dem Licht und Dunkelheit aufeinandertreffen, und mit unseren 13 Helices, besteht kein Zweifel, dass wir die Macht und die Fähigkeit besitzen, gemeinsam mit ihnen eine nichtlineare Wirklichkeit zu erschaffen. Wir sind eben dafür geschaffen, in der Frequenz der Liebe zu leben, dort, wo die Polaritäten sich vereinen. Dazu muss in unserer DNA nur noch der geeignete Code installiert werden, der es uns erlaubt, mit diesen 13 Verbündeten in Kontakt zu treten.

Indem wir unsere 13 Helices reintegriert haben, konnten wir dank des unendlich Kleinen in uns, also unserer DNA, in Kontakt mit dem unendlich Großen treten. Das nun folgende Protokoll installiert in unserer DNA einen Code, der es uns erlaubt, unsere Verbündeten mühelos direkt in uns zu kontaktieren (und nicht erst im Himmel oder in einem fernen Universum). Wenn das geschehen ist, läuft alles andere gewissermaßen über "Speicherplätze" in unseren Zellen (eine für jeden Verbündeten), mit deren Hilfe wir einen unmittelbaren Kontakt herstellen und mittels derer wir kommunizieren können. Wenn Sie das nachfolgende Protokoll absolviert haben, fordere ich Sie auf, mit einem Ihrer Verbündeten in Kontakt zu treten (testen Sie, ob er da ist) und ihn zu bitten, aktiv zu werden, sobald Sie eine Intention äußern. Halten Sie mich auf dem Laufenden!

Ich bin inzwischen zutiefst davon überzeugt, dass die Verbündeten von einer Person zur nächsten variieren können, weil sie in der individuellen Frequenz der Wesensessenz jedes Einzelnen schwingen.

Neben den Definitionen auf den nachfolgenden Seiten sollten Sie unbedingt auf Ihre eigenen Erfahrungen vertrauen.

TABELLE DER 13 VERBÜNDETEN

Verbündeter von Helix 1	*Der Verbündete der ersten Helix ist in Kontakt mit dem Planeten Erde. Er versteht den Wechsel der Jahreszeiten und unsere natürlichen, ureigenen Bedürfnisse. Er hilft uns, wenn es um unsere körperliche und, für manche überaus wichtig, unsere nervliche Gesundheit geht.*
Verbündeter von Helix 2	*Der Verbündete der zweiten Helix ist ein kreativer Abenteurer. Er ist innovativ, leidenschaftlich und von überragendem Geist. Unser persönlicher Einstein, der auf einem Vollblüter unterwegs ist.*
Verbündeter von Helix 3	*Der Verbündete der dritten Helix ähnelt einem Wasserlauf. Er ist immer in Bewegung und sorgt dafür, dass im Streitfall alles im Fluss bleibt. Dieser Verbündete kann uns bei der Lösung von Konflikten unterstützen und hilft uns bei einer gesunden Grenzziehung.*
Verbündeter von Helix 4	*Auf der vierten Helix befindet sich ein Botschafter mit direktem Draht zur Schöpfung. Hier holt man sich die nötige Entschlossenheit, um für alles, was man in Angriff nimmt, den Zustand der Liebe am Nullpunkt zu installieren.*
Verbündeter von Helix 5	*Auf der fünften Helix liegen Töne und geometrische Formen. Dieser Verbündete schafft den Zugang zu geometrischen Codierungen. Von dort stammen die hier veröffentlichten Protokolle.*
Verbündeter von Helix 6	*Der Verbündete der sechsten Helix verkündet das neue Paradigma, die neue Vision vom Aufstieg. Wir stellen uns vor, wie Christus auf seiner Wolke in den Himmel fährt.*
Verbündeter von Helix 7	*Der Verbündete der siebten Helix ist ein Quell des Friedens. Am passendsten ist das Bild von sanft fallendem Schnee, der still die hoch aufragenden Nadelbäume eines Waldes bedeckt, aus dem nur Vogelgezwitscher dringt.*
Verbündeter von Helix 8	*Der Verbündete der achten Helix ist wie eine energetische Sphäre, oder besser wie eine Hülle oder ein Gefäß voller Energie (Merkabah). Diese Hülle verbindet uns mit den verschiedenen Orten des Planeten trotz verschiedener Zeitzonen und Jahreszeiten. Von ihr rührt das Gefühl der Verbundenheit mit allen Menschen.*
Verbündeter von Helix 9	*Der Verbündete der neunten Helix lüftet den Schleier zu den übrigen Welten. Er erinnert an eine bunte Brücke. Dank ihm spüren wir die Verbindung zu unserer zentralen Seele und all ihren Manifestationen in den Universen. Er ist*

unser Zugangscode für alles, was in uns liegt und nicht von dieser Erde ist.

Verbündeter von Helix 10	*Der Verbündete der zehnten Helix ist unser persönlicher Botschafter in den intergalaktischen Welten, die für die Erhaltung der Erde zuständig sind.*

Verbündeter von Helix 11

Der Verbündete der elften Helix ermöglicht den Zugang zum Nullpunkt. An ihn wendet man sich in Konfliktsituationen. Dann entwickelt er sich zum Wirbelsturm, der in sämtliche Richtungen fährt und die Situation auf den Nullpunkt bringt. In diesem Zustand liegt er nicht zwischen links und rechts oder oben und unten. Er wird sprichwörtlich zum Energiepunkt, der nach einem Parcours in Schlangenlinien irgendwann präzise an einem Punkt in der Mitte zum Stehen kommt. Dann ist die Situation am Nullpunkt und der Konflikt bereinigt. Welchen Bahnen der Punkt folgt, bevor er an den Nullpunkt gelangt, ist unvorhersehbar und von Mal zu Mal verschieden.

Der Nullpunkt ist also kein Punkt in der Mitte einer Sphäre. Er ist vielmehr energetisch bedingt, weswegen man auch nicht sagen kann, er befände sich im Zentrum der Dualität. Die elfte Helix ist mit all diesen Dimensionen verbunden und begreift diese Positionen, die multidirektionale und multidimensionale Perspektive.

Verbündeter von Helix 12

Der »Verbündete« der zwölften Helix ist wie ein Gebet an die schöpferische Kraft und ähnelt am ehesten betenden Händen. Mehr noch als ein Verbündeter ist dies das Geheimnis einer innigen, persönlichen Verbindung zwischen unserer Seele und dem Ursprung der Schöpfung. An diesen Verbündeten wendet man sich nicht, um beispielsweise eine Grippe besser zu überstehen, sondern in Momenten tiefer Verehrung.

Verbündeter von Helix 13

Der Verbündete der dreizehnten Helix ist eine dämmrigschwarze Hülle, wie ein Kokon, der uns in ein behagliches, wohliges Dunkel taucht, ähnlich dem im Mutterleib. Er führt uns in die Welt der Schatten.

PROTOKOLL ZUR NEUPROGRAMMIERUNG NR. 14

Programm, um die Verbindung zu den Verbündeten der 13 Helices in der DNA wiederherzustellen

Erster Teil des Protokolls

Dient dazu, den Gegenstand des Protokolls und die für die Neuprogrammierung nötigen Angaben zu erkennen.

1. Teil – VORBEREITUNG

Vor Beginn der Abfrage spricht man die Absicht laut aus: *Ich beschließe, am Nullpunkt zu sein, auch wenn ich nicht weiß, wie*. Mit Hilfe der Kinesiologie (oder jeder anderen Testmethode) die Antwort ermitteln. Die so erhaltenen Angaben werden entsprechend der Intention automatisch von der angeborenen Körperintelligenz und dem Bewusstsein des Gen-Codes aufgenommen.

Wie man auf eine Zahl testet, erfährt man in Anhang II.

1. A. BESTIMMEN, mit wie vielen Verbündeten die Verbindung wiederhergestellt werden soll,
   a) ganz allgemein ODER
   b) bezüglich einer bestimmten Situation, die in dieser Sitzung festzuschreiben ist.
   Wenn JA,
   BESTIMMEN, um welche besondere Situation es sich handelt.
   B. ERMITTELN, zu welchem/welchen (1 bis 13).

Möglicherweise muss man für bestimmte Verbündete kein eigenes Programm installieren. Wie man auf eine Zahl testet, erfährt man in Anhang II.

2. Für jeden Verbündeten, zu dem eine Verbindung wiederhergestellt wird, ERMITTELN, ob es für die zu behandelnde Person sinnvoll ist, jetzt in der DNA ein Programm für die Wiederherstellung dieser Verbindung zu installieren.
   Wenn NEIN,

A. die Neuprogrammierung NICHT jetzt vornehmen.

B. BESTIMMEN, wie viel Zeit (Tage, Wochen, Monate) vergehen soll, bevor man die Neuprogrammierung vornimmt.

Wenn JA,

BESTIMMEN, ob es nötig ist, eine bestimmte Stelle zu ermitteln.

Möglicherweise ist das Programm in der nicht-codierten DNA installiert und an keiner bestimmten Stelle festgeschrieben.

Wenn NEIN, zur nächsten Nummer übergehen.

Wenn JA,

A. BESTIMMEN, in welchem Chromosom (1 bis 46 ...) und welchem Gen (1 bis 5000+) man das neue Programm installieren muss und

B. BESTIMMEN, wie viele Tripletts (1 bis 30000+) dieses Programm umfasst.

3. ERMITTELN, ob dieser oder diese Verbündete(n) Nr.____ mit allen energetischen Körpern und allen Chakren kommuniziert/kommunizieren.

Für jeden Verbündeten, für den die Verbindung wiederhergestellt wird, Nr. 4 und 5 durchgehen. Jedes Wort der Beschreibung testen und diejenigen in die Neuprogrammierung einschließen, die auf JA getestet werden.

4. Die Beschreibung dieses oder dieser Verbündeten Nr.____ ÜBERPRÜFEN (siehe Tabelle der 13 Verbündeten auf S. 236f).

Für jeden Verbündeten, zu dem die Verbindung wiederhergestellt wird, jeden einzelnen Punkt überprüfen.

5. ERMITTELN, ob ein Programm installiert werden soll, damit man:

    A. mit diesem oder diesen Verbündeten Nr. _____ besser in Kontakt ist.

    B. diesen/diese Verbündeten Nr. _____ besser hört.

    C. mit diesem/diesen Verbündeten Nr. _____ besser kommuniziert.

    D. diesen/diese Verbündeten Nr. _____ besser versteht.

    E. sonstige Intentionen im Zusammenhang mit diesem/diesen Verbündeten Nr. _____.

Wenn eine andere Intention eingeschlossen werden muss, in Anhang V nachlesen.

Mit diesem neuen Programm beendet die Person eine lange Phase der Isolation und des Getrenntseins.

6. BESTIMMEN, ob die zu behandelnde Person mit diesem/diesen Verbündeten in ihrem Gen-Code außerhalb der Isolation und des Getrenntseins leben kann.

Diese Angabe wird automatisch in die Neuprogrammierung eingeschlossen.

7. BESTIMMEN, ob die zu behandelnde Person an der Isolation und dem Getrenntsein hängt.

Diese Angaben werden automatisch in die Neuprogrammierung eingeschlossen.

8. BESTIMMEN, ob die zu behandelnde Person die Information, die sie im Alltag über diese/n Verbündeten erhält, anwenden kann.

9. BESTIMMEN, ob die zu behandelnde Person mit diesem/diesen Verbündeten Nr. _____ kommunizieren kann oder er/sie ihr bewusst ist/sind oder sie ihn/sie spüren kann.

10. BESTIMMEN, ob die zu behandelnde Person sich durch diese/n Verbündeten Nr. ___ unterstützt fühlen kann.

11. BESTIMMEN, ob die zu behandelnde Person gemeinsam mit diesem/diesen Verbündeten schöpferisch tätig werden kann.

12. BESTIMMEN, ob der Speicher der Trennung von diesem/diesen Verbündeten Nr. ____ in allen vergangenen, gegenwärtigen und künftigen Inkarnationen auf den Nullpunkt gesetzt und/oder aufgelöst werden muss.

13. BESTIMMEN, ob das Gefühl des Verlorenseins im Universum, das durch die Trennung von diesem/diesen Verbündeten hervorgerufen wurde, auf den Nullpunkt gesetzt und/oder aufgelöst werden muss.

14. BESTIMMEN, ob es Miasmen und/oder generationenübergreifende Interferenzen gibt, die auf den Nullpunkt gesetzt und/oder aufgelöst werden müssen.

Wie man auf eine Zahl testet, erfährt man in Anhang II.

15. A. BESTIMMEN, wie viele Fragmente sich von der Person durch deren Isolation und Getrenntsein losgelöst haben ODER den Prozentsatz BESTIMMEN, der aus diesem Grund fragmentiert ist.

B. BESTIMMEN, ob es sinnvoll ist, diese Fragmente in die Gegenwart auf den Nullpunkt zu holen und sie in der DNA zu verankern oder sie zur Zentralen Seele zu leiten.

16. Für jeden Verbündeten, zu dem die Verbindung wiederhergestellt werden soll, BESTIMMEN, ob der Gen-Code der Person das Programm enthält, das es ihr ermöglicht, den Kontakt zu diesem Verbündeten aufrecht zu erhalten.

Der ursprüngliche DNA-Plan ist das Schema, das jeder genetischen Mutation vorausging. Wenn diese Information dort unterschwellig immer noch vorhanden ist, wird sie automatisch in die Neuprogrammierung eingeschlossen.

17. BESTIMMEN, ob eines oder mehrere der in diesem Protokoll installierten Programme bereits im ursprünglichen DNA-Plan enthalten waren.
Wenn JA,
A. BESTIMMEN, ob es/sie sich hier reproduzieren lässt/lassen.
B. BESTIMMEN, ob man eine Brücke installieren soll.

Es geht um ein Thema oder ein anderes Programm, das jenes, das wir installieren wollen, neutralisieren könnte.

18. BESTIMMEN, ob es ein schädliches Programm und/oder Thema gibt, das in Resonanz (Echo) oder Dualität (Polarität) steht und mit dem neuen Programm interferieren könnte.
Jedes Wort des letzten Satzes TESTEN.

Die Speicher der alten Programme könnten mit dem neuen Programm interferieren.

19. BESTIMMEN, ob im Zusammenhang mit der Isolation und dem Getrenntsein Speicher vorhanden sind.
Wenn JA, wie viele solcher Speicher gibt es?

Für jeden Verbündeten, zu dem eine Verbindung wiederhergestellt wird, testen.

20. BESTIMMEN, ob die Person außerhalb der Dualität leben und die Wirklichkeit integrieren kann, wonach sie den oder die Verbündeten Nr. ____ in sich trägt, in ihrem Gencode – und nicht außerhalb ihrer selbst.

Für jeden Verbündeten, zu dem eine Verbindung wiederhergestellt wird, testen.

21. BESTIMMEN, ob die Integration dieses oder dieser Verbündeten Nr. ____ in den Gen-Code zu einer Destabilisierung führt.

22. BESTIMMEN, ob die Person mit anderen Verbündeten außerhalb ihrer selbst in Verbindung stand.
Wenn JA,
BESTIMMEN, ob ein Bündnis bestand.
Wenn JA,
BESTIMMEN, ob man es auf den Nullpunkt setzen und/oder auflösen kann.

Diese Angabe wird automatisch in die Neuprogrammierung eingeschlossen.

23. BESTIMMEN, ob diese Veränderung durch den/die Verbündeten eine Destabilisierung auf seelischer Ebene und/oder eine Verzerrung auf der Ebene der energetischen Körper bewirken könnte.

24. BESTIMMEN, ob die Person die wiederhergestellte Verbindung zu dem/den Verbündeten Nr. ____ in ihren Alltag integrieren kann.

Möglicherweise müssen weitere Angaben in das Programm aufgenommen werden, bevor es installiert werden kann.

25. BESTIMMEN, ob es notwendig ist, weitere Angaben in das Programm aufzunehmen, bevor es installiert wird.
Wenn JA,
A. ABFRAGEN, wie viele Angaben aufgenommen werden müssen;
B. in Anhang III NACHLESEN und die Angaben BEFOLGEN, um zu ermitteln, welche Angaben aufgenommen werden müssen;
C. ZURÜCK zum Protokoll und WEITER zum nächsten Teil.

Zweiter Teil des
Protokolls

Die Installation der Neu-
programmierung berück-
sichtigt sämtliche Anga-
ben, die im ersten Teil
ermittelt wurden.

Während man die An-
weisung laut erteilt, wird
jedes der aufgezählten
Elemente in die Neupro-
grammierung einbezo-
gen. Im Tonfall eines
Gebets oder der Hyp-
nose sprechen.

Um zu erfahren, welche
Stelle genau, unter Ab-
schnitt 16 in Anhang III
nachlesen und den Ort
ermitteln.

Der ursprüngliche DNA-
Plan ist das Schema, das
jeder genetischen Muta-
tion vorausging.

2. Teil – INSTALLATION DER NEUPROGRAMMIERUNG

1. SPRICH: *Ich ordne an, dass sich dieses neue Programm für alle Leben und Dimensionen im Kern der Hauptzelle der Zirbeldrüse ansiedelt.*

2. SPRICH: *Ich ordne an, dass es, ausgehend von der Zirbeldrüse, folgende Orte durchläuft*
   A. *die innersekretorischen Drüsen;*
   B. *das Gehirn, das Herz, die Milz, das Nervensystem und die Peptide;*
   C. *die Zellen, die intra- und extrazelluläre Flüssigkeit, die Atome und die quantischen Elemente (Quarks, Myonen und Fäden etc.);*
   D. *alle Helices, alle Chakren, alle energetischen Körper und die Seele;*
   E. *anderer Ort* (Anhang III).

3. SPRICH: *Ich weise die RNA an, sich wieder zu vernetzen und dieses neue Programm zu unterstützen.*

4. SPRICH: *Ich weise die Tripletts an, wieder ihren Platz in der Ordnung des vollkommenen, ursprünglichen Programms einzunehmen, auch wenn es zu Umkehrungen des Codes gekommen sein sollte.*

5. SPRICH: *Ich weise die Geschwindigkeit der Photonen und die Spiralstruktur der DNA an, sich anzupassen.*

6. SPRICH: *Ich ordne die Erneuerung der Verbindungen im callösen Körper entsprechend dem ursprünglichen Plan an.*

Zur Definition von Telomer und Telomerase siehe Anhang I.

7. SPRICH: *Ich ordne die vollkommene Unversehrtheit von Telomer und Telomerase an.*

Die Liste der Systeme befindet sich in Anhang VII.

8. SPRICH: *Ich ordne an, dass die Rückstände alter Programme auf den Nullpunkt gesetzt und/oder über die geeigneten Systeme ausgeschieden werden.*

9. SPRICH: *Ich ordne an, dass dieses neue Programm endgültig bestätigt wird.*

Zur Definition der Merkabah siehe Anhang I.

10. SPRICH: *Ich ordne an, dass die Merkabah endgültig bestätigt wird.*

11. SPRICH: *Ich ordne an, dass DNA und RNA durch keinerlei Strahlung beeinträchtigt werden.*

12. SPRICH: *Ich ordne an, dass dieses neue Programm sich hier und jetzt bis auf Widerruf vollständig im verlängerten Rückenmark ansiedelt.*

13. SPRICH: *Ich ordne an, dass diese Neuprogrammierung vollständig toleriert wird, vollständig erfolgt und am Nullpunkt ansetzt.*

ZENTRALER PUNKT der Neuprogrammierung

14. SPRICH: *Ich ordne an, dass sich die Kraft, die Harmonie und die Richtigkeit dieser Neuprogrammierung in der DNA ansiedeln und dieses neue Programm vollständig aktiviert wird.*

245

Dritter Teil des Protokolls

3. Teil – ABSCHLUSS DES PROTOKOLLS

Möglicherweise erfordert das Programm weitere Angaben für die korrekte Codierung der Installation.

15. BESTIMMEN, ob es für die Wirksamkeit, Verträglichkeit und Assimilation der Neuprogrammierung nötig ist, weitere Angaben einzuschließen.
Wenn JA,
A. ERMITTELN, wie viele Angaben aufgenommen werden müssen;
B. in Anhang III NACHLESEN und die Anweisungen BEFOLGEN, um zu ermitteln, welche Angaben aufzunehmen sind;
C. ZURÜCK zum Protokoll und WEITER zur Nr. 16.

Das Protokoll wird abgeschlossen.

16. SPRICH: *Ich ordne an, dass diese Neuprogrammierung gemäß dem ursprünglichen Plan in der Frequenz der Liebe toleriert und assimiliert wird, auch wenn die Helices in der Vergangenheit deaktiviert waren.*

Das Protokoll wird endgültig bestätigt.

17. SPRICH: *Ich ordne an, dass diese Erneuerung bis auf Widerruf durch (Name der zu behandelnden Person) vollständig und endgültig bestätigt ist.*

PROTOKOLL NR. 15

Die Aktivierung der 13 Helices tolerieren

Menschen, die bewusst an der Transformation ihrer DNA gearbeitet haben, ist aufgefallen, dass dieser Prozess alle möglichen Erscheinungen hervorgerufen hat; einige Erwachsene sind größer geworden, andere nicht mehr ergraut usw. Es kann aber auch zu weniger angenehmen Begleiterscheinungen kommen, die in der Regel nur kurz andauern, aber eine Zeit lang immer wieder auftreten können. Manche sind körperlicher Natur: grippeähnliche Symptome, hartnäckige Kopfschmerzen, eine vorübergehend laufende Nase und Niesen, das an Heuschnupfen oder Grippe erinnert, aber nur 24 Stunden andauert, ein schlechteres Gehör, Ohrenschmerzen, Schwindelgefühle, Verdauungsstörungen oder häufiger Unterzucker, um nur einige zu nennen.

Auch energetische Symptome können auftreten. Die Person verspürt ein Vibrieren am ganzen Körper, vor allem abends vor dem Schlafengehen oder in Momenten der Entspannung. Kribbeln in Armen und Händen, Beinen und Füßen. Es kann zu scheinbar grundlosen Schwankungen im Hormonhaushalt kommen, und manche beobachten an sich eine veränderte Libido. Mehrere Teilnehmer meiner Lehrgänge haben berichtet, sie seien im Verhältnis zur körperlichen Beanspruchung übermäßig müde oder erschöpft gewesen und hätten ein größeres und häufigeres Schlafbedürfnis. Andere nehmen sich als hyperaktiv wahr. Ich habe auch beobachtet, dass sich unter Umständen Träume verändern, die Intuition stärker ausgeprägt ist und die Fähigkeit wächst, neue Verbindungen bezüglich der Vergangenheit herzustellen.

In der Zeit meiner eigenen DNA-Transformation bin ich in der Regel sehr früh zu Bett gegangen. Ich litt unter starken hormonellen Veränderungen, Unterzuckerung und Hyperaktivität. Ich war auch stark gestresst, weil ich nicht wusste, was genau in mir vor sich ging.

Derlei Phasen, die an Grippe und Depressionen erinnern, haben mich dazu bewogen, ein Protokoll zu erarbeiten, das helfen soll, die durch die DNA-Neuprogrammierung hervorgerufene, veränderte Frequenz besser zu vertragen. Seit ich dieses neue Programm installiert habe, habe ich festgestellt, dass sich meine Stimmung deutlich aufgehellt hat und ich nicht mehr von unerklärlichen depressiven Phasen heimgesucht werde, was ich als große Erleichterung empfinde.

PROTOKOLL ZUR NEUPROGRAMMIERUNG NR. 15

Programm für die Verträglichkeit der veränderten Frequenz

Erster Teil des Protokolls

Dient dazu, den Gegenstand des Protokolls und die für die Neuprogrammierung nötigen Angaben zu erkennen.

1. Teil – VORBEREITUNG

Vor Beginn der Abfrage spricht man die Absicht laut aus: *Ich beschließe, am Nullpunkt zu sein, auch wenn ich nicht weiß, wie*. Mit Hilfe der Kinesiologie (oder jeder anderen Testmethode) die Antwort ermitteln. Die so erhaltenen Angaben werden entsprechend der Intention automatisch von der angeborenen Körperintelligenz und dem Bewusstsein des Gen-Codes aufgenommen.

Es gibt alle möglichen Gründe, warum man hier als Antwort ein NEIN erhält. Man muss nicht nach Erklärungen suchen, sondern nur die Tatsache als solche akzeptieren.

1. ERMITTELN, ob es für die zu behandelnde Person sinnvoll ist, jetzt in der DNA ein Programm für die Verträglichkeit der veränderten Frequenz zu installieren.
Wenn NEIN,
A. die Neuprogrammierung NICHT jetzt vornehmen.
B. BESTIMMEN, wie viel Zeit (Tage, Wochen, Monate) vergehen soll, bevor man die Neuprogrammierung vornimmt.
Wenn JA,
BESTIMMEN, ob es nötig ist, eine bestimmte Stelle zu ermitteln.
Wenn NEIN, zur nächsten Nummer übergehen.
Wenn JA,

Möglicherweise ist das Programm in der nicht-codierten DNA installiert und an keiner bestimmten Stelle festgeschrieben.

A. BESTIMMEN, in welchem Chromosom (1 bis 46 ...) und welchem Gen (1 bis 5000+) man das neue Programm installieren muss und

B. BESTIMMEN, wie viele Tripletts (1 bis 30000+) dieses Programm umfasst.

2. A. BESTIMMEN, zu wie viel Prozent die veränderte Frequenz von der Person vertragen wird.

B. BESTIMMEN, ob die Symptome für die veränderte Frequenz vertragen werden.

Die Person folgenden Satz laut sagen lassen: »Es ist normal, eine veränderte Frequenz zu haben.« Währenddessen testen.

3. BESTIMMEN, ob die zu behandelnde Person mit Bestimmtheit sagen kann, dass es normal ist, eine veränderte Frequenz zu haben, und zwar

A. ganz allgemein ODER

B. mit Blick auf eine bestimmte Situation, die in dieser Sitzung festzuschreiben ist.

Wenn JA,

BESTIMMEN, um welche besondere Situation es sich handelt.

Der ursprüngliche DNA-Plan ist das Schema, das jeder genetischen Mutation vorausging. Wenn diese Information dort unterschwellig immer noch vorhanden ist, wird sie automatisch in die Neuprogrammierung eingeschlossen.

4. BESTIMMEN, ob das Programm für die Verträglichkeit der veränderten Frequenz bereits im ursprünglichen DNA-Plan enthalten war.

Wenn JA,

A. BESTIMMEN, ob es sich hier reproduzieren lässt.

B. BESTIMMEN, ob man eine Brücke installieren soll.

Es geht um ein Thema oder ein anderes Programm, das jenes, das wir installieren wollen, neutralisieren könnte.

5. BESTIMMEN, ob es ein schädliches Programm und/oder Thema gibt, das in Resonanz (Echo) oder Dualität (Polarität) steht und mit dem neuen Programm interferieren könnte.

Jedes Wort des letzten Satzes TESTEN.

Die Speicher der alten Programme könnten mit dem neuen Programm interferieren.

6. BESTIMMEN, ob es Speicher gibt, die mit einem oder mehreren alten Programmen verbunden sind und die die Integration dieses neuen Programms in die DNA verhindern könnten.
Wenn JA, wie viele solcher Speicher gibt es?

7. BESTIMMEN, zu welchem Prozentsatz die Person in der Lage ist, sich auf den Prozess der veränderten Frequenz einzulassen.

Diese Angaben werden automatisch in die Neuprogrammierung eingeschlossen.

8. BESTIMMEN, ob bezüglich der veränderten Frequenz eine Allergie vorhanden ist in Form einer:
A. Autoimmunität gegenüber der veränderten Frequenz;
B. Autoimmunität gegenüber der neuen Frequenz.

9. BESTIMMEN, ob es wegen der veränderten Frequenz zu einer genetischen Rivalität kommt, und zwar
A. auf der biochemischen Ebene: Kohlenstoff, Wasserstoff, Sauerstoff, Stickstoff, Sonstiges;
B. auf der elektromagnetischen Ebene: Elektronenschnelligkeit und -frequenz (zu hoch oder zu niedrig);
C. auf der mittleren Ebene: extra- oder intrazellulär;
Wenn JA,
den Prozentsatz der Unversehrtheit (intra- oder extrazellulär) BESTIMMEN;
D. auf der Ebene der Hormone und Peptide;

E. auf der Ebene der Systeme: Nerven-, Magen-Darm- und Psychoneuroimmunsystem;

F. auf zellulärer und atomarer Ebene: Zellen, Atome, quantische Elemente (Quarks, Myonen, Fäden);

G. Sonstiges (Anhang VII).

Jedes Element (A bis G) testen. Die Angaben dienen dazu, das neue Programm aufzubauen. Sie werden automatisch in die Neuprogrammierung eingeschlossen.

10. BESTIMMEN, ob die auf die veränderte Frequenz zurückgehenden Stoffwechselabfallprodukte ganz ausgeschieden werden.
Wenn NEIN,
BESTIMMEN, welche(s) System(e) betroffen ist/sind:
A. Lymphen
B. Leber
C. Verdauung oder Darm
D. Nieren
E. Atmung
F. Nerven
G. Sonstige (Anhang VII)

11. BESTIMMEN, ob Mitochondrium und Chromosomen wegen der veränderten Frequenz um dieselben Stoffe konkurrieren (Basen und Aminosäuren), oder ob es im Zellkern deshalb zu einer sonstigen Konkurrenz um Energie kommt.

12. BESTIMMEN, ob es Antikörper gegen die neue Frequenz gibt.

13. BESTIMMEN, ob die veränderte Frequenz zu einer Verzerrung auf der Ebene der Aura führt.

14. BESTIMMEN, ob die energetischen Körper wegen der veränderten Frequenz pha-
senverschoben sind.

15. BESTIMMEN, ob die Aktivierung der bislang nichtaktiven Teile des Gehirns toleriert wird.

16. BESTIMMEN, ob die elektromagnetischen
Felder der Helices eine elektrisch beding-
te Nervenstörung verursachen.

*Der ermittelte Prozent-
satz wird automatisch
bei der Neuprogrammie-
rung berücksichtigt.*

17. BESTIMMEN, ob die kristalline Struktur
der Helices im Hypothalamus aktiviert
wird. Wenn JA, BESTIMMEN, zu welchem
Prozentsatz.

18. BESTIMMEN, ob Strahlungen die Wel-
lenfrequenz der Helices stören.

19. BESTIMMEN, ob es generationenübergrei-
fend Miasmen oder Interferenzen gibt, die
auf den Nullpunkt gesetzt und/oder aufgelöst werden müssen.

20. BESTIMMEN, ob die Person weiß, dass sie
auch mit veränderter Frequenz geliebt werden und/oder selbst lieben kann.

21. BESTIMMEN, ob die Intuition und die Energie der Person proportional zur veränderten
Frequenz zugenommen haben.

*Diese Angabe wird auto-
matisch in die Neupro-
grammierung einge-
schlossen.*

22. A. BESTIMMEN, ob das Magnetfeld ioni-
siert werden muss.
B. BESTIMMEN, zu welchem Prozentsatz
die negativen und die positiven Ionen
intakt sind.

253

Die Blut-Hirn-Schranke ist ein Blutfilter, durch den nur winzige Moleküle wie zum Beispiel Glukosemoleküle ins Gehirn gelangen.

23. BESTIMMEN, zu welchem Prozentsatz die Blut-Hirn-Schranke intakt ist.

24. BESTIMMEN, ob ein/mehrere Gen/e in einem Chromosom repariert werden muss/ müssen.
Wenn JA, entsprechend Protokoll Nr. 8 die Reparatur/en vornehmen und zum nächsten Punkt übergehen.

25. BESTIMMEN, ob ein familiäres Muster vorhanden ist, das mit der veränderten Frequenz interferiert oder diese blockiert.
Wenn JA,
A. BESTIMMEN, seit wie vielen Generationen dieses Programm besteht und ob es mütterlicher- oder väterlicherseits angelegt wurde.
B. BESTIMMEN, ob dieses Programm auf den Nullpunkt gesetzt oder aufgelöst werden soll.

Möglicherweise müssen weitere Angaben in das Programm aufgenommen werden, bevor es installiert werden kann.

26. BESTIMMEN, ob es notwendig ist, weitere Angaben in das Programm aufzunehmen, bevor es installiert wird.
Wenn JA,
A. ABFRAGEN, wie viele Angaben aufgenommen werden müssen;
B. in Anhang III NACHLESEN und die Angaben BEFOLGEN, um zu ermitteln, welche Angaben aufgenommen werden müssen;
C. ZURÜCK zum Protokoll und WEITER zum nächsten Teil.

Zweiter Teil des
Protokolls

2. Teil – INSTALLATION DER NEUPROGRAMMIERUNG

Die Installation der Neuprogrammierung berücksichtigt sämtliche Angaben, die im ersten Teil ermittelt wurden.

1. SPRICH: *Ich ordne an, dass sich dieses neue Programm für alle Leben und Dimensionen im Kern der Hauptzelle der Zirbeldrüse ansiedelt.*

Während man die Anweisung laut erteilt, wird jedes der aufgezählten Elemente in die Neuprogrammierung einbezogen. Im Tonfall eines Gebets oder der Hypnose sprechen.

2. SPRICH: *Ich ordne an, dass es, ausgehend von der Zirbeldrüse, folgende Orte durchläuft*
   A. *die innersekretorischen Drüsen;*
   B. *das Gehirn, das Herz, die Milz, das Nervensystem und die Peptide;*
   C. *die Zellen, die intra- und extrazelluläre Flüssigkeit, die Atome und die quantischen Elemente (Quarks, Myonen und Fäden etc.);*
   D. *alle Helices, alle Chakren, alle energetischen Körper und die Seele;*

Um zu erfahren, welche Stelle genau, unter Abschnitt 16 in Anhang III nachlesen und den Ort ermitteln.

   E. *anderer Ort* (Anhang III).

3. SPRICH: *Ich weise die RNA an, sich wieder zu vernetzen und dieses neue Programm zu unterstützen.*

Der ursprüngliche DNA-Plan ist das Schema, das jeder genetischen Mutation vorausging.

4. SPRICH: *Ich weise die Tripletts an, wieder ihren Platz in der Ordnung des vollkommenen, ursprünglichen Programms einzunehmen, auch wenn es zu Umkehrungen des Codes gekommen sein sollte.*

5. SPRICH: *Ich weise die Geschwindigkeit der Photonen und die Spiralstruktur der DNA an, sich anzupassen.*

6. SPRICH: *Ich ordne die Erneuerung der Verbindungen im callösen Körper entsprechend dem ursprünglichen Plan an.*

Zur Definition von Telomer und Telomerase siehe Anhang I.

7. SPRICH: *Ich ordne die vollkommene Unversehrtheit von Telomer und Telomerase an.*

Die Liste der Systeme befindet sich in Anhang VII.

8. SPRICH: *Ich ordne an, dass die Rückstände alter Programme auf den Nullpunkt gesetzt und/oder über die geeigneten Systeme ausgeschieden werden.*

9. SPRICH: *Ich ordne an, dass dieses neue Programm endgültig bestätigt wird.*

Zur Definition der Merkabah siehe Anhang I.

10. SPRICH: *Ich ordne an, dass die Merkabah endgültig bestätigt wird.*

11. SPRICH: *Ich ordne an, dass DNA und RNA durch keinerlei Strahlung beeinträchtigt werden.*

12. SPRICH: *Ich ordne an, dass dieses neue Programm sich hier und jetzt bis auf Widerruf vollständig im verlängerten Rückenmark ansiedelt.*

13. SPRICH: *Ich ordne an, dass diese Neuprogrammierung vollständig toleriert wird, vollständig erfolgt und am Nullpunkt ansetzt.*

ZENTRALER PUNKT der Neuprogrammierung

14. SPRICH: *Ich ordne an, dass sich die Kraft, die Harmonie und die Richtigkeit dieser Neuprogrammierung in der DNA ansiedeln und dieses neue Programm vollständig aktiviert wird.*

Dritter Teil des
Protokolls

3. Teil – ABSCHLUSS DES PROTOKOLLS

Möglicherweise erfordert
das Programm weitere
Angaben für die korrekte
Codierung der Installation.

15. BESTIMMEN, ob es für die Wirksamkeit, Verträglichkeit und Assimilation der Neuprogrammierung nötig ist, weitere Angaben einzuschließen.
Wenn JA,
A. ERMITTELN, wie viele Angaben aufgenommen werden müssen;
B. in Anhang III NACHLESEN und die Anweisungen BEFOLGEN, um zu ermitteln, welche Angaben aufzunehmen sind;
C. ZURÜCK zum Protokoll und WEITER zur Nr. 16.

Das Protokoll wird
abgeschlossen.

16. SPRICH: *Ich ordne an, dass diese Neuprogrammierung gemäß dem ursprünglichen Plan in der Frequenz der Liebe toleriert und assimiliert wird, auch wenn die Helices in der Vergangenheit deaktiviert waren.*

Das Protokoll wird
endgültig bestätigt.

17. SPRICH: *Ich ordne an, dass diese Erneuerung bis auf Widerruf durch (Name der zu behandelnden Person) vollständig und endgültig bestätigt ist.*

257

Zu diesem Protokoll erhielt ich folgenden Kommentar von Line S.:

Als ausgebildete Buchhalterin habe ich zehn Jahre als Geschäfts-führerin in Unternehmen gearbeitet, in denen ich schon aufgrund meiner Führungsposition sehr engen Kontakt zu Menschen hatte. Die DNA-Neuprogrammierung durch Kinesiologie erweist sich für mich jetzt jedoch als sehr wirksames Instrument für einen ganz außeror-dentlichen Umgang mit den Menschen.

Im Laufe meiner Neuprogrammierung habe ich acht Kilo abge-nommen und festgestellt, dass sich mein Selbstwertgefühl enorm ver-bessert hat. Ich beobachte jetzt in meinem eigenen Leben, dass die DNA ein mächtiges Mittel ist, das alles erleichtert, was ich körperlich, emotional, spirituell und geistig verändern möchte. Vor dem Hinter-grund dieser Erfahrung wird mir jetzt erst richtig klar, wie präzise die Protokolle verfasst sind, denn sie sind effizient und werden von mei-nem Organismus bestens vertragen. Ich finde es auch gut, dass ich sie selbst handhaben kann – ich musste mich nur in die Grundlagen ein-arbeiten und mir bewusst machen, dass man mit der Energie der In-tention alles oder fast alles erreichen kann. Jetzt, da ich dieses Ins-trument kenne, weiß ich, dass ich mein Leben ohne ständiges Auf und Ab besser gestalten kann.

PROTOKOLL NR. 16

Endgültig bestätigt sein

Bei vielen Menschen, die ich behandle, habe ich eine Überempfindlichkeit festgestellt, die ihnen sehr zu schaffen macht. Einige nehmen sich die Emotionen von nahestehenden Menschen oder Personen in ihrem Arbeitsumfeld sehr zu Herzen. Andere reagieren stark auf Vollmond. Wieder andere können Menschenansammlungen, Elektrosmog, Kaufhäuser oder die durch Computer, Fernmeldegeräte und Satelliten ausgesendeten Wellen schlecht vertragen.

Fest steht, dass diesen Menschen eine eindeutige Grenzziehung sehr schwerfällt. Weder die Visualisierung eines Schutzwalls noch alle Anstrengungen im Hinblick auf eine positive Geistesverfassung scheinen ausreichend zu sein. Mir ist auch aufgefallen, dass diese Menschen in der Regel sehr sensibel sind und eine überdurchschnittliche Intuition besitzen. So kam ich auf die Idee, für sie ein Protokoll zu erarbeiten, mit dem sie ihre DNA endgültig bestätigen können. Wenn wir endgültig bestätigt sind, können wir unsere Wünsche leichter zum Ausdruck bringen, da es dann keine Interferenzen mehr gibt.

»Multidimensionalität«

Bevor es mit diesem Protokoll losgeht, würde ich jedoch gern den Begriff "multidimensional" klären, der dort unter Punkt Nr. 17 auftaucht. Oft ist in Zusammenhang mit den 13 Helices der DNA davon die Rede, und es heißt, wenn unsere DNA vollständig reintegriert und harmonisiert sei, hätten wir Zugang zu unserer "Multidimensionalität". Eine präzise Definition findet sich jedoch nicht. Um zu erklären, was es damit auf sich hat, greife ich auf Begriffe aus der Quantenphysik zurück, derzufolge die Zeit nicht linear ist.

Stellen wir uns unsere zentrale Seele als eine große Sonne vor, bei der jeder einzelne Strahl für eine (gegenwärtige, vergangene oder künftige) Inkarnation steht. Wenn wir uns im Zentrum dieser großen Sonne befinden, haben wir Zugang zu mehr als einem Leben und einer Raumzeit zugleich. Um die Kohärenz aufrechtzuerhalten, müssen wir uns auf einen einzigen Strahl, den unserer derzeitigen Inkarnation, konzentrieren. Manchmal aber kommt es vor, dass sich die Grenzen zwischen den Strahlen verschieben und letztere, die einzelnen Zeitlinien also, sich berühren oder sogar überschneiden.

Nach dieser Auffassung könnte "Multidimensionalität" der Ursprung für eine bestimmte Art von Unbehagen sein, wie es hypersensible Menschen verspüren. Tatsächlich könnte es sein, dass diese Menschen – bewusst oder unbewusst – die Fähigkeit haben, in mehreren Dimensionen gleichzeitig zu leben oder mit mehreren Dimensionen in Kontakt zu sein, wodurch sie zeitweise eine Art "Inkohärenz" erleben.

Ob "Multidimensionalität" oder nicht – wenn Sie unter den eingangs erwähnten Beschwerden leiden, lade ich Sie ein, das nachfolgende Protokoll anzuwenden. Es dient dazu, Ihre DNA endgültig zu bestätigen, ohne dass Sie rings um sich eine unüberwindbare Mauer errichten. Sie sind also weiterhin empfänglich für Ihre Mitmenschen und Ihre Umwelt, aber nur dann, wenn Sie es auch wollen.

PROTOKOLL ZUR NEUPROGRAMMIERUNG NR. 16

Programm zur endgültigen Bestätigung

Erster Teil des Protokolls

Dient dazu, den Gegenstand des Protokolls und die für die Neuprogrammierung nötigen Angaben zu erkennen.

1. Teil – VORBEREITUNG

Vor Beginn der Abfrage spricht man die Absicht laut aus: *Ich beschließe, am Nullpunkt zu sein, auch wenn ich nicht weiß, wie.* Mit Hilfe der Kinesiologie (oder jeder anderen Testmethode) die Antwort ermitteln. Die so erhaltenen Angaben werden entsprechend der Intention automatisch von der angeborenen Körperintelligenz und dem Bewusstsein des Gen-Codes aufgenommen.

Es gibt alle möglichen Gründe, warum man hier als Antwort ein NEIN erhält. Man muss nicht nach Erklärungen suchen, sondern nur die Tatsache als solche akzeptieren.

1. A. ERMITTELN, ob es für die zu behandelnde Person sinnvoll ist, jetzt in der DNA ein Programm zur endgültigen Bestätigung zu installieren, und zwar

a) ganz allgemein ODER

b) in Bezug auf eine bestimmte Situation, die in dieser Sitzung festzuschreiben ist.
Wenn JA, BESTIMMEN, um welche besondere Situation es sich handelt.

B. BESTIMMEN, ob es sinnvoll ist, dieses Programm jetzt zu installieren.
Wenn NEIN,

a) die Neuprogrammierung NICHT jetzt vornehmen.

Möglicherweise ist das Programm in der nichtkodierten DNA installiert und an keiner bestimmten Stelle festgeschrieben.

b) BESTIMMEN, wie viel Zeit (Tage, Wochen, Monate) vergehen soll, bevor man die Neuprogrammierung vornimmt.
Wenn JA,
BESTIMMEN, ob es nötig ist, eine bestimmte Stelle zu ermitteln.

261

Wenn NEIN, zur nächsten Nummer übergehen.
Wenn JA,

A. BESTIMMEN, in welchem Chromosom (1 bis 46 ...) und welchem Gen (1 bis 5000+) man das neue Programm installieren muss und

B. BESTIMMEN, wie viele Tripletts (1 bis 30000+) dieses Programm umfasst.

Der ursprüngliche DNA-Plan ist das Schema, das jeder genetischen Mutation vorausging. Wenn diese Information dort unterschwellig immer noch vorhanden ist, wird sie automatisch in die Neuprogrammierung eingeschlossen.

2. BESTIMMEN, ob das Programm zur endgültigen Bestätigung bereits im ursprünglichen DNA-Plan enthalten war.
Wenn JA,

A. BESTIMMEN, ob es sich hier reproduzieren lässt.

B. BESTIMMEN, ob man eine Brücke installieren soll.

Es geht um ein Thema oder ein anderes Programm, das jenes, das wir installieren wollen, neutralisieren könnte.

3. BESTIMMEN, ob es ein schädliches Programm und/oder Thema gibt, das in Resonanz (Echo) oder Dualität (Polarität) steht und mit dem neuen Programm interferieren könnte.
Jedes Wort des letzten Satzes TESTEN.

Die Speicher der alten Programme könnten mit dem neuen Programm interferieren.

4. BESTIMMEN, ob es Speicher gibt, die mit einem oder mehreren alten Programmen verbunden sind und die die Integration dieses neuen Programms in die DNA verhindern könnten.
Wenn JA, wie viele solcher Speicher gibt es?

5. BESTIMMEN, ob die Person Zugang zum Programm für die endgültige Bestätigung hat.

6. BESTIMMEN, zu welchem Prozentsatz die Zellen sich daran erinnern, was es heißt, endgültig bestätigt zu sein.

Jedes Wort testen. Wenn die Antwort bei Punkt C, D und E NEIN lautet, bestimmen, welche energetischen Körper, Chakren oder Helices nicht ansprechen.
In Anhang III nach sonstigen Orten suchen, die ebenfalls endgültig bestätigt werden müssen.

7. BESTIMMEN, ob die nachstehenden Elemente endgültig bestätigt werden können:
   A. die Seele
   B. der Merkabah
   C. alle energetischen Körper
   D. alle Chakren
   E. die Helices
   F. der physische Körper
   G. der Ort, an dem die Person lebt und arbeitet, ihr Auto usw.
   H. die interstitielle Lücke
   I. Sonstiges (Anhang III)

8. BESTIMMEN, ob es eine Blockade gibt, die die Person daran hindert, endgültig bestätigt zu sein.

9. BESTIMMEN, ob die zu behandelnde Person damit leben kann, endgültig bestätigt zu sein.

10. BESTIMMEN, ob die Person noch darauf angewiesen ist, nicht endgültig bestätigt zu sein.

11. BESTIMMEN, ob der Person am Zustand des Nicht-uneingeschränkt-bestätigt-Seins etwas liegt.

12. BESTIMMEN, ob das Programm zur endgültigen Bestätigung vollständig im Alltag verankert ist.

Grundlos erschöpft sein, in Selbstkritik verfallen, sich angegriffen fühlen – dies sind alles referenzielle Modi, die darauf hinweisen, dass man nicht mehr endgültig bestätigt ist.

Wie man auf eine Zahl testet, erfährt man in Anhang II.

13. A. BESTIMMEN, ob die zu behandelnde Person den Unterschied zwischen dem Uneingeschränkt-bestätigt-Sein und dem Nicht-uneingeschränkt-bestätigt-Sein körperlich wahrnehmen kann.

B. BESTIMMEN, ob im Gen-Code dieser Person das Programm enthalten ist, das sie dazu befähigt, mit ihrem physischen Körper wahrzunehmen, ob sie endgültig bestätigt ist.

C. BESTIMMEN, ob im Gen-Code dieser Person das Programm enthalten ist, das sie dazu befähigt zu spüren, ob ihr Umfeld endgültig bestätigt ist.

D. BESTIMMEN, ob die zu behandelnde Person ihren referenziellen Modus (Signale) kennt und erkennen kann, um zu wissen, ob sie und/oder ihr Umfeld nicht endgültig bestätigt sind.

E. BESTIMMEN, ob die Programme aktiviert oder reaktiviert werden können, damit die zu behandelnde Person in ihrem physischen Körper wahrnehmen kann, ob sie und/oder ihr Umfeld endgültig bestätigt sind.

F. BESTIMMEN, ob man in das neue Programm einen Code einschließen kann, der es der zu behandelnden Person erlaubt, sich selbst und ihr Umfeld uneingeschränkt und automatisch zu bestätigen, sobald sie merkt, dass dies nicht mehr der Fall ist.

14. BESTIMMEN, ob die zu behandelnde Person verinnerlichen kann, auf folgenden Ebenen endgültig bestätigt zu sein:

A. innersekretorische Drüsen

B. Gehirn, Herz, Milz, Nervensystem und Peptide

C. fünf Sinne

D. Helices, Chakren, energetische Körper und Seele

E. anderer Ort (Anhang III)

15. BESTIMMEN, ob die zu behandelnde Person ihre Wünsche auch im Zustand uneingeschränkter Bestätigung äußern kann.

Jedes Element (A bis H) testen. Die Angaben dienen dazu, das neue Programm aufzubauen. Sie werden automatisch in die Neuprogrammierung eingeschlossen.

16. BESTIMMEN, ob die zu behandelnde Person in der Lage ist:

A. dem Universum gegenüber aufgeschlossen zu bleiben, auch wenn sie endgültig bestätigt ist.

B. in Kontakt mit den anderen Dimensionen zu sein, auch wenn sie endgültig bestätigt ist.

C. in Kontakt mit den anderen zu sein, auch wenn sie endgültig bestätigt ist.

D. in Kontakt mit der Inspiration zu sein, auch wenn sie endgültig bestätigt ist.

E. sie selbst zu sein, auch wenn sie endgültig bestätigt ist.

F. zu wissen, wer sie ist, auch wenn sie endgültig bestätigt ist.

G. psychisch unversehrt zu sein, auch wenn sie endgültig bestätigt ist.

H. andere Intention (Anhang V), auch wenn sie endgültig bestätigt ist.

17. BESTIMMEN, ob es Miasmen und/oder generationenübergreifende Interferenzen gibt, die auf den Nullpunkt gesetzt und/oder aufgelöst werden müssen.

18. A. BESTIMMEN, ob die Dichte der energetischen Körper zunimmt, wenn die Person nicht endgültig bestätigt ist.

B. BESTIMMEN, ob der Gen-Code der zu behandelnden Person das Programm enthält, das es ihr erlaubt, ihre energetischen Körper zu entlasten, wenn sie endgültig bestätigt ist.

19. BESTIMMEN, ob die zu behandelnde Person mit all ihren Helices verbunden bleiben kann, auch wenn sie endgültig bestätigt ist.

Möglicherweise müssen weitere Angaben in das Programm aufgenommen werden, bevor es installiert werden kann.

20. BESTIMMEN, ob es notwendig ist, weitere Angaben in das Programm aufzunehmen, bevor es installiert wird.
Wenn JA,
A. ABFRAGEN, wie viele Angaben aufgenommen werden müssen;
B. in Anhang III NACHLESEN und die Angaben BEFOLGEN, um zu ermitteln, welche Angaben aufgenommen werden müssen;
C. ZURÜCK zum Protokoll und WEITER zum nächsten Teil.

Zweiter Teil des Protokolls

2. Teil – INSTALLATION DER NEUPROGRAMMIERUNG

Die Installation der Neuprogrammierung berücksichtigt sämtliche Angaben, die im ersten Teil ermittelt wurden.

Während man die Anweisung laut erteilt, wird jedes der aufgezählten Elemente in die Neuprogrammierung einbezogen.

1. SPRICH: *Ich ordne an, dass sich dieses neue Programm für alle Leben und Dimensionen im Kern der Hauptzelle der Zirbeldrüse ansiedelt.*

2. SPRICH: *Ich ordne an, dass es, ausgehend von der Zirbeldrüse, folgende Orte durchläuft*
A. *die innersekretorischen Drüsen;*

Im Tonfall eines Gebets oder der Hypnose sprechen.

B. *das Gehirn, das Herz, die Milz, das Nervensystem und die Peptide;*

C. *die Zellen, die intra- und extrazelluläre Flüssigkeit, die Atome und die quantischen Elemente (Quarks, Myonen und Fäden etc.);*

D. *alle Helices, alle Chakren, alle energetischen Körper und die Seele;*

Um zu erfahren, welche Stelle genau, unter Abschnitt 16 in Anhang III nachlesen und den Ort ermitteln.

E. *anderer Ort* (Anhang III).

3. SPRICH: *Ich weise die RNA an, sich wieder zu vernetzen und dieses neue Programm zu unterstützen.*

Der ursprüngliche DNA-Plan ist das Schema, das jeder genetischen Mutation vorausging.

4. SPRICH: *Ich weise die Tripletts an, wieder ihren Platz in der Ordnung des vollkommenen, ursprünglichen Programms einzunehmen, auch wenn es zu Umkehrungen des Codes gekommen sein sollte.*

5. SPRICH: *Ich weise die Geschwindigkeit der Photonen und die Spiralstruktur der DNA an, sich anzupassen.*

6. SPRICH: *Ich ordne die Erneuerung der Verbindungen im callösen Körper entsprechend dem ursprünglichen Plan an.*

Zur Definition von Telomer und Telomerase siehe Anhang I.

7. SPRICH: *Ich ordne die vollkommene Unversehrtheit von Telomer und Telomerase an.*

Die Liste der Systeme befindet sich in Anhang VII.

8. SPRICH: *Ich ordne an, dass die Rückstände alter Programme auf den Nullpunkt gesetzt und/oder über die geeigneten Systeme ausgeschieden werden.*

267

9. SPRICH: *Ich ordne an, dass dieses neue Programm endgültig bestätigt wird.*

Zur Definition der Merkabah siehe Anhang I.

10. SPRICH: *Ich ordne an, dass die Merkabah endgültig bestätigt wird.*

11. SPRICH: *Ich ordne an, dass DNA und RNA durch keinerlei Strahlung beeinträchtigt werden.*

12. SPRICH: *Ich ordne an, dass dieses neue Programm sich hier und jetzt bis auf Widerruf vollständig im verlängerten Rückenmark ansiedelt.*

13. SPRICH: *Ich ordne an, dass diese Neuprogrammierung vollständig toleriert wird, vollständig erfolgt und am Nullpunkt ansetzt.*

ZENTRALER PUNKT der Neuprogrammierung

14. SPRICH: *Ich ordne an, dass sich die Kraft, die Harmonie und die Richtigkeit dieser Neuprogrammierung in der DNA ansiedeln und dieses neue Programm vollständig aktiviert wird.*

Dritter Teil des Protokolls

3. Teil – ABSCHLUSS DES PROTOKOLLS

Möglicherweise erfordert das Programm weitere Angaben für die korrekte Codierung der Installation.

15. BESTIMMEN, ob es für die Wirksamkeit, Verträglichkeit und Assimilation der Neuprogrammierung nötig ist, weitere Angaben einzuschließen.
Wenn JA,
A. ERMITTELN, wie viele Angaben aufgenommen werden müssen;

B. in Anhang III NACHLESEN und die Anweisungen BEFOLGEN, um zu ermitteln, welche Angaben aufzunehmen sind;

C. ZURÜCK zum Protokoll und WEITER zur Nr. 16.

Das Protokoll wird abgeschlossen.

16. SPRICH: *Ich ordne an, dass diese Neuprogrammierung gemäß dem ursprünglichen Plan in der Frequenz der Liebe toleriert und assimiliert wird, auch wenn die Helices in der Vergangenheit deaktiviert waren.*

Das Protokoll wird endgültig bestätigt.

17. SPRICH: *Ich ordne an, dass diese Erneuerung bis auf Widerruf durch (Name der zu behandelnden Person) vollständig und endgültig bestätigt ist.*

Zu diesem Protokoll schrieb mir Micheline N. Folgendes:

Mir ging es eher schlecht; es war, als würde eine vibrierende Masse in meinem Kopf dafür sorgen, dass ich nicht ganz bei mir war. Ich fühlte mich instabil, nichts war mehr richtig im Fluss. Bei einer Behandlung wurden bestimmte Körperstellen korrigiert und neue Daten programmiert ... Ich war nur zu zehn Prozent bestätigt. Als Bruno die einzelnen Phasen des Protokolls durchging, lösten sich Teile von dieser Masse und ordneten sich rings um den Hirnschädel an – wie aufsteigende Luftblasen. Alles richtete sich so ein, dass die Spannung sich auflöste und Raum entstand. Danach saß ich erstmals wieder beruhigt am Steuer meines Autos.

PROTOKOLL NR. 17

Die DNA und die spirituelle Suche

Je weiter ich in meiner Arbeit an der DNA voranschreite, desto leichter fällt es mir, mich in mein Inneres zu begeben. Inzwischen muss ich nur die Augen schließen, um in den Spiralen meiner 13 Helices zur Ruhe zu kommen. Nachdem ich also so viele Protokolle ausgearbeitet hatte, deren Themen fast alle Aspekte des menschlichen Lebens abdecken, hielt ich es für logisch, diese Macht der Neuprogrammierung zu benutzen, um meine spirituelle Suche zu unterstützen. Daraus ist Protokoll Nr. 17 entstanden.

Als ich dieses Protokoll an mir selbst ausprobiert hatte, war ich zwei Tage lang in einem absoluten Glückszustand. Ich war nicht mehr allein und verloren im Universum, sondern fühlte mich mit dem Ursprung verbunden. Das hat eine Art "Implosion" in mir ausgelöst, die es mir endlich erlaubt zu meditieren, ohne ständig gegen den Verstand und mein Unbehagen anzukämpfen. Seit dieser Erfahrung fühle ich mich viel mehr eingebunden, und die Zeit kommt mir nicht mehr so lang vor. Nachstehend also das Protokoll – und Ihnen ein angenehmes Meditieren!

PROTOKOLL ZUR NEUPROGRAMMIERUNG NR. 17

Meditation über die Implosion im Inneren der eigenen DNA

Erster Teil des Protokolls

Dient dazu, den Gegenstand des Protokolls und die für die Neuprogrammierung nötigen Angaben zu erkennen.

1. Teil – VORBEREITUNG

Vor Beginn der Abfrage spricht man die Absicht laut aus: *Ich beschließe, am Nullpunkt zu sein, auch wenn ich nicht weiß, wie.* Mit Hilfe der Kinesiologie (oder jeder anderen Testmethode) die Antwort ermitteln. Die so erhaltenen Angaben werden entsprechend der Intention automatisch von der angeborenen Körperintelligenz und dem Bewusstsein des Gen-Codes aufgenommen.

1. BESTIMMEN, ob die zu behandelnde Person in der neuen Frequenz auf dem Nullpunkt zu einer Implosion innerhalb ihres eigenen Gen-Codes imstande ist, und zwar
   A. ganz allgemein ODER
   B. in Bezug auf eine bestimmte Situation, die in dieser Sitzung festzuschreiben ist. Wenn JA, BESTIMMEN, um welche besondere Situation es sich handelt.

Es gibt alle möglichen Gründe, warum man hier als Antwort ein NEIN erhält. Man muss nicht nach Erklärungen suchen, sondern nur die Tatsache als solche akzeptieren.

2. ERMITTELN, ob es für die zu behandelnde Person sinnvoll ist, jetzt in der DNA ein Programm zu installieren, damit sie zu einer 100%-igen Implosion innerhalb ihres eigenen Gen-Codes imstande ist.
   Wenn NEIN,
   A. die Neuprogrammierung NICHT jetzt vornehmen.
   B. BESTIMMEN, wie viel Zeit (Tage, Wochen, Monate) vergehen soll, bevor man die Neuprogrammierung vornimmt.

Möglicherweise ist das Programm in der nicht-codierten DNA installiert und an keiner bestimmten Stelle festgeschrieben.

Wenn JA,
BESTIMMEN, ob es nötig ist, eine bestimmte Stelle zu ermitteln.
> Wenn NEIN, zur nächsten Nummer übergehen.

Wenn JA,
> A. BESTIMMEN, in welchem Chromosom (1 bis 46 ...) und welchem Gen (1 bis 5000+) man das neue Programm installieren muss und
> B. BESTIMMEN, wie viele Tripletts (1 bis 30000+) dieses Programm umfasst.

Der ursprüngliche DNA-Plan ist das Schema, das jeder genetischen Mutation vorausging. Wenn diese Information dort unterschwellig immer noch vorhanden ist, wird sie automatisch in die Neuprogrammierung eingeschlossen.

3. BESTIMMEN, ob das Programm für eine Implosion in der eigenen DNA bereits im ursprünglichen DNA-Plan enthalten war.
Wenn JA,
> A. BESTIMMEN, ob es sich hier reproduzieren lässt.
> B. BESTIMMEN, ob man eine Brücke installieren soll.

Es geht um ein Thema oder ein anderes Programm, das jenes, das wir installieren wollen, neutralisieren könnte.

4. BESTIMMEN, ob es ein schädliches Programm und/oder Thema gibt, das in Resonanz (Echo) oder Dualität (Polarität) steht und mit dem neuen Programm interferieren könnte.
Jedes Wort des letzten Satzes TESTEN.

Die Speicher der alten Programme könnten mit dem neuen Programm interferieren.

5. BESTIMMEN, ob es Speicher gibt, die mit einem oder mehreren alten Programmen verbunden sind und die die Integration dieses neuen Programms in die DNA verhindern könnten.
Wenn JA, wie viele solcher Speicher gibt es?

Wie man auf eine Zahl testet, erfährt man in Anhang II.
Es kann Hunderte, mitunter auch Tausende Fragmente geben.

6. BESTIMMEN, ob man eine Brücke zwischen Hypothalamus und Stirnlappen einrichten muss.

7. A. BESTIMMEN, ob sich bei einer früheren Implosion Fragmente von der Person abgespalten haben.

   B. BESTIMMEN, ob es sinnvoll ist, diese Fragmente in die Gegenwart auf den Nullpunkt zu holen, sie wieder ins Innere der Person zu integrieren und in der DNA zu verankern oder sie zur Zentralen Seele zu lenken.

8. BESTIMMEN, ob ein Bündnis die Implosion blockiert.

9. BESTIMMEN, ob die Seele sich im Schockzustand befindet und ob dieser Zustand die Implosion verhindert.

10. BESTIMMEN, ob das Ego durch eine Implosion am Nullpunkt zu fragmentieren und/oder instabil zu werden droht.

11. BESTIMMEN, ob die Implosion folgende Elemente zu destabilisieren und/oder zu fragmentieren droht:
    A. die innersekretorischen Drüsen
    B. Gehirn, Herz, Milz, Nervensystem und Peptide
    C. die Zellen, die intra- und extrazelluläre Flüssigkeit, Atome und quantische Elemente (Quarks, Myonen und Fäden)
    D. Helices, Chakren, energetische Körper und die Seele
    E. einen anderen Ort (Anhang III)

273

12. BESTIMMEN, ob das elektromagnetische Feld der Helices angepasst werden muss, um die Implosion zu erleichtern.

13. BESTIMMEN, ob ein neues Quantenteilchen im Atom installiert werden muss, um die Implosion zu ermöglichen.

Diese Angabe wird automatisch in die Neuprogrammierung eingeschlossen.

14. BESTIMMEN, ob die Implosion vollständig vertragen wird.

15. BESTIMMEN, ob die zu behandelnde Person in der Lage ist, mit einer erfolgreichen Implosion zu leben.

Unter Nutzen versteht man hier Überfluss, Sicherheit, Gesundheit usw.

16. BESTIMMEN, ob die zu behandelnde Person den Nutzen dieser Implosion auf ihren physischen Körper und ihre irdische Realität übertragen kann.
Wenn NEIN, BESTIMMEN, ob eine Brücke installiert werden soll.

17. BESTIMMEN, ob die zu behandelnde Person dank der Implosion imstande ist, »multidimensional« zu sich selbst wieder eine Verbindung herzustellen.

18. BESTIMMEN, ob die zu behandelnde Person dank der Implosion in ihrem Gen-Code imstande ist, zur ursprünglichen Einheit zurückzukehren.

Möglicherweise müssen weitere Angaben in das Programm aufgenommen werden, bevor es installiert werden kann.

19. BESTIMMEN, ob es notwendig ist, weitere Angaben in das Programm aufzunehmen, bevor es installiert wird.
Wenn JA,
A. ABFRAGEN, wie viele Angaben aufgenommen werden müssen;

B. in Anhang III NACHLESEN und die Angaben BEFOLGEN, um zu ermitteln, welche Angaben aufgenommen werden müssen;

C. ZURÜCK zum Protokoll und WEITER zum nächsten Teil.

Zweiter Teil des Protokolls

2. Teil – INSTALLATION DER NEUPROGRAMMIERUNG

Die Installation der Neuprogrammierung berücksichtigt sämtliche Angaben, die im ersten Teil ermittelt wurden.

1. SPRICH: *Ich ordne an, dass sich dieses neue Programm für alle Leben und Dimensionen im Kern der Hauptzelle der Zirbeldrüse ansiedelt.*

Während man die Anweisung laut erteilt, wird jedes der aufgezählten Elemente in die Neuprogrammierung einbezogen. Im Tonfall eines Gebets oder der Hypnose sprechen.

2. SPRICH: *Ich ordne an, dass es, ausgehend von der Zirbeldrüse, folgende Orte durchläuft*

A. *die innersekretorischen Drüsen;*

B. *das Gehirn, das Herz, die Milz, das Nervensystem und die Peptide;*

C. *die Zellen, die intra- und extrazelluläre Flüssigkeit, die Atome und die quantischen Elemente (Quarks, Myonen und Fäden etc.);*

D. *alle Helices, alle Chakren, alle energetischen Körper und die Seele;*

Um zu erfahren, welche Stelle genau, unter Abschnitt 16 in Anhang III nachlesen und den Ort ermitteln.

E. *anderer Ort* (Anhang III).

3. SPRICH: *Ich weise die RNA an, sich wieder zu vernetzen und dieses neue Programm zu unterstützen.*

Der ursprüngliche DNA-Plan ist das Schema, das jeder genetischen Mutation vorausging.

4. SPRICH: *Ich weise die Tripletts an, wieder ihren Platz in der Ordnung des vollkommenen, ursprünglichen Programms einzunehmen, auch wenn es zu Umkehrungen des Codes gekommen sein sollte.*

5. SPRICH: *Ich weise die Geschwindigkeit der Photonen und die Spiralstruktur der DNA an, sich anzupassen.*

6. SPRICH: *Ich ordne die Erneuerung der Verbindungen im callösen Körper entsprechend dem ursprünglichen Plan an.*

Zur Definition von Telomer und Telomerase siehe Anhang I.

7. SPRICH: *Ich ordne die vollkommene Unversehrtheit von Telomer und Telomerase an.*

Die Liste der Systeme befindet sich in Anhang VII.

8. SPRICH: *Ich ordne an, dass die Rückstände alter Programme auf den Nullpunkt gesetzt und/oder über die geeigneten Systeme ausgeschieden werden.*

9. SPRICH: *Ich ordne an, dass dieses neue Programm endgültig bestätigt wird.*

Zur Definition der Merkabah siehe Anhang I.

10. SPRICH: *Ich ordne an, dass die Merkabah endgültig bestätigt wird.*

11. SPRICH: *Ich ordne an, dass DNA und RNA durch keinerlei Strahlung beeinträchtigt werden.*

12. SPRICH: *Ich ordne an, dass dieses neue Programm sich hier und jetzt bis auf Widerruf vollständig im verlängerten Rückenmark ansiedelt.*

13. SPRICH: *Ich ordne an, dass diese Neuprogrammierung vollständig toleriert wird, vollständig erfolgt und am Nullpunkt ansetzt.*

ZENTRALER PUNKT der Neuprogrammierung

14. SPRICH: *Ich ordne an, dass sich die Kraft, die Harmonie und die Richtigkeit dieser Neuprogrammierung in der DNA ansiedeln und dieses neue Programm vollständig aktiviert wird.*

Dritter Teil des Protokolls

3. Teil – ABSCHLUSS DES PROTOKOLLS

Möglicherweise erfordert das Programm weitere Angaben für die korrekte Codierung der Installation.

15. BESTIMMEN, ob es für die Wirksamkeit, Verträglichkeit und Assimilation der Neuprogrammierung nötig ist, weitere Angaben einzuschließen.
Wenn JA,
A. ERMITTELN, wie viele Angaben aufgenommen werden müssen;
B. in Anhang III NACHLESEN und die Anweisungen BEFOLGEN, um zu ermitteln, welche Angaben aufzunehmen sind;
C. ZURÜCK zum Protokoll und WEITER zur Nr. 16.

Das Protokoll wird abgeschlossen.

16. SPRICH: *Ich ordne an, dass diese Neuprogrammierung gemäß dem ursprünglichen Plan in der Frequenz der Liebe toleriert und assimiliert wird, auch wenn die Helices in der Vergangenheit deaktiviert waren.*

277

*Das Protokoll wird
endgültig bestätigt.*

17. SPRICH: *Ich ordne an, dass diese Erneuerung bis auf Widerruf durch (Name der
zu behandelnden Person) vollständig und
endgültig bestätigt ist.*

Schlussbemerkung

Zugang zu neuen Abläufen

Jetzt sind wir in der Lage, neue Programme zu formulieren; sie müssen also in keiner Weise beschränkt sein. Die Möglichkeiten sind grenzenlos. Wenn wir begriffen haben, was es mit den genetischen Protokollen auf sich hat, können wir künftig eine Wirklichkeit erschaffen, wie wir sie uns wünschen. Wir haben unsere Verhaltensweisen und Programme selbst in der Hand.

Wir sind die Experten der dritten Dimension. *Wir* müssen sagen, was wir wollen, wie wir uns fühlen, was uns Unbehagen verursacht und was uns, im Gegenteil, erfüllt. Die neue Denkweise, die Erschaffung einer neuen Wirklichkeit, der Zustand der Liebe, die Programmierung unserer DNA – das alles steht für eine selbstbestimmte DNA. Die Menschen um mich herum wissen ganz genau, wie das Leben auf der Erde funktioniert. Sie sind dafür zuständig, dass das menschliche Genom neu strukturiert und neu definiert wird. Die Revolution des Genoms findet nicht nur im Labor statt. Sie wird weltweit von all denen eingeleitet, die für sich das Recht in Anspruch nehmen, durch die Kraft der Intention wieder Miterschaffer ihrer eigenen DNA zu werden.

Mit am schwierigsten zu lösen ist dabei die Aufgabe, wie wir ein angemessenes Gleichgewicht finden zwischen unseren Vorstellungen von einer Neuprogrammierung und dem Vertrauen in unsere Fähigkeit, eigenverantwortlich neue Kodierungen an uns vorzunehmen. Lassen wir uns auf das Experiment der Protokolle ein, um bewundernd festzustellen, wie sich unsere Beziehungen, unsere Gesundheit und unser Umfeld verändern. Und da die Wissenschaftler für rund 97 Prozent unserer DNA ohnehin nichts über die Funktion sagen können, nehmen wir uns die Freiheit, sie neu zu definieren!

Wie man sich denken kann, war ich es mir als Rebellin und Erneuerin schuldig, die Frequenz der Liebe in die dritte Dimension einzuführen und dort zu verankern. Dies war mein Antrieb bei der Ausarbeitung der Protokolle zur Neuprogrammierung, die ich Ihnen in den vorangegangenen Kapiteln vorgestellt habe.

Wenn wir unseren Gen-Code aktiviert haben, fühlen wir uns in unserer Intuition gestärkt, weniger hilflos und weniger eingeschränkt durch endlose Prozesse. Manche geben sogar an, sie hätten sich verjüngt oder seien nun gesünder. Unsere DNA ist nicht statisch – das ist *die* Entdeckung unseres Jahrhunderts.

Unser Ziel ist dabei nicht nur die Reaktivierung unserer Helices, sondern ein Leben, das von der Vorstellung eines Kreises ausgeht, aus dessen Mitte heraus wir jedes Problem nicht vor dem Hintergrund von nur zwei, sondern vielmehr von 13 Kuchenstücken betrachten. Diese zirkuläre Denkweise führt zu mehr Mitgefühl, Verständnis, Fülle, Demut und Liebe zu sich selbst. Wenn man mir sagt, ich hätte ein schönes Leben, wunderbare Kinder und sei gut in Form, gebe ich immer zur Antwort, dass ich das der DNA und der Arbeit mit der Intention zu verdanken habe. Man könnte meinen, ich hätte es, verglichen mit anderen Menschen, leichter. Aber ich habe immerhin auch vier Kinder und einen Hund und muss den Abwasch machen. Im Winter machen mir Schneestürme und Kälte zu schaffen, im Sommer schwitze ich. Ich kann in schallendes Gelächter ausbrechen und grundlos heulen. Eigentlich habe ich nicht einmal einen Beweis für die Zuverlässigkeit der DNA-Programme, was bei anderen durchaus der Fall ist (die keine grauen Haare mehr haben, nie mehr krank werden usw.). Ein echter Beweis aber ist für mich, dass es zwischen uns harmonisch zugeht, dass wir in unserer Familie leicht über das reden können, was wirklich zählt im Leben, und meist gut aufeinander abgestimmt sind. Ich bin viel vitaler geworden und bekomme keine Depressionen mehr. Schon als Kind war ich mir insgeheim sicher, dass die Wirklichkeit, wie sie sich uns darstellt, nicht die einzige Option ist.

Ich bin das Jüngste von sieben Geschwistern und im Sternzeichen Widder geboren, die 9 ist meine numerologische Zahl. Ich bin hier, um den Wiederaufbruch und das Ende alter Zyklen einzuläuten. Jetzt, da meine 13 Helices wieder integriert sind, kann ich endlich sagen ICH BIN GOTT/ DIE GÖTTIN, weil mein ursprünglicher Plan und das, was ich bislang davon wiederherstellen konnte, mir die Sicherheit dafür geben. Und Ihnen wird es genauso ergehen.

Anhang I

GLOSSAR

CHROMOSOM: Ein Chromosom ist eine Kombination aus einer unterschiedlichen Anzahl von Genen. Aktuellen Forschungen zufolge kann ein einziges Chromosom über 5000 Gene enthalten. Die menschliche DNA besteht aus 46 Chromosomen oder »Chromosomenfäden«.

FRAGMENTE: Immer wenn wir zu viel Stress haben oder etwas abspalten, droht uns in einer Art psychischem Unfall der Verlust eines Teils unseres Wesens (oder Ichs), was auch als »Ich-Fragmentierung« bezeichnet wird. Einige Autoren gehen davon aus, dass diese fragmentierten Teile des Menschen ein Eigenleben führen; andere gehen sogar so weit zu behaupten, sie seien die Ursache für die Überbevölkerung.
Wie dem auch sei: Fest steht, dass wir uns diese Fragmente unseres Wesens, die nicht mehr Teil der bewussten eigenen Wirklichkeit sind, umso besser wieder aneignen können, je besser wir unsere verloren gegangenen Helices reintegrieren.
Die Wiederaneignung der eigenen Fragmente ist laut einigen Quellen, auf die ich im Internet gestoßen bin, auch ein Weg, um den Aufstieg möglich zu machen. Eine der wirkungsvollsten und angenehmsten Methoden, die eigene Entwicklung zu beschleunigen, besteht meiner Beobachtung nach auch darin, alle Fragmente in den Wortlaut unserer Intentionen einzuschließen, so dass auch sie von der Neuprogrammierung profitieren.

GEN: Das Gen ist Teil des Chromosoms (siehe dort). Es besteht aus einer Reihe von Tripletts (siehe dort) und ist ein »Code« oder »Programm«, durch das die Erbeigenschaften festgelegt werden. Wissenschaftlern zufolge umfasst das menschliche Genom zwischen 90- und 100.000 Gene, im Durchschnitt also rund 5000 Gene pro Chromosom, wobei bestimmte Chromosomen deutlich mehr und andere deutlich weniger enthalten.

HOLOGRAFISCHE VERZERRUNG: Holografische Verzerrungen oder Situationen sind eine falsche oder »virtuelle« Wirklichkeit, die der konkreten dreidimensionalen Wirklichkeit zum Verwechseln ähnlich ist. Es sind kreierte, erfundene Ereignisse, die sich auf der Schwingungsebene in unser Leben eingenistet haben und die Illusion von Wirklichkeit erzeugen. Allerdings unterscheidet sich ihr Energiefeld von dem der Wirklichkeit, da es Schwingungen von unglaublicher Geschwindigkeit erzeugt. Dadurch kann man diese Verzerrungen entweder mit Hilfe der Kinesiologie oder durch eine andere intuitive Methode ausfindig machen. Ein sensibler Mensch hat bei diesem Phänomen den Eindruck, das etwas »nicht mit rechten Dingen zugeht«. Irgendetwas stimmt nicht, auch wenn sich nur schwer feststellen lässt, was genau. Das liegt daran, dass die Schwingungshelices der DNA schlecht ansprechen, sobald holografische Verzerrungen auftreten.

MERKABAH: Rings um unseren Körper sind drei Kraftfelder mit präziser geometrischer Form übereinandergelagert: Das physische, das geistige und das emotionale Feld. Dreht man diese Felder und verbindet auf diese Weise Mentales und Emotionales mit dem physischen Körper, so bewegt sich das geistige Feld links und das emotionale Feld rechts herum, während das körperliche Feld unbewegt bleibt. Dreht man die Felder auf besondere Weise bei ganz präziser Geschwindigkeit, kann eine Sphäre erscheinen.

MIASMEN: Ein Miasmus ist ein energetischer Mangel oder eine energetische Lücke, die uns anfälliger für bestimmte Pathologien oder psychische Ungleichgewichte macht. Obwohl sie der Schwingungsebene zuzuordnen sind, können sich Miasmen unter bestimmten Voraussetzungen auch körperlich auf der Ebene der Zellen und Moleküle manifestieren. Diese energetischen Signale können uns in Form leichter Schwächezustände oder auch schwer wiegenderer, größerer Veränderungen oder Mutationen in Mitleidenschaft ziehen.
Zumindest zeitweise müssen die Person und das Umfeld des Miasmus energetisch kompatibel sein, damit überhaupt eine Verbindung zu Stande kommt. Das kann etwa bei einem (positiven oder negativen) Schock der Fall sein. Der Schock öffnet eine Pforte, durch die sich der Miasmus Eintritt verschafft, um sich dann als kleinere, abgespaltene Realität in uns anzusiedeln. Um sich gegen den Eindringling zu schützen, schafft der Körper eine energetische Pufferzone rings um den Miasmus. Derart abgekapselt kann dieser sowohl energetisch als auch molekular sehr lange überdauern – genauer gesagt so lange, bis ein auslösendes Element auftaucht. Er behindert die Person auch nur insofern, als er ihr die Vitalkraft, die zur Aufrechterhaltung des Schutzwalls benötigt wird, vorenthält. Der Miasmus gehört zur Molekularstruktur der Person und ist über die unkodierte DNA auch genetisch auf nachfolgende Generationen übertragbar.

Wird die Energie eines Miasmus durch ein auslösendes Element freigesetzt, können gesundheitliche Probleme auftreten. Man geht auch davon aus, dass die Hauptursache für bestimmte Allergien nicht in der Umwelt oder im Immunsystem liegt, sondern vielmehr in der Aktivierung eines bis dahin schlummernden Miasmus. In solchen Fällen kann man die Allergie nur eindämmen, indem man den Miasmus selbst behandelt.

TELOMER: Der Telomer ist Teil der Chromosomenstruktur. Es handelt sich um ein Protein, das am Ende der Chromosomenfäden der DNA eingelagert ist und diese schützt. Einfacher ausgedrückt: Er ist das Endstück jedes Chromosoms.

Die Beeinträchtigung des Telomers führt zum Zelltod, während seine Aufrechterhaltung für normale Zellen lebensverlängernd ist. Bei der Zellteilung kann der Telomer verloren gehen oder beschädigt werden. Das kann zu Anomalien bei der Zellvermehrung führen oder die Zellteilung komplett unterbinden. Wenn der Telomer beschädigt ist, geht Genmaterial verloren. Diese Verkümmerung des Genmaterials ist die Ursache für Krankheiten und den Alterungsprozess.

TELOMERASE: Die Telomerase ist ein Enzym und gewissermaßen das »Bindemittel« des Telomer (siehe dort).

TRIPLETT: Tripletts sind die Bausteine des Gens (siehe dort). Grundbestandteil der DNA sind die vier Basen Adenin (A), Thymin (T), Guanin (G) und Cytosin (C), die immer paarweise zusammengehen, und zwar auf ganz spezifische Weise: AT oder TA, GC oder CG. Diese Paare bilden wiederum Dreierkombinationen, die man als Triplett bezeichnet, z.B.: »AT CG GC«.

Insgesamt gibt es für diese Tripletts 64 verschiedene Kombinationsmöglichkeiten. Beim Menschen hat man weltweit jedoch nie mehr als 20 aktive Kombinationen ausfindig gemacht, zu denen drei weitere Kombinationen kommen, die als »Auslöser« oder »Schalter« für den Code fungieren. Das bedeutet, dass 41 von den 64 möglichen Tripletts nicht aktiviert sind.

Ein Gen (Programm oder Gen-Code) kann aus nur zwei oder auch aus einer Vielzahl von Tripletts bestehen. So haben Experten im Toronto Hospital beispielsweise ein Gen entdeckt (vermutlich das für die Hirnstruktur), das möglicherweise 100.000 Tripletts und mehr enthält.

Anhang II

KINESIOLOGIE

Zwei kinesiologische Fingertestverfahren

Der Begriff Kinesiologie stammt aus dem Griechischen und bedeutet »Lehre von der Bewegung«. Die traditionelle Kinesiologie untersucht die Bewegung der Muskeln und den Muskelwiderstand in Verbindung mit der körpereigenen Dynamik.

Im Zusammenhang mit der Neuprogrammierung ermöglicht es Ihnen die kinesiologische Testung des Muskelwiderstands, die Antwort oder Botschaft des Körpers wahrzunehmen und zu deuten. Man kann daher auch von einem wirklich demokratischen Verfahren sprechen, weil nicht der Therapeut aus seiner dominanten Position heraus entscheidet, was zu tun ist, sondern vielmehr die körpereigene Intelligenz dank eines Frage-Antwort-Systems die Richtung vorgibt.

Bei einem kinesiologischen Test geht es nicht darum, die Stärke des Muskelwiderstands zu messen, sondern zu beobachten, wie er sich verändert. So wird beim klassischen Zuckertest zunächst der natürliche Muskelwiderstand ermittelt, indem der Therapeut den Arm nach unten drückt, der Person ein Stück Zucker auflegt und dann am selben Arm erneut den Muskelwiderstand misst. Wirkt der Zucker negativ auf die Person (was in neun von zehn Fällen so ist), nimmt der Widerstand beträchtlich ab und der Arm sinkt (oder fällt regelrecht). Im umgekehrten Fall bleibt der Widerstand gleich. Die Ursache ist nicht Ermüdung, denn wiederholt man den Test, nachdem man das Zuckerstück entfernt hat, ist der Widerstand wieder da.

Es gibt zahlreiche kinesiologische Testmethoden, von denen wir in diesem Anhang zwei vorstellen. Dabei empfehlen wir die erste von beiden als die praktischere, weil nur eine Hand benötigt wird. Möglicherweise müssen Sie eine Weile üben, bevor Sie aussagekräftige Antworten erhalten.

Grundprinzip
Unabhängig von der Methode, die man anwendet, bleibt das Grundprinzip stets gleich:

1. Man stellt eine Frage, die mit Ja oder Nein zu beantworten ist, und misst den Widerstand.
2. **Nimmt der Widerstand ab, so wird dies als JA gedeutet, bleibt er dagegen gleich oder nimmt zu, so entspricht dies einem NEIN.**

Nachstehend also die beiden Methoden. Im Anschluss wird erläutert, wie man mit Hilfe des kinesiologischen Tests beispielsweise eine Zahl ermittelt.

Methode 1 – Zwei Finger

Bei dieser Methode misst man den Muskelwiderstand, indem man Mittel- und Zeigefinger aufeinanderlegt. Der Mittelfinger drückt nach unten, als wollte er den Zeigefinger beugen; der hält dagegen.

1. Eine Frage stellen.
2. Mit dem Mittelfinger auf den Zeigefinger drücken.
3. Wenn der Zeigefinger nachgibt (was man normalerweise in dem Gelenk nahe der Handfläche spürt), so lautet die Antwort JA. Wird er dagegen nicht gebeugt, lautet die Antwort NEIN.

Wenn Sie keine eindeutigen Antworten erhalten, müssen Sie Ihren Fingern vielleicht »beibringen« (oder vorschreiben), dass nachlassende Spannung als JA und die Aufrechterhaltung (oder Zunahme) der Spannung als NEIN gedeutet wird.

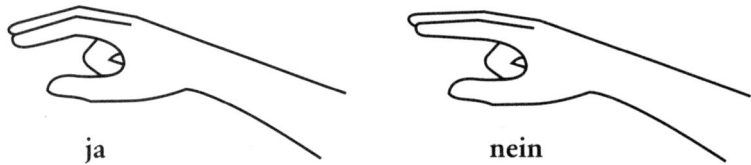

ja   nein

Methode 2 – Der Kreis

Bei dieser Methode bildet man mit dem Daumen und dem kleinen Finger einer Hand einen Kreis, indem man sie fest aufeinanderdrückt. Der Test besteht darin, dass man den Kreis zu durchbrechen versucht, indem man mit dem Zeigefinger und Daumen der anderen Hand die Finger auseinanderdrückt. Wenn der Kreis durchbrochen ist (die Spannung also abgenommen hat), lautet die Antwort JA. Wenn der Kreis geschlossen bleibt (die Spannung also aufrechterhalten bleibt), lautet die Antwort NEIN.

Die Finger, die den Kreis bilden:

A. Für Rechtshänder:

Die linke Hand hochheben und die Spitze des linken Daumens auf die Spitze des linken kleinen Fingers legen.

B. Für Linkshänder:

Die rechte Hand hochheben und die Spitze des rechten Daumens auf die Spitze des rechten kleinen Fingers legen.

Wichtig ist, dass der Druck der Finger, die den Kreis bilden, während des Tests gleichmäßig bleibt. Man darf nur so viel Druck ausüben, dass die Finger wach und verbunden sind, und man überlässt es den Fingern, ob sie Widerstand leisten oder nachgeben.

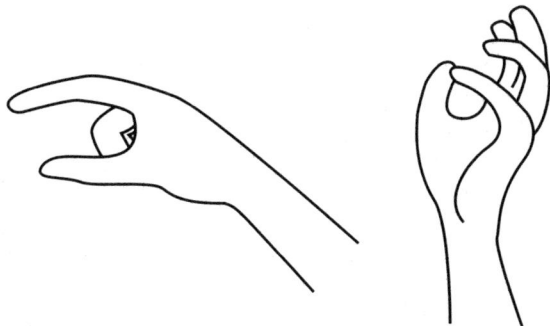

Die Testfinger:

Um den Kreis zu testen, legt man Daumen und Zeigefinger der anderen Hand zusammen, führt sie in den Kreis und versucht, sie zu spreizen, so dass der Kreis durchbrochen wird.

Für den Test ist es wichtig, dass der Druck der spreizenden Finger genauso stark ist wie derjenige der beiden Finger, die den Kreis bilden. Deren Druck muss gleichmäßig sein; man darf die Finger nicht um jeden Preis zusammenpressen – schließlich will man den Muskelwiderstand messen, nicht die Muskelkraft.

Anschließend verfährt man wie folgt:

1. Die Frage stellen.
2. Mit den Testfingern (Zeigefinger und Daumen) den Kreis zu durchbrechen versuchen.
3. Wenn der Kreis durchbrochen ist, die den Kreis bildenden Finger sich also wie eine Pinzette öffnen, lautet die Antwort JA. Bleiben die Finger fest miteinander verbunden, lautet die Antwort NEIN.

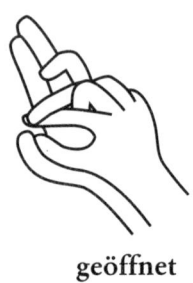 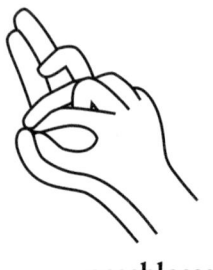

geöffnet   **geschlossen**

Sonstige Antworten

In manchen Fällen muss man eine Anzahl ERMITTELN (z. B. wie viele Tripletts oder Fragmente usw.). Um die Antwort mit Hilfe eines kinesiologischen Tests zu bestimmen, muss man einfache Fragen stellen, die mit Ja oder Nein zu beantworten sind. Will man also eine Zahl ermitteln (wie viele?), stellt man eine Reihe von Fragen, um zunächst eine Größenordnung zu erhalten und sich der Antwort dann schrittweise anzunähern. Nachstehend ein Beispiel:

Ursprüngliche Frage: Wie viele Tripletts hat dieses Programm?
Folgende Fragen stellen:

1. *Umfasst die Anzahl der Tripletts 1 Ziffer?*   *NEIN*
2. *Umfasst die Anzahl der Tripletts 2 Ziffern?*   *NEIN*
3. *Umfasst die Anzahl der Tripletts 3 Ziffern?*   *JA*

(Damit wissen wir, dass die gesuchte Zahl zwischen 100 und 999 liegt.)

4. *Liegt die Anzahl der Tripletts bei 500 oder darüber?*   *NEIN*

(Es handelt sich also um eine Zahl zwischen 100 und 499.)

5. *Lautet die erste Ziffer der Zahl 1?*   *NEIN*
6. *Lautet die erste Ziffer der Zahl 2?*   *JA*

Die erste Ziffer ist die 2.

7. *Ist die zweite Ziffer 5 oder größer?*   *JA*

(Damit erübrigen sich Fragen nach den Ziffern 0-4)

8. *Lautet die zweite Ziffer 5?*   *NEIN*
9. *Lautet die zweite Ziffer 6?*   *NEIN*
10. *Lautet die zweite Ziffer 7?*   *NEIN*
11. *Lautet die zweite Ziffer 8?*   *JA*

Die zweite Ziffer ist die 8.

12. *Ist die dritte Ziffer 5 oder größer?*   *NEIN*
13. *Lautet die dritte Ziffer 0?*   *NEIN*
14. *Lautet die dritte Ziffer 1?*   *JA*

Die dritte Ziffer ist die 1.

Antwort: 281 Tripletts.

Man kann auch andere Antworten ermitteln, indem man die ursprüngliche Frage in eine Reihe von Fragen zerlegt, die mit Ja oder Nein beantwortet werden. Dazu noch ein weiteres Beispiel:

Ursprüngliche Frage: *Muss man eine Farbe installieren (Antwort JA)? Wenn ja, welche? Zur Beantwortung dieser Frage erstellt man eine Liste mit Farben:*

Frage	Farbliste	Antwort
Ist es ...	*Weiß*	*NEIN*
Ist es ...	*Schwarz*	*NEIN*
Ist es ...	*Rot*	*NEIN*
Ist es ...	*Blau*	*NEIN*
Ist es ...	*Grün*	*NEIN*
Ist es ...	*Orange*	*NEIN*
Ist es ...	*Rosa*	*NEIN*
Ist es ...	*Türkis*	*NEIN*
Ist es ...	*Smaragd*	*JA*
Ist es ...	*Violett*	*NEIN*
Ist es ...	*Gelb*	*NEIN*
	usw.	

Antwort: Smaragd

Man kann sich auch nacheinander auf jede einzelne Farbe konzentrieren, indem man fragt: »Handelt es sich um diese Farbe?«, bis man als Antwort ein JA erhält.

Auch wenn es auf dem Papier langwierig und mühsam erscheint, einen solchen Fragenkatalog abzuarbeiten, so geht es mit ein wenig Übung in Wirklichkeit sehr schnell.

Nachstehend noch eine Liste mit Farben, die Sie eventuell verwenden können:

Blau	Braun	Fuchsia
Gelb	Gold	Granat
Grün	Infrarot	Kupfer
Lachs	Ocker	Orange
Perlmutt	Purpur	Rosa
Safran	Sand	Schwarz
Silber	Smaragd	Türkis
Ultraviolett	Violett	Weiß

Anhang III

MÖGLICHE BLOCKADEN

Dieser Anhang ist eine Art Datenbank, die die Suche nach fehlenden Angaben zur Vervollständigung der Protokolle erleichtert. Die gesuchten Angaben ermitteln Sie, indem Sie testen.

Methode:
1. Als Erstes die Frage stellen: »Wie viele Angaben aus diesem Anhang benötige ich?«
2. Ermitteln, in welchem/welchen Abschnitt/en sich diese Angaben befinden, indem man die Überschrift jedes Abschnitts oder die entsprechende Nummer (1 bis 22) testet. In jedem Abschnitt, der mit JA getestet wurde, wiederum die spezifischen Angaben testen, nach denen man sucht.

Beispiel: Angenommen, die Antwort auf Nummer 1 lautet: 4 Angaben. Daraufhin testet man die Überschriften der 22 Abschnitte – mit folgendem Ergebnis:

1	*= NEIN*	
2	*= JA*	*entsprechend im Anhang V nach der mentalen Überzeugung suchen, dann zurück zu Anhang III und Test fortsetzen;*
3 und 4	*= NEIN*	
5	*= JA*	*beim Testen der Angaben aus Abschnitt 5 lautet die Antwort »Virus«;*
6, 7 und 8	*= NEIN*	
9	*= JA*	*beim Testen der Angaben aus Abschnitt 9 lautet die Antwort »Lymphe«;*
17	*= JA*	*der Test ergibt »Erde, Bauchspeicheldrüse«.*

1. **Emotionen:** siehe Anhang IV
2. **Mentale Überzeugungen:** siehe Anhang V
3. **Spirituelles**
   1. Interferenz – Kräfte der Dunkelheit
   2. Chakra – ERMITTELN, welches (1 bis 13), und ob es zu weit offen oder zu weit geschlossen ist

3. vergangenes Leben
4. Astrologie/Numerologie
5. energetische Körper – ERMITTELN, welcher (1 bis 13), ob eine Anpassung vorgenommen werden soll, ob es ein Loch in der Aura gibt oder Sonstiges
6. nicht im eigenen Körper
7. Träume
8. stellarisch
9. galaktisch
10. Änderung der Frequenz
11. Thema der zentralen Seele
12. Sonstiges

4. **Allergien**
5. **Infektionen**
   1. Virus
   2. Grippe und Erkältung
   3. Chlamydien
   4. Rickettsien
   5. Mykoplasmen
   6. Bakterien
   7. Pilze
   8. Parasiten
6. **Freie Radikale** (Toxine)
   1. pathologische Rückstände
   2. Impfungen
   3. Drogen
   4. Schwermetalle
   5. Medikamente
   6. Strahlungen
   7. chemische Substanzen
7. **Stoffwechsel**
   1. Assimilation – ERMITTELN, zu welchem Prozentsatz sie erfolgt ist.
   2. Elimination/Drainage – ERMITTELN, zu welchem Prozentsatz sie erfolgt ist.
   3. Verdauung – ERMITTELN, zu welchem Prozentsatz sie erfolgt ist.
   4. Säure-Basen-Ausgleich – ERMITTELN, ob zu säurehaltig oder zu alkalisch.
   5. Unausgeglichener Blutzucker
   6. Missverhältnis Körperfettanteil
   7. Proteine

8. **Unausgeglichener Hormonhaushalt**
   1. Hirnanhangsdrüse
   2. Zirbeldrüse
   3. Hypothalamus/Thalamus
   4. Schilddrüse
   5. Thymus
   6. Bauchspeicheldrüse
   7. Nebennieren
   8. Eierstöcke/Hoden
9. **Kreislauf**
   1. Blut
   2. Lymphe
   3. Nervenimpuls
   4. Akupunktur
10. **Strukturelles Problem**
    1. Wirbelsäule
    2. Skelett
    3. Organ
    4. Muskeln
    5. Bänder
    6. Faszien
    7. Nerven
    8. DNA
    9. Gelenke
    10. Sonstiges
11. **Zähne**
12. **Chromosomenreparatur** – siehe Protokoll Nr. 8.
13. **Farbtherapie** – ERMITTELN, welche Farbe die Person benötigt.
14. **Energieblockade**/*Kundalini, Shushumna* usw. – siehe Anhang IV.
15. **Genetische Einflüsse**
    1. präkonzeptionell, während der Schwangerschaft, intra-uterin
    2. generationenübergreifend
    3. miasmisch
    4. Sonstige
16. **Stellen im Körper** – Die verschiedenen Stellen im Körper wurden in der chinesischen Medizin entsprechend den fünf Elementen fünf Gruppen zugeordnet. Testen Sie zunächst also, unter welchem Element die gesuchte Angabe zu finden ist, bevor Sie dann testen, um welches Organ es sich handelt.
    1. Element FEUER

      1. Herz/Kreislauf

      2. Endokrine Drüsen

      3. Dünndarm

  2. Element ERDE

      1. Milz

      2. Bauchspeicheldrüse

      3. Magen/Mund

      4. Nervensystem

  3. Element METALL

      1. Lungen/Nase und Nebenhöhlen

      2. Bindegewebe

      3. Kolon

      4. Haut

  4. Element WASSER

      1. Nieren

      2. Blase/Harnröhre

      3. Lymphe/intra- oder extrazelluläre Flüssigkeit

      4. Reproduktionsorgane

      5. Ohren

  5. Element HOLZ

      1. Leber

      2. Gallenblase

      3. Wirbelsäule und Gelenke

      4. Augen

  6. Systeme (Nieren-, Lungensystem usw.), s. Anhang VII

  7. Muskeln

  8. Gehirn und Nervensystem

  9. Meridiane

17. **Spezifische Voraussetzungen** – Eine spezifische Voraussetzung ist ein körperlicher Zustand wie eine verstopfte Leber, ein Blutgerinnsel, eine Verwachsung, ein durchlässiger Dünndarm usw. Um herauszufinden, um welche Stelle im Körper es sich handelt, gehen Sie zurück zum letzten Abschnitt.

18. **Schock** – ERMITTELN, in welchem Alter, mit welchen Begleitpersonen und unter welchen Umständen.

19. **Die vier Körper:** physisch, emotional, mental, spirtuell

20. **Anderes Protokoll:** s. Inhaltsverzeichnis in Band I und II

21. **Andere Angaben aus den Büchern** *Essence, Ancrage, Convergence* (bislang nur in französischer und englischer Sprache erschienen)

22. **Sonstiges**

Anhang IV

LISTE DER EMOTIONEN

Handelt es sich bei der ermittelten Antwort in diesem Anhang um eine nicht näher definierte »Emotion« (zum Beispiel »Emotion in Bezug auf die Familie« auf S. 297), muss man in der Liste weitersuchen, um die genaue Emotion zu ermitteln.

abgesetzt worden sein

abhauen/fliehen

Ablenkung (z. B. von einem Körperteil ablenken)

Abtreibung

adoptiert sein

Aggressivität

albern

alle (denken ... oder sind ..., usw.)

alle/die Welt usw.

allein sein

allergisch auf eine Emotion

allergisch auf Eltern/Kinder wegen ihrer Schikanen oder Ansprüche

allergisch auf Verantwortung reagieren

allergisch oder immun gegenüber den eigenen Emotionen

alles ist gegen einen

alles verloren haben

als ein anderer gelten

als Kind nicht akzeptiert worden sein

als tot gelten

Alter (sein Alter nennen und ermitteln, ob es stimmt)

andere auf Abwege führen

angeblich ... sein

angriffslustig

Angst

Angst davor, dass die Kinder auf Abwege geraten

Angst davor, eine Krankheit könne wieder auftreten

Angst vor dem Unbekannten

Angst vor Konsequenzen

Angst, anderen wehzutun

Angst, etwas anzunehmen

Angst, etwas aufs Spiel zu setzen

Angst, finanziell/in der Liebe/schulisch/beruflich/gesellschaftlich usw. zu scheitern

Angst, seine Kinder schlecht zu erziehen

Angst, von jemandem abhängig zu sein

Angst/phobische Angst, sich wohl zufühlen

ankommen/sich absetzen

Anpassungsfähigkeit

anständig

Arbeit

Arbeitsstelle/Arbeitgeber

Arzt/Therapeut

auf dem Rückzug

aufgebracht

Aufregung

Aura/Nervensystem

Ausdruck: das eigene Leben
zum Ausdruck bringen

Ausdruck: Emotionen und Meinungen ausdrücken = Emotionen

Ausdruck: künstlerischer ≈
oder jede Art von Kreativität =
Ängstlichkeit und Störungen des
Nervensystems

ausgehungert (seelisch oder
emotional)

ausgeschlossen worden sein

ausklügeln

Außenseiter

Autoimmunität des Immunsystems
aufgrund eines Gefühls

autoritär

Autorität: Angst vor ≈; ≈ vermeiden;
≈ brauchen, Kränkung durch ≈; ≈
ausüben wollen

Autosuggestion

Ängste (Schilddrüse): körperlich

ängstlich; gerät vor Angst auf
Abwege

äußerst angespannt sein

Bammel haben

bedauernswert

bedrückt sein

Bedürfnis danach, jemanden lieb zu
haben

Bedürfnis danach, von jemandem
lieb gehabt zu werden

Bedürfnis danach, zu verzeihen

Bedürfnis nach Gedächtnisverlust

Bedürfnis nach mehr Aufmerksamkeit

bedürftig sein

beeinflusst durch andere

befriedigt

Befürchtung

Begeisterung

beherrscht von der Angst; von der
Erinnerung; von Sonstigem

bekannt sein für …

beklagen

Belastung aufgrund einer Fehlinterpretation (z.B. Liebe = Manipulation)

Belastung durch den Gedanken an
den eigenen Tod

Belastung durch den Tod eines
anderen

Belastung und Nichtwahrnehmung

Belohnung

belügen

bemuttern (bemuttern müssen
oder bemuttert werden wollen)

bemuttern (nicht genügend bemuttert worden sein)

beruflich versorgt sein

beschützt werden wollen

besitzergreifend

besondere Gelegenheit

Bestimmung

bestraft werden

beunruhigt

Bewegung oder Hin und Her, das Erinnerungen wachruft

Beziehungen

Beziehungen: Liebes≈; freundschaftliche; berufliche; gesellschaftliche usw.

bis zum Überdruss wiederholen

bodenlos/nie

böse/heimtückisch

Bruder

Bulimie

Cousin/Cousine

darauf programmieren, dass man die Kinder annimmt

darüber reden = Emotion

das eigene Weinen nicht zulassen

das Gefühl haben, bei jemandem Schulden zu haben

das Gesicht verlieren

Degeneration des Nervensystems aufgrund von Emotionen

degeneriertes Immunsystem aufgrund einer Emotion

demaskiert

den Glauben verlieren

den Tod von jemandem herbeisehnen

Denkweise – genetisch?

Depression

Depression (grundlos)

Depression (suizidär)

Depression: aufgrund von Erschöpfung; genetisch bedingt; wegen Liebeskummer

Der Körper hält sich für einen Mann/eine Frau.

desillusioniert

diabolisch

die Beherrschung verlieren

die Bewertung einer Situation

die eigene Intention

Die Körpersprache von jemandem wird falsch gedeutet.

Die Leute interessieren sich nicht für mich./Ich fühle mich vernachlässigt.

Dieb

diktatorisch

diskreditiert

dumm

durch ein Gelübde gebunden (möglicherweise ein Eheversprechen)

durcheinander

dünn/dick

dürftiges Vorbild

düstere Gedanken

Ego

Ego: übermäßiges ≈

Egoist/kleiner »Chef«

Ehe

Eifersucht

ein reines Gewissen haben

ein Siegertyp sein

ein Verbrechen begangen haben

ein wertvoller Mensch sein

eine Emotion nicht ausschalten können

eine Meinung/Haltung haben

eine negative Emotion wird benutzt

eine schlechte Figur abgegeben haben

einem anderen die Emotionen abnehmen

einen Irrtum begangen haben

einen Teil seiner selbst zerstören

eines anderen Absicht

einfach so/ohne Gefühlsregung

eingeschränkt sein

eingeschüchtert

Emotion eines anderen (wessen Emotion? Und welche?)

Emotion in Bezug auf die eigene Person

Emotion in Bezug auf die Familie

Emotion in Bezug auf Beziehungen

Emotion in Bezug auf die Muskeln

Emotion in einem Abschnitt der Wirbelsäule

Emotion: eingekapselte ≈: die entsprechende Emotion und den entsprechenden Ort finden (Anhang III)

Emotion: kombinierte ≈

Emotion: oberflächliche ≈

Emotion: unterdrückte ≈

Emotion: verborgene ≈ (welche?)

emotional immer gleich antworten

emotional schwach sein

emotional stark sein

emotionale Abhängigkeit

emotionale Desensibilisierung

Emotionen: durch Miasmen/ erblich bedingt

Empathie angesichts einer Situation, die wir bereinigen könnten, wenn wir es denn könnten

Empathie: spirituell/mental/ emotional/körperlich

entehren: jemanden ≈

entehrt

enterbt/mittellos

Entmutigung

Entscheidung: keine Wahl haben; die falsche Entscheidung treffen; sich nicht entscheiden können

Entschuldigung/Symptome = Entschuldigung

Entsetzen

enttäuscht

erbarmungslos

erbost

Erfolg (nicht auf ≈ programmiert)

Erfüllung

Erhaltung

Erhellung

erlauben

Erleuchtung

erniedrigt

Erniedrigung (bewusst)

ernüchtert/enttäuscht

Erscheinung: Angst vor einer guten ≈; will nicht positiv auffallen; will, dass ein bestimmter Körperteil nicht auffällt und sorgt deshalb dafür, keine allzu gute ≈ abzugeben; Angst vor Neid, der Verrat bedeuten würde, wenn ich eine gute ≈ abgeben würde

Erschöpfung: emotional/spirituell/geistig

Erschöpfung: geistig-emotional

erschüttert

Erwachsener/Programm, um akzeptiert zu werden

Erwartungen

Erwartungen an sich selbst

Erwartungen anderer an einen selbst

erzwungene Liebesbeziehungen

Essstörung: Bulimie; Anorexie

etwas bereuen müssen

etwas nicht finden können

etwas nicht tun können

etwas vorenthalten bekommen

falsch

falsche Persönlichkeit

falsche Richtung im Leben

falsche Wahrnehmung

falscher Prophet

familiär

Familie reagiert sich an einem ab

Fantasie

Fantasie: sexuelle oder Liebesfantasie

Fähigkeit, etwas an den Mann

zu bringen

fehlender Zwilling (intra-uterin)

Fehlinterpretation

Feindseligkeit

finanzielle Sicherheit mit Blick auf die Zukunft

flüchtig/verborgen

Freiheit

Freude/sich amüsieren

Freunde

Freundschaft

Frieden

Frustration

Frustration: sexuell

Frustration: spirituell

geben, aber nicht annehmen

gebrochener Körper

gebunden sein

Gedächtnis

Gefallen an Aufmerksamkeit aufgrund von Gewalt, Missbrauch, Angriff, Widersprüchlichkeit, Leiden usw.

Gefangenschaft

gefoltert oder gefoltert werden müssen

Gehirnwäsche

gekränkt sein

Geld

Gelegenheit

geliebt werden wollen

Gelübde (evtl. Ehegelübde)

Gelübde gebrochen (Ehegelübde)

geohrfeigt

Geringschätzung, die einen rasend macht

gesegnete Zukunft

gestohlen

gestörte psychische Wahrnehmung

Gesundheitsprobleme

getadelt werden

Gewalt

Gewissen

Gewissensbisse (den Bogen überspannt haben)

gibt physisch zu viel Unterstützung, so dass er anderen Übel abnimmt

Glaube

Glaube oder Programmierung, man werde sich wehtun lassen Glaube, etwas sei irreparabel

Glück

Gott

Großvater/Großmutter

gut sein

Haare

Haarfarbe: blond, braun, kastanienbraun usw.

handeln (entsprechend den Überzeugungen)

handelt (stellvertretend für jemand anderen/ersatzweise)

handeln (in einer Funktion)

Harmonie

Hass: Selbsthass; ≈ auf andere; auf jemanden im Besonderen

hätscheln/Wert darauf legen, zu ≈

Heilung/Gesundheit

Heilung: nicht gesund werden; die Gesundung nicht akzeptieren; allergisch auf die Heilung sein; gesund werden ist Stress; keine Gewöhnung an die Heilung; gesund werden = Emotion

Hemmung

herrisch

herumjonglieren in Bezug auf etwas, was man tut oder denkt

Histamine oder allergische Reaktion beim Gedanken an etwas

Scham

Hoffnung

Hunger

Hyperaktivität

hypochondrisch

Hysterie

hysterisch

Ich Armer/Arme!

Ich sehe nicht/Ich kann es nicht mehr hören/Ich kann nicht mehr sagen, dass ich noch einmal … haben/ausprobieren werde.

Idiot

ignoriert

im Leben den falschen Weg, die falsche Richtung einschlagen

Imagination

in der Defensive

in die Irre führen/lügen

in schlechter Gesellschaft sein

inkompetent

innerer Vorwurf

inneres Kind

instabil

Integrität

Inzest: geistig, emotional, sexuell

Irrtum des Lebens

jemand anderer sein wollen

jemand reagiert sich an einem ab

jemanden gehen lassen, an dem man hängt

jemanden nicht brauchen

jemanden schrecklich vermissen

Kampf

Karriere

Karriere/Beruf

kaum oder wenig geliebt

kein innerer Frieden

kein Recht auf etwas haben oder nicht zu seinem ≈ kommen

kein Recht zu leben

kein Selbstvertrauen haben und sich deshalb gegen etwas zur Wehr setzen, was schlecht für einen ist

keine Arbeit haben

keine Emotionen haben

keine Entschlossenheit besitzen

keine Freiheit haben

keine gesegnete Zukunft

keine guten Beziehungen zu den eigenen Kindern aufgebaut haben

keine oder eine gestörte Selbstwahrnehmung haben

keine positive Emotion in sich verspüren

keine Stimme haben

keine Wahrnehmung für Gefühle

keine Wünsche haben

keine Ziele haben

keine Zukunft

keinen Anspruch auf eine gedeihliche/finanziell gesicherte/glückliche Zukunft haben

keinen Anspruch auf Liebe haben

keinen familiären Segen bekommen haben

keinen Wert haben

klein/groß

kommt … sehr zugute

Kommunikation

Kommunikation (sexuell)

Kommunikation in der Ehe

Kompensation und Emotionen

konfiszieren

Konflikt mit einer Aussage

Konflikt mit menschlichen Idealen

Konflikt mit moralischen Normen

konfus

Konspiration

Kontrolle

Kontrolle: andere kontrollieren/von anderen kontrolliert werden kontrollierend

körperliche Krankheit

krank

kreieren

kreieren: die eigene finanzielle oder sonstige Zukunft (wenn ja, welche?)

kriminell

Kummer im Zusammenhang mit der Vergangenheit

künftiges Leid

Leben

Leben und Emotion

Lebensweise

Leiden in der Kindheit

Liebe (erkaltet); wenn man mit jemandem zusammengelebt hat, der immer am Rand eines Nervenzusammenbruchs stand, zu dem es aber nie kam

Liebe = ermitteln, welche Emotion

Liebe, die nicht auf Gegenseitigkeit beruht

Liebe: Selbstliebe, Nächstenliebe

Liebeskummer (wie oft)

Lust

Lustlosigkeit

Lüge

Macho

Man hat mir vorgegaukelt, dass …

man selbst

man selbst/natürlich sein

mangelnde Akzeptanz

mangelnde Ambition

mangelnde Erfahrung

mangelnde Körpernähe

mangelnde Körpernähe in der Kindheit

mangelnde Libido

mangelnde menschliche Wärme

mangelnde Ordnung

mangelnde Sensibilität

mangelnde Sympathie/mangelndes Mitgefühl

mangelnder Frieden auf der Ebene des emotionalen Körpers

mangelnder Respekt

manipulatorisch

manipulierbar

manipuliert werden oder den Wunsch danach haben

manisch-depressiv

Meditation

mehrere Personen

Meinung

Melancholie

menschlich erniedrigt/verletzt

Minderwertigkeitskomplex

missbilligend

Missbrauch (körperlich)

Missbrauch (seelisch)

Missbrauch (sexuell: Belästigungen/Nachstellungen)

missbraucht

missmutig

Misstrauen

mit gutem Beispiel vorangehen

mit jemand anderem verbunden

Mitgefühl

Motivation: eigentliche/ uneigentliche $\approx$

Mut

müde sein wegen …

Mühe mit etwas haben

mysteriös/übernatürlich

Nachsicht gegenüber sich selbst

nachtragend

nachtragend sein

Nahrung/Süßes verschlingen wollen

Name einer Person

Narzissmus

Nervosität

nervös/kann sich nicht entspannen

nett sein

neue Umgebung

nicht akzeptiert

nicht an Gott glauben

nicht anders/besonders sein wollen

nicht anerkannt werden

nicht auf die Beine gestellt/ talentlos

nicht begehrt werden

nicht darüber reden dürfen

nicht das Recht haben, etwas zu sagen oder zu wiederholen

nicht das Recht haben, sich wohl-zufühlen

nicht gesegnet

nicht haben können, was man gern hätte

nicht heimisch

nicht komplementär

nicht normal sein wollen

nicht spüren, dass man ein Recht auf Liebe hat

nicht vorbei

nicht wertgeschätzt werden

nicht wissen, für was/wen man sich entscheiden soll

nicht wissen, was man will

nicht wissen, wo man hin will/leben will

nichts entdecken

Notwehr/Notwehrimpuls

Nörgler/Rechthaber

null Emotionen haben

Obsession

offen sein für …

offensiv in der Öffentlichkeit

ohne Gewissensbisse

ohne Hoffnung

ohne Unterstützung

ohnmächtig werden

Onkel/Tante

Opfer

Opfer der Symptome anderer, von deren Krankheiten, Emotionen oder Erbeigenschaften

Opfer und Emotion

Organisation

öffentlich

Paarprobleme

Panik – Konfusion

Paranoia: allgemein; bezüglich einer Person; bezüglich einer Sache

passiv-aggressiv

perfektionistisch

persönliche Hilfe

pessimistisch

Phantom

Phobie in Bezug auf Schmerzen; Krankenhaus usw.

Phobie und Emotion

Phobie, ein Ass oder wichtig zu sein

Phobien

pleite gehen

positiver Gedanke verbirgt Emotion

Positivität (ins Gegenteil verkehrt oder negativ)

posttraumatisches Syndrom

Problem – das eigene oder das eines anderen

Programm, das gelöscht wurde

programmiert sein

Projektion

Psychose

Rache an sich selbst

Rätseln über die Niedertracht von …

reagieren (z. B. auf den Stress anderer)

Rebellion

Reichtum

Respekt (einen Satz mit diesem Wort bilden)

Ressentiment

retrospektive Szene (Flashback)

Revanche (Hass)

Ruhm oder Ansehen aufgrund von Märtyrertum

ruinieren

Rückblick (Flashback)

sabotieren

Scheidung

Scheinschwangerschaft

scheitern (Unfähigkeit zu gefallen, ineffizient)

scheitern als Mutter/Vater/Schwester/Bruder/ Ehepartner/Chef/usw.

scheitern vor Gott

scheitern: beruflich/gesellschaftlich/familiär

schizophren

Schlaflosigkeit

Schläge bezogen haben (körperlich oder mental)

schlecht sein

schlechter Sex

schlechtmachen

Schmerz: emotional, körperlich, seelisch, mental

Schock

Schock (geistig)

Schock aufgrund von emotionaler Heilung

Schönheit (die eigene) = Emotion

Schulden gegenüber jemandem

schuldig

Schutz

Schutzschild

schüchtern – Angst vor Erfolg

Schwäche

Schwester

Schwierigkeit

seine Mitte gefunden haben/ fokussiert sein

seinen eigenen Worten nicht trauen

seiner Familie Schaden zugefügt haben

Selbstablehnung

Selbstachtung

Selbstbestrafung

Selbstkritik

Selbstvergessenheit

Selbstverleugnung

Selbstwahrnehmung

Selbstzerstörung/Selbstmord

Sex haben = Emotion

sexuelles Trauma (Vergewaltigung)

sich abgelehnt fühlen

sich allein auf der Welt fühlen

sich als gebrochener Mensch fühlen

sich an eine vergessene Strafe erinnern

sich angegriffen fühlen

sich arm fühlen oder arm sein

sich ausgestoßen fühlen

sich bedroht fühlen

sich beherrschen

sich benutzt fühlen

sich darauf programmieren, jung zu sterben

sich die Schuld geben

sich dominiert/kontrolliert fühlen

sich entscheiden

sich erholen/Heilung

sich erinnern – sich nicht erinnern wollen

sich erniedrigen

sich etwas bewusst machen

sich für die Ursache von … halten

sich gehören

sich herausnehmen: sich zu verletzen; zu scheitern usw.

sich kritisiert fühlen

sich kümmern um …; Angst, dass sich niemand um einen kümmert; bedingungslos geliebt werden müssen: stark sein = keine Zuwendung mehr bekommen; Angst vor dem Gefühl, jemand anderer kümmere sich um einen; Angst davor, auf Abwege zu geraten, weil man das Bedürfnis hat, von jemand anderem ernährt zu werden

sich leer fühlen

sich mit Blick auf die Zukunft als kreativ empfinden

sich nicht geborgen fühlen

sich nicht gestatten: gesund zu werden; geliebt zu werden usw.

sich nicht gewachsen fühlen

sich nichts aus etwas machen

sich nutzlos fühlen

sich selbst nicht gehören

sich verändern/sich verändert haben

sich verraten fühlen

sich von der Welt abgeschnitten fühlen

sich von … getrennt fühlen

sich zurückziehen/weggehen

sich … unterlegen fühlen

sitzt zwischen zwei Stühlen

skeptisch

so tun, als ob

Sohn/Tochter

sollte nicht

Sonstiges

Sorge

spirituelle Konfusion

spüren, dass einem kein Respekt entgegengebracht wird

spüren, dass uns jemand braucht

Standpunkt

starrsinnig

Statur

ständig dieselben Gedanken wälzen

ständig wiederkehrende Gedanken

Stärke

steht für eine Emotion, ohne sie nach außen zu tragen; kann auch für die Emotion anderer oder die einer Gesellschaft stehen

steht für eine Emotion/einen Glauben

sterben wollen

stolz auf sich sein

streng/unnachgiebig

Stress + Emotion

Stress aufgrund von Angst

Stress durch eine Phobie

Stress in der Hirn-Rückenmarks-Flüssigkeit

Stress in Verbindung mit den Nerven

Stress von außen/eigener ≈

Stress von jemandem, der sich im Leben durchschlagen muss

Stress: Angst vor ≈; Stressphobie; an ≈ gewöhnt sein

Stress: ererbt; intra-uterin; Geburtsstress; ≈ in der Schwangerschaft; Miasma (herausfinden, seit wie vielen Generationen); auf der Ebene der Chromosomen

Stress: fähig/unfähig sein, den Stress wieder loszuwerden

Student sein/lernen

Sucht (Drogen usw.)

Sündenbock

Sympathie

Symptome, Emotion

System der inneren Überzeugungen und Emotion

System der Wertvorstellungen und Emotion

tadeln

Talent

Tod: Angst vor dem ≈; Angst vor dem ≈ eines anderen Menschen; Angst davor, dass etwas abstirbt (Beziehung usw.)

Tollwutphobie

tödlich/tot

Tragödie

Trauer wegen eines Todesfalls

traurig

Tränen

Träume

um sich zu schützen (überlebenswichtig)

Umstände

umziehen

unangemessen

unangreifbar

unausgewogene Auslegung

unbedingt alle Energie auf ein Problem verwenden

305

unbedingt Anerkennung haben wollen

unbedingt ausbrechen müssen

unbedingt betreut werden wollen

unbedingt Dinge in Ordnung bringen müssen

unbedingt etwas beweisen müssen

unbedingt etwas müssen/brauchen

unbedingt Freiheit brauchen

unbedingt geliebt werden wollen

unbedingt Kinder haben wollen

unbedingt leiden müssen

unbedingt Liebe brauchen/lieben wollen

unbedingt mehr Vergnügen brauchen

unbedingt sich ändern müssen/sich ändern

unbedingt sich bestrafen müssen

unbedingt Unterstützung brauchen

unbedingt von Gott bestraft werden wollen

unbedingt von jemand anderem bestraft werden müssen

unbedingt Zuneigung brauchen

unbesiegt

unbewusst

undurchsichtig

uneingestanden (Verbrechen)

unentschlossen

unerreichbar

unfähig herauszufinden, welchen Weg man einschlagen soll

unfähig zu wachsen

unfähig zum Wettbewerb

unfähig, Bindungen herzustellen

unfähig, etwas Gutes an seinem Leben zu lassen

unfähig

unfähig, Freude zu empfinden/sich zu amüsieren

unfähig, etwas erneut zu versuchen

unfreundlich

ungebunden/frei

ungehorsam sein

unglücklich

unehrlich

unmittelbar bevorstehend/bedrohlich

unmöglich

unnütz

unreif

unrein/ekelhaft

unsicher

Unsicherheit/sich nicht geborgen fühlen

unsichtbar in den Augen anderer

Unterdrückung

unterschätzt werden

untreu

untröstlich sein

unverantwortlich

unversöhnlich

unvollständige Beziehung zur Mutter/zum Vater

Unwahrheit: an eine ≈ glauben

Unwahrheiten in Bezug auf die eigene Person glauben

unwürdig

unbezähmbar

unzufrieden

unzufrieden mit sich

Unzufriedenheit

überleben

Überlebenskampf oder nur schwer mit dem Geld auskommen

Überschneidungen familiärer Natur/Ehe unter Verwandten zweiten Grades

Überschneidungen: testen, mit wem? (Ich bin verletzbar durch ...; ich bin spirituell verbunden mit ...)

übertriebene Bescheidenheit

Vater oder Mutter abwesend

Vater/Mutter

Vaterschaft/Mutterschaft

Verachtung

verantwortlich sein für

Verantwortung, weil man Familie hat

Veränderung

verärgert

verbannt

Verbindung, Emotionen und Symptome (z. B. Essen = Kritik)

Verbitterung

Verdächtigungen

Vereinnahmung

verfälschen

verfolgt

Verfolgung

vergeben: sich selbst; anderen; Gott; seiner Familie usw.

vergessen

Vergewaltigung/Trauma

Vergewaltigung: physisch; psychisch; in der Ehe; jede Grenzüberschreitung im Privat- und Intimleben

Vergiftung/Sucht

Verhalten und Emotion = wirkt wie eine Infektion

verlassen

Verlassensein

verlegen

verletzlich

Verletzung: seelisch, mental, emotional

Verleumder/Denunziant

verloren

Verlust: das Leben verloren haben

Verlust: den Lebenswillen verloren haben

Verlust: die Lebenslust verloren haben

Verlust: Kontrollverlust

vermeiden: ein Thema, eine Emotion

vernachlässigen

vernachlässigt worden sein

verpasstes Leben

Verpflichtung

Verpflichtung, langfristig

verraten/verlassen werden

verrückt

verschlossen

versteckte Wut

versteckte Wut kann dazu führen, dass man ständig geringfügig wütend ist, um nicht die Kontrolle zu verlieren versteckte Wut, mit Hass gepaart

verstört

Verteidigung: keinerlei Schutz oder ≈

Vertrauen haben zu …

verziehen

verzweifelt

Vetternwirtschaft bei jemand anderem

Visualisierung: unfähig zur ≈; exzessive ≈

Vollmond und Emotion

von anderen abhängig sein, um sich wohlzufühlen

von der Familie verstoßen

von jemandem abhängig sein zur Stärkung des eigenen Selbstwertgefühls

Vorahnung

Vorbild sein

Wahrheit

weggehen

Weiblichkeit/Männlichkeit = Emotion

Weisheit

Welche Emotion brauche ich, um dieses Problem zu lösen?

Wenn es jemand anderer wäre, welche Emotion würde vorherrschen?

Wenn es mir gut geht, kann ich vergessen.

Wert der eigenen Person: allergisch auf den ≈; den ≈ nicht erkennen (kann erlernt werden)

Wettstreit

Widerstand gegen das Gesundwerden

Widerstand, etwas zu tun – und sich helfen zu lassen

will sagen, dass der Körper nicht gesunden kann; kann nur überleben; möglicherweise in Bezug auf jede Genesung oder jede positive Emotion wegen der Angst vor dem Scheitern

Wille anderer

Wille eines anderen

Wo gehöre ich hin?

Worte

Wunsch nach einem negativen Symptom oder etwas sonstigem Negativen

Wunsch, ein bedeutender/guter Mensch zu sein

Wunsch, kontrolliert zu werden

Wut

Wut, umgewandelt in eine Emotion

Wut/unterdrückter Hass

zentrale/wichtigste Emotion und Emotionen

Zentrales Nervensystem und Phobie

Zentrales Nervensystem – Speicher + Emotion

zerstört

zerstritten sein mit jemandem

Ziel

zu viele/zu wenig intime Beziehungen

zu wissen, man ist ... (+ Emotion)

zuerst an andere denken, dann erst an sich

Zufriedenheit

Zuhause

Zukunftspläne schmieden

Zuneigung, die nicht sein darf

zur eigenen Weiblichkeit/Männlich-keit stehen

zurückgehalten werden

zurückgewiesen werden

Zweifel

Zweifel an der eigenen Person aufkommen lassen

Zweifel: innerer ≈ wegen etwas, das außerhalb der eigenen Person liegt

Zweifel: Selbstzweifel

zweifelt

zweifelt an Gott

zwischen zwei Fronten stehen: Menschen, Situationen

zyklische Wiederkehr Zusammen-bruch: des Verdauungssystems; des physischen Körpers; des Beckens; familiär/ererbt; intra-ute-rin; postnatal; Leber/Schilddrüse; aurisch; der eines anderen

Anhang V

EMOTIONEN UND AFFIRMATIONEN (INTENTIONEN) FÜR DEN MENTALEN ASPEKT

Verletzung/Angriffspunkt	neue Struktur
Angst	*Ich bin in Sicherheit.*
Verletzungen	*Ich bin frei.*
Rache	*Ich habe meinen Frieden geschlossen.*
sich nicht annehmen	*Ich nehme mich an.*
Wut	*Ich achte auf mich und andere.*
Reibungspunkt – Familie	*Ich werde gemocht und geliebt.*
Ablehnung	*Ich bin vollkommen.*
sexuelle Schuldgefühle	*Ich bin Liebe und Sexualität.*
Machtverlust	*Die Welt und ich selbst sind in Sicherheit.*
orientierungslos	*Ich komme problemlos im Leben voran.*
Selbsthass	*Ich bin erfüllt von Freude und Liebe zu mir selbst.*
das Schuldgefühl nicht ziehen lassen	*Ich lasse die Vergangenheit ziehen, ich bin frei, ich verzeihe mir.*
kein Vertrauen haben	*Ich habe Vertrauen in das Leben, ich bin geborgen.*
Urteil	*Meine Gefühle sind normal und bergen keine Gefahr.*
Engstirnigkeit	*Ich bin aufgeschlossen.*
unterdrücken	*Ich nehme mein Leben in die Hand.*
Leichtsinn	*Ich finde meine Mitte.*
Anspannung	*Ich habe Vertrauen in das Leben, ich bin geborgen.*
Ängstlichkeit	*Ich nehme die Freude in mir auf.*
Freudlosigkeit	*Ich habe neue, freudige Gedanken.*
Widerstand	*Ich gebe mich dem Fluss des Lebens hin.*
Defätismus	*Ich beschließe, mein Leben jetzt zu leben, auch wenn ich in der Vergangenheit Fehler begangen habe.*
Sturheit	*Mein Leben ändert sich von Grund auf.*

Glucke/Übermutter	*Ich habe die Freiheit, ich selbst zu sein.*
Überbehütetsein	*Ich kann gefahrlos wachsen.*
Scheitern	*Ich tue immer das Angemessene.*
Ressentiment	*Ich lasse die Vergangenheit ziehen.*
Kummer	*Ich erfülle meine Welt mit Freude.*
Hass	*Ich verzeihe mir alle Erfahrungen in der Vergangenheit.*
Gefühl des Einge-sperrtseins	*Ich bewege mich mühelos durch Raum und Zeit.*
Schmerz aus der Kindheit	*Ich verzeihe allen.*
Gefühl des Alleinseins	*Ich bin geboren, alles ist gut.*
Überempfindlichkeit	*Ich bin immer in Sicherheit und geborgen.*
keine Luft zum Atmen	*Es fällt mir leicht, mich zu zeigen.*
traurig	*In meinem Körper und meinem Kopf ist nichts als Freude.*
isoliert	*Ich bin vor allem ganz.*
Sorge	*Ich will freudig loslassen.*
Verbitterung	*Das Leben ist sanft, und ich bin es auch.*
Unsicherheit	*Ich liebe mich und stehe zu mir.*
Schwere	*Für alles, was ich tue, gibt es den nötigen Raum und die nötige Zeit.*
Enttäuschung	*Ich erhöre mich selbst.*
Niedergeschlagenheit	*Mein Leben ist mühelos und freudvoll.*
Reue	*Da, wo ich stehe, bin ich mit allem im Reinen.*
Frustration	*Ich verändere jede Art von Kritik.*
Scham	*Jede Erfahrung bringt nur Gutes.*
ehrlos	*Ich bin flexibel und anpassungsfähig.*
Rechtfertigung	*Ich suche nach Liebe und finde sie überall.*
Depression	*Ich liebe das Leben über alles.*
Neid	*Es ist genug für alle da.*
Unentschlossenheit	*Meine Entscheidungen sind immer genau richtig für mich.*
sich grämen	*Ich bin wunderbar und komme gut mit mir klar.*
überkritisch	*Alles geschieht zu meinem Wohl.*
Unsicherheit	*Ich habe die Freiheit, für mich zu sprechen.*
sich angegriffen fühlen	*Ich werde beschützt und bin immer geborgen.*

ohne Beistand	*Das Leben nimmt all meine Gedanken hin.*
Unbeweglichkeit	*Ich bin neuen Ideen gegenüber aufge-*
	schlossen.
verzagt	*Ich weiß, dass das Leben mir gewogen ist.*
stur	*Andere Standpunkte zu überdenken,*
	gibt einem Sicherheit.
Obsessionen	*Ich vertraue dem Prozess des Lebens.*
Zweifel	*Es fällt mir leicht, mich zu entscheiden.*
Erniedrigung	*Ich überwinde all meine Grenzen.*
Egoismus	*Ich erschaffe eine sichere Welt, in der*
	man gut leben kann.
Verfolgung	*Ich sehe das Ewige und Freudige im*
	Leben.
Verzicht	*Ich empfinde Freude an allem, was ich*
	bin.
Konfusion	*Mein Geist ist entspannt und friedvoll.*
Verärgerung	*Alles ist friedlich.*
Niederlage	*Ich beschließe, erfolgreich im Leben zu*
	sein.
Besorgnis	*Ich beschließe, in Bezug auf ... ein*
	gesegnetes Leben zu haben.

Anhang VI

BLOCKADEN DER PHYSISCHEN ENERGIE

1. *SUSHUMNA* – Energieleitbahn, durch die die *Kundalini* aufsteigt; entspricht dem Rückenmark im physischen Körper.

2. *IDA und PINGALA* – subtile Energieleitbahnen links (Ida) und rechts (Pingala) der *Sushumna* (und somit dem Nervensystem des feinstofflichen Körpers zugehörig). Sie führen durch den Hinterkopf in die Nase.

3. *KUNDALINI* – latente Energie, die, wenn sie erwacht, in den Kanal der Sushumna aufsteigt. Dieses Phänomen, das man als »Aufstieg der Kundalini« bezeichnet, kann zur Erleuchtung führen.

4. *PRANA* – feinstoffliches Energiemolekül, das man einatmet und das die feinstofflichen Körper nährt. Seine Funktion für die feinstofflichen Körper entspricht dem des Sauerstoffs für den physischen Körper.

5. VERBINDUNG von *IDA* und *PINGALA* – ÜBERPRÜFEN, ob eine Verbindung im Basis-Chakra besteht.

6. VITALKRAFT – Lebensenergie; das, was uns am Leben erhält.

7. BLOCKADEN IM FLUSS ZWISCHEN DERZEITIGER INKARNATION UND ZENTRALER SEELE

8. TOTES *PRANA* UND/ODER TOTE VITALKRAFT

9. VON ANDEREN GERAUBTES *PRANA* UND/ODER VON ANDEREN GERAUBTE VITALKRAFT

10. ENERGIEFÄDEN ZWISCHEN DER PERSON UND JEMAND ANDEREM:
    a) BESTIMMEN, zu wem sie bestehen;
    b) BESTIMMEN, in welchem/welchen Chakra/Chakren;
    c) BESTIMMEN, in welche Richtung sie verlaufen: vom anderen zu der Person oder umgekehrt;
    d) BESTIMMEN, ob man die Verbindung auflösen und neu herstellen oder den Faden im Herzchakra auf den Nullpunkt setzen oder auflösen oder aber den Faden ganz auflösen soll (gilt vor allem, wenn die betreffende andere Person verstorben ist).

11. MORBIDE UND/ODER BEWEGUNGSLOSE ENERGIE

12. ORT + BLOCKIERTE UND/ODER STAGNIERENDE ENERGIE

13. VERLETZUNG – BESTIMMEN, ob geistiger, spiritueller, körperlicher, emotionaler, chemischer oder sonstiger Natur.

14. KOSMISCHE TABELLE

15. VERGIFTUNG, TOXIZITÄT, ALLERGIEN, SCHOCK oder TÖDLICHES SYNDROM in den CHAKREN, den FEINSTOFFLICHEN KÖRPERN oder an einer anderen, nicht körperlichen Stelle.

16. KOSMISCHE UMLAUFBAHN – BESTIMMEN, ob sie zerstört oder blockiert ist, indem man die Bahn evaluiert: vorn auf Höhe der Nieren hinunter zum Damm, den Rücken entlang hinauf bis zum Kopf und vorn wieder herunter bis zum Bauchnabel.

17. *MERKABAH* – (siehe Anhang I). Rings um unseren Körper sind drei Kraftfelder übereinandergelagert: das physische, das geistige und das emotionale. Dreht man diese Felder und verbindet auf diese Weise Geistiges, Emotionen und den physischen Körper miteinander, so dreht sich das geistige Feld links und das emotionale Feld rechts herum, während sich das körperliche Feld nicht bewegt. Dreht man die Felder auf besondere Weise bei ganz präziser Geschwindigkeit, kann eine Sphäre erscheinen.

18. PATHOLOGIE DER CHAKREN (1 bis 13)
    a) Ausgliederung;
    b) pathologische Eingliederung – BESTIMMEN:
       1. ob eine Teilung erfolgt ist;
       2. ob sie an der falschen Stelle im Körper erfolgt ist;
       3. ob die Rotation in der richtigen Richtung erfolgt (z. B. gegeneinander).
    c) Richtig eingegliedert, aber veränderte Rotationsachse (vor allem das 1. Chakra)
    d) Schwingungsgrad ist nicht auf die Wesensfrequenz abgestimmt
    e) Sonstiges

19. PATHOLOGIE DER ENERGETISCHEN KÖRPER – BESTIMMEN, welcher oder welche. Es sind circa 7, mitunter auch mehr. Ferner BESTIMMEN:
    a) ob eine Dissoziation vorliegt;
    b) ob es ein Loch, einen Riss oder einen (schwarzen oder grauen) Fleck gibt;

c) ob das Bewusstsein in eine andere Dimension, eine andere Wirklichkeit oder eine andere Umlaufbahn überführt wurde (Beispiel: Geisteskrankheit);

d) ob die Person in der Nicht-Zeit oder dem Nicht-Raum gefangen ist;

e) ob die Person in Zeit, Raum, Universen usw. in der Polarität gefangen ist.

20. **TON**

a) BESTIMMEN, ob ein bestimmter Ton in der Stimme der Person fehlt, wenn sie von Vergangenheit, Gegenwart oder Zukunft spricht.

Chakra	Ton	Mantra	Musik
1.	C	lam	stark/rhythmisch
2.	D	vam	leicht
3.	E	ram	Rhythmen des Feuers
4.	F	yam	neues Zeitalter
5.	G	ham	harmonisch
6.	A	ksham	Sphären
7.	H	om	Stille

b) BESTIMMEN, ob in der Stimme der Person ein Vokal fehlt, wenn sie von Vergangenheit, Gegenwart oder Zukunft spricht. Wenn JA, ERMITTELN, welcher: a, e, i, o, u.

21. **SCHAMANISCH** – BESTIMMEN:

a) ob Teile des Körpers fehlen, die verloren sind;

b) ob die Seele abgekoppelt ist;

c) ob an einem schamanischen Kraftort Verzerrungen aufgetreten sind.

22. **SCHWINGUNGSFREQUENZ IN HERTZ** (0 bis 78) – BESTIMMEN:

a) auf welcher Frequenz der Körper schwingt;

b) welches die beste Frequenz für den Körper ist.

23. **VERBINDUNG UND ANPASSUNG AN DAS ZENTRUM DER ERDE** – BESTIMMEN, zu welchem Prozentsatz die Person mit dem Zentrum der Erde verbunden ist.

24. **PLANETEN** – Merkur, Venus, Erde, Mond, Mars, Asteroide, Jupiter, Saturn, Uranus, Neptun, Pluto, Chiron, Sonstige.

25. **ZAHLENREIHEN/NUMEROLOGIE** – BESTIMMEN, welche Zahl(en).

26. **ZEITLINIE** – BESTIMMEN:

a) die Anzahl von Zeitlinien, die die Person besetzt;

315

b) wie viele Themen sich überschneiden;

c) wie viele Schnittstellen es gibt.

27. HOLOGRAFISCHE VERZERRUNG – BESTIMMEN:

a) ob sie der Person bewusst sind und ob diese in der Lage ist, sie aufzulösen oder auf den Nullpunkt zu setzen. Wenn NEIN, BESTIMMEN, warum, indem man die Anhänge III, IV, V und VI testet;

b) ob dadurch der Zugang zum Programm der Eigenliebe blockiert wird.

28. MUDRAS – Handgesten, die helfen, psychische Energie zu produzieren und Prana in eine bestimmte Richtung zu lenken.

Jede Mudra BESTIMMEN, indem man die Fingerspitzen folgendermaßen aufeinanderlegt:

a) Daumen und Zeigefinger;

b) Daumen und Mittelfinger;

c) Daumen und Ringfinger;

d) Daumen und kleiner Finger;

e) Daumen und Zeige- und Mittelfinger.

Bei jeder Geste BESTIMMEN, ob das Mudra zu weit geöffnet, zu sehr geschlossen oder versperrt ist.

29. SPIRITUELLE DIMENSIONEN (1 bis 13) – BESTIMMEN:

a) die Verbindung;

b) die Stabilisierung;

c) die Anpassung.

30. GEOMETRIE – BESTIMMEN, ob der Körper der Person oder seine Umgebung ein besonderes geometrisches Symbol benötigt: Reiki, Spirale, Dreieck, Rechteck, Kreis, Symbol der Unendlichkeit, Symbol des Blitzes, Sphäre, Tetraeder, Hexaeder, Oktaeder, Ikosaeder, Dodekaeder, achteckiger Würfel, Rhombendodekaeder, Metatron-Würfel, Lebensbaum, Lebensblume, Lebensfrucht, ikosaedrisches Sterndodekaeder, Runensymbol, Sonstiges.

31. GANZ INDIVIDUALISIERT: Bewegung des Wesens und der Liebe zu sich selbst, unterstützt durch die Nicht-Bewegung des kosmischen Abgrunds.

32. SONSTIGES

Anhang VII

LISTE DER SYSTEME

1. Genetisches Mitochondriensystem
2. Blutsystem
3. Kavernensystem
4. Emotionales System
5. Zahnsystem
6. Zelluläres Ausscheidungssystem
7. Elektromagnetisches System
8. Hautsystem
9. Parasympathisches Nervensystem
10. Genital-Urinal-System
11. Lymphsystem
12. Retikulohistiozytäres System
13. Schambeinsystem
14. Solarplexus
15. Gleichgewichtssystem
16. Verdauungssystem
17. ADP-/ATP-System (Glukose und Proteine)
18. Kutanes System
19. Entgiftungssystem
20. Zerebrovaskuläres System
21. Stoffwechselsystem
22. Atmungssystem
23. Immunsystem
24. Exterozeptives System

1. Herz-Kreislauf-System
2. Kreislauf und System
3. Plexus coeliacus
4. Magen-Darm-Verdauungssystem
5. Sensorisches System (Augen, Nase, Ohren …)
6. Visuelles System
7. Auditives System
8. Reproduktionssystem
9. Schädelsystem
10. Psychisches System
11. Muskelsystem
12. Knochensystem
13. System der glatten Muskulatur + spezifisches System (z. B. + Verdauungssystem)
14. Zentrales Nervensystem
15. DNA-System
16. Hormonsystem
17. Nebenhöhlensystem
18. Ausscheidungssystem
19. Interstitielles System
20. Zwerchfellsystem
21. Sämtliche Systeme

Anhang VIII

LEBENSLAUF UND LEHRGÄNGE

Lebenslauf

Die gelernte Naturheilpraktikerin Kishori Aird arbeitet mit der intuitiven Medizin. Wie alle anthroposophisch ausgerichteten Therapeuten hat auch sie eine eigene Methode, um Symptome und Blockaden zu erkennen und den Strom des Lebens wiederherzustellen. Sie verwendet unter anderem die *Kinesiologie der Neuprogrammierung*.

Heute erfreut sich die intuitive Medizin viel größerer Beliebtheit als noch vor einigen Jahren. Kishori Aird blickt auf einen langen spirituellen und von alternativen Denkweisen geprägten Weg zurück. Mit 18 Jahren lebte sie in einem Ashram. Mit 20 ließ sie sich zur Krankenschwester ausbilden und wollte Hebamme werden. Mit 25 gründete sie, nachdem sie zwei weitere Jahre in einem Ashram gelebt hatte, eine Familie und ließ sich in Ottawa nieder, wo sie in der Arche von Jean Vanier arbeitete (die internationale Organisation gründet Gemeinschaften von Menschen mit und ohne geistige Behinderung). 1986 kehrte sie nach Montreal zurück und absolvierte weitere Ausbildungen für die Heilung mit Kristallen und durch Hypnotherapie. Seit der "Harmonischen Konvergenz" im Jahr 1987 hat sie ihre therapeutische Ausbildung durch die Schwerpunkte Naturheilverfahren, Kinesiologie und emotionaler Ansatz vervollständigt. Sie ist in Tantra ausgebildet und Reiki-Meisterin.

1990 wurde sie an der amerikanischen Westküste mit der Kinesiologie der Neuprogrammierung vertraut und hatte die Gelegenheit, in der Praxis eines namhaften Chiro- und Naturheilpraktikers zu arbeiten. Nach dieser praktischen Erfahrung eröffnete sie 1993 ihre eigene Praxis und begann mit der telefonischen Beratung in intuitiver Medizin.

Ab 1994 unterrichtete Kishori Aird die Kunst der intuitiven Medizin. Im Sommer 1997 startete sie mit ihren Untersuchungen zur DNA und zu den Möglichkeiten ihrer selbstbestimmten Neuprogrammierung. In der Folge entwickelte sie Neuprogrammierungstechniken, in denen die Begriffe Wesen, Verankerung und Konvergenz eine zentrale Rolle spielen; diese Techniken lehrt sie heute.

Nachdem 2005 ihr Buch *Essence* erschien, hat sie ihre Praxis geschlossen und widmet sich seither dem Schreiben und Unterrichten. Dabei konzentriert sie sich auf die Neuprogrammierung der DNA, die Erforschung der Wesensessenz und den Prozess der Erweiterung und Verankerung des individualisierten Ganzen. Ihr nicht sektiererischer Ansatz einer Visionärin und Mystikerin findet seine Umsetzung im Coaching für Konvergenz am Nullpunkt.

Lehrgänge

Zum Inhalt ihrer Bücher: *L'ADN et le Choix Quantique, Essence, Ancrage* und *Convergence* (bislang nur in französischer und englischer Sprache erschienen) bietet Kishori Aird auch Ausbildungen an, in denen die beschriebenen Protokolle und Übungen erläutert werden. Es wird auch erklärt, wie man neue Verbindungen herstellt und wie die Neuprogrammierung durch die Kraft der Intention am Nullpunkt funktioniert. Die Lehrgänge bestehen aus einem theoretischen (25 Prozent) und einem praktischen Teil (75 Prozent), der von Kishori Aird und ihren Assistenten geleitet wird.

Zeitweise wurde ins Auge gefasst, den Aufbau der Lehrgänge zu vereinfachen. Die Teilnehmer der ersten vier Lehrgänge sprachen sich jedoch dafür aus, die bestehende Form beizubehalten, da vor allem im Hinblick auf Nullpunkt und Wesensessenz eine entscheidende Weiterentwicklung vom Anfang bis zum Ende zu beobachten ist. Man muss den Lehrgang von Band 1 (Die 13. Helix) und Band 2 absolviert haben, bevor man zu den drei letzten (Wesensessenz, Verankerung und Konvergenz) übergehen kann. Nach Abschluss des 5. Lehrgangs erhält man ein Diplom als Konvergenz-Coacher. Für die Teilnahme empfehlen wir vorab die Lektüre des jeweiligen Bandes.

Bei den Lehrgängen wechseln einführende und schwingungstherapeutische Einheiten einander ab. Entscheidend ist nicht so sehr der Inhalt wie die persönliche Erfahrung, die jeder Einzelne macht. Auch von einem zweiten Besuch eines Lehrgangs konnten Teilnehmer noch erheblich profitieren.

Im Laufe der Jahre zeigt sich der Nutzen dieses graduellen, ganzheitlichen Prozesses, den jeder Teilnehmer in anderer Weise erlebt und individuell ausgestaltet.

Wir betrachten diese Lehrgänge als einführenden Weg, der innerhalb unseres Erbguts etwas anstößt, und nicht als rein theoretisches Seminar. Deshalb unterrichten wir auch nicht in Städten, sondern auf dem Land.

Information ist Schwingung. Um sicherzugehen, dass der Inhalt der Bücher nicht auf unmerkliche Weise modifiziert wird, nehmen Sie Kontakt mit uns auf, wenn Sie einen Lehrgang zur DNA-Neuprogrammierung besuchen wollen, der vom Institut Kishori zertifiziert ist.

Für nähere Informationen zu den Lehrgängen:

Institut Kishori
C.P. 252
Magog (Québec) JIX 3W8
Tel.: 819 868-1284
Internet: www.kishori.org
E-Mail: info@kishori.org

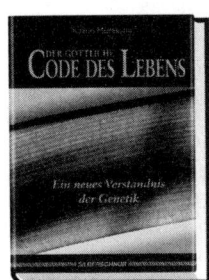

Kazuo Murakami
Der göttliche Code des Lebens
Ein neues Verständnis der Genetik

Dieses in viele Sprachen übersetzte Buch ist einer der besten Beiträge zur Frage der Interaktion zwischen Genen, Umwelt und Bewusstsein. Der japanische Biowissenschaftler Murakami geht der Frage nach, ob positive Gefühle Gene aktivieren können oder, anders ausgedrückt, ob der Geist etwas mit dem körperlichen Wohlbefinden zu tun hat.

Glück, Freude, Inspiration oder Dankbarkeit können nützliche Gene aktivieren - das ist das Ergebnis der Forschungen dieses Genetikers, der seine Erkenntnisse in diesem Buch in klarer und allgemeinverständlicher Form darlegt - und so endlich der weit verbreiteten These, das Schicksal sei bereits im Genom festgelegt, eine deutliche Absage erteilt.

152 Seiten, gebunden
€ [D] 14,90
ISBN 978-3-89845-226-7

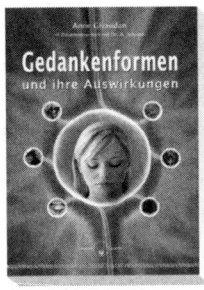

Anne Givaudan & Dr. Antoine Achram
Gedankenformen und ihre Auswirkungen

Eines der revolutionärsten Bücher zum Thema Gedankenkraft! Die Autorin macht eindringlich klar, wie eine Gedankenform funktioniert, wie sie entsteht und wie sie wirkt, insbesondere aber, wie wir ihren Einfluss auf uns mindern können.

Gedankenformen können uns ersticken oder uns dynamisieren - sie erkennen und sich ihrer Rolle bewusst zu werden, das ist der erste Schritt zu einer wahren »Transformation«; diesen Schritt nun erleichert dieses Buch mit seinen umfassenden und doch verständlichen Erläuterungen.

208 Seiten, mit 8 farbigen
Seiten, broschiert
€ [D] 14,90
ISBN 978-3-89845-237-3

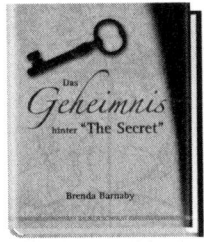

Brenda Barnaby
Das Geheimnis hinter »The Secret«

Alle Geheimschlüssel der populären Botschaft, die Rhonda Byrne in ihrem Werk »The Secret – Das Geheimnis« verkündet, werden hier enthüllt, um jedem von uns Zugang zu seinem eigenen Weg zu vermitteln. Daneben enthält dieses Werk eine Sammlung von Tipps und Methoden zur Persönlichkeitsentwicklung, die von den bedeutendsten Experten unserer Zeit auf dem Gebiet des Positiven Denkens stammen. Sie halten hiermit zweifelsohne ein Buch von unschätzbarem Wert in Händen, das Ihr Leben verändern kann, wenn Sie bereit sind für ein Leben voller Erfolg, Wohlstand, Gesundheit und Harmonie.

184 Seiten, gebunden
€ [D] 17,90
ISBN 978-3-89845-242-7

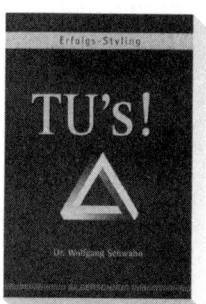

160 Seiten, broschiert, mit
Klappe
€ [D] 12,90
ISBN 978-3-89845-277-9

Dr. Wolfgang Schwahn
TU's!
Erfolgs-Styling

Wer träumt nicht vom Fliegen, vom Abheben von der grauen Alltäg-
lichkeit, vom überfliegen der vielen kleinen und großen Probleme?
Aber was nützt das Träumen, wenn keine Taten folgen?
»TU's!« ist daher die klare Aufforderung dieses ersten Bandes, der dem
interessierten Leser die Erfolgsinstrumentarien erläutert, damit er sein
Lebensziel konsequent und mit echter Begeisterung erreichen kann.
Anerkennung und Erfolg im Beruf, in Ihrer Beziehung und im Leben
ganz allgemein – wie Sie dies erreichen können, zeigt der erfolgrei-
che Unternehmer Dr. Schwahn in diesem sympathischen Coaching-
Helfer zum Erfolgs-Styling ...

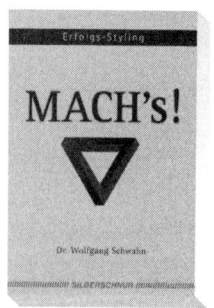

176 Seiten, broschiert, mit
Klappe
€ [D] 12,90
ISBN 978-3-89845-278-6

Dr. Wolfgang Schwahn
MACH's!
Erfolgs-Styling

Wer träumt nicht irgendwann von einem »getunten« Auto?
Haben Sie schon einmal daran gedacht, dass Sie Ihre Persönlichkeit
ähnlich »tunen« können, so dass Zukunft und Erfolg ganz schnell
Synonyme werden? Sie müssen nur wissen, wo Sie den Turbo an-
setzen müssen. Also: »MACH's!«
Der erfahrene Unternehmer und Coach Dr. Wolfgang Schwahn liefert
in diesem Erlebnisbuch hierzu die psychologischen Schlüssel, denn:
Um die Zukunft positiv angehen zu können, bedarf es einer intensi-
ven Persönlichkeitsgestaltung. Dank der praktischen Ratschläge dieses Buches werden Sie hier regelrecht auf Erfolg gestylt.

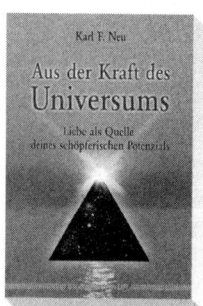

168 Seiten, broschiert, mit
Klappe
€ [D] 11,90
ISBN 978-3-89845-282-3

Karl F. Neu
Aus der Kraft des Universums
Liebe als Quelle deines schöpferischen Potenzials

Die Liebe war bereits das Ziel der Mystiker vergangener Jahrhun-
derte ... die Erfahrung des Eins-Seins mit allem, die bewusste An-
bindung an die Urkraft des Universums, die alles Leben bis ins Kleins-
te durchdringt. Liebe ist die universale Kraft des Göttlichen, und wer
sie in seinem Herzen auf Dauer verankert, erfährt ein neues, fried-
volles und beglückendes Leben.
Das Buch zeigt uns den Zugang zu dieser Urliebe. Wer diese Ebenen betritt, erkennt nicht nur, welche Strukturen diese Welt lenken,
sondern knüpft auch an die Seelenindividualität an.
Karl F. Neu bietet hier 21 magische Wege nach innen, in die Fülle des
Herzens, zum eigenen Wesenskern, um wahrhaft erfüllt zu leben ...

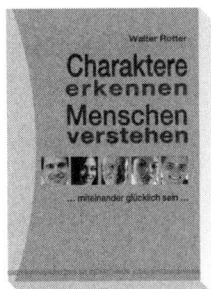

464 Seiten, broschiert
€ [D] 19,90
ISBN 978-3-89845-112-3

Walter Rotter

Charaktere erkennen – Menschen verstehen

... miteinander glücklich sein

Eine echte Sensation! Nach über 3 Jahrzehnten intensiver Studien und beratender Tätigkeit ist Walter Rotter – allein auf der Grundlage des Geburtsdatums und der Geburtsstunde – in der Lage, den Charakter jedes Menschen zu erfassen, den Zugang zu diesem zu finden und ihn im Herzen zu berühren.

Mit Hilfe dieses Buches wird nun auch Ihnen der Zugang zu vielen Menschen erleichtert werden. Lassen Sie sich überraschen von der Vielfältigkeit dieser wunderbaren Grundcharaktere, lernen Sie sie zu verstehen und Sie werden ein erstaunliches Feedback erhalten ...

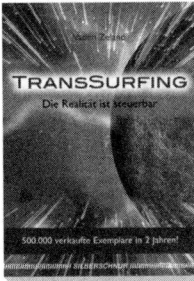

232 Seiten, broschiert
€ [D] 14,90
ISBN 978-3-89845-154-3

Vadim Zeland

Transsurfing

Realität ist steuerbar

Dieses Buch löste in Russland eine wahre Revolution aus. Die Realität ist steuerbar! Wir alle glauben, wir seien abhängig von den äußeren Umständen – dabei ist es genau umgekehrt! Ihre innere Wirklichkeit kreiert die äußere Realität. So erfüllen sich Wünsche, Träume verwirklichen sich ...

Transsurfing ist eine mächtige Technologie zur Realitätssteuerung. Alle, die sich mit Transsurfing beschäftigen, erleben eine Überraschung, die an Begeisterung grenzt. Die Umgebung eines Transsurfers verändert sich beinahe augenblicklich auf eine unbegreifbare Weise.

Das hat nichts mit Mystik zu tun. Das ist real.

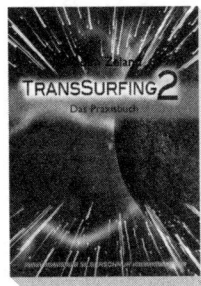

240 Seiten, broschiert
€ [D] 14,90
ISBN 978-3-89845-201-4

Vadim Zeland

Transsurfing 2

Das Praxisbuch

Unsere Wünsche und Träume gehen nicht in Erfüllung, aber dafür werden unsere schlimmsten Befürchtungen wahr. Doch könnte es nicht auch ganz anders sein? – Durchaus, und in diesem Buch werden Sie erfahren, wie das möglich ist. Transsurfing ist eine Methode zur Steuerung Ihres Lebens, indem alle falschen Beschränkungen einfach gesprengt werden. Sie lernen hier eine völlig neue Art des Denkens und Handelns kennen, durch die es tatsächlich möglich wird, das lang Ersehnte zu erhalten! – Die Umgebung eines Transsurfers verwandelt sich auf unbegreifliche Weise buchstäblich vor dessen eigenen Augen...

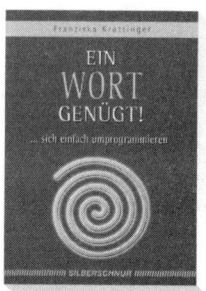

168 Seiten, broschiert
€ [D] 10,90
ISBN 978-3-89845-152-9

Franziska Krattinger
Ein Wort genügt!
... sich einfach umprogrammieren

Schalten Sie einfach um! – Manchmal genügt ein einziges Wort, um verborgene Haltungen ans Licht zu bringen oder Einstellungen zu ändern. Dabei gibt es spezielle Worte, die gleichsam eine magische Wirkung haben, da sie die Schlüssel zu unserem Unterbewusstsein sind: Schaltworte.

»Schalten auch Sie einfach um« – und beobachten Sie die Veränderungen in Ihrem täglichen Leben, ohne dass Sie bewusst daran denken oder eine Vorstellung der Lösung haben müssen. Nutzen Sie die Kraft, eine Situation augenblicklich im besten und idealen Sinn zu verändern.

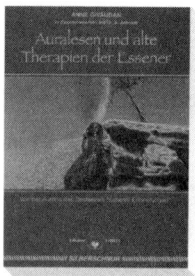

238 Seiten, broschiert
€ [D] 13,90
ISBN 978-3-89845-194-9

Anne Meurois-Givaudan & Dr. med. Antoine Achram
Auralesen und alte Therapien der Essener
Von der Autorin des Bestsellers »Essener Erinnerungen«

Wenige Bücher über das Thema Heilen gehen so weit wie dieses im Bezug auf das Verständnis von Krankheiten, denn hier werden diese als eine Reaktion auf feinstofflicher Ebene interpretiert und auch auf dieser behandelt - ein bemerkenswerter Ansatz zum Verständnis der energetischen Medizin. Eine interessante Einführung in eine vergessene Heiltechnik, die von der Autorin seit vielen Jahren mit großem Erfolg angewandt wird.

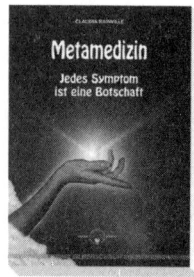

498 Seiten, broschiert
€ [D] 24,90
ISBN 978-3-89845-196-3

Claudia Rainville
Metamedizin
Jedes Symptom ist eine Botschaft

Warum bin ich krank? - Dieser Frage geht die Autorin in diesem umfangreich dokumentierten Buch nach und kommt zu dem einfachen, aber weit reichenden Schluss, dass die Symptome einer Krankheit als Botschaften des Körpers zu verstehen sind. Dank der vielen Fallbeispiele aus ihrer über zwanzigjährigen Forschungs- und Therapiearbeit liest sich dieses Buch wie eine spannende Dokumentation zum Thema Gesundheit.

Weiterführende Informationen zu
Büchern, Autoren und den Aktivitäten
des Silberschnur Verlages erhalten Sie unter:
www.silberschnur.de

Sie können uns alternativ
die beiliegende *Postkarte* zusenden.

Ihr Interesse wird belohnt!

Interessante Diskussionen zu
den Themen des Silberschnur Verlages
finden Sie unter:
www.forum-spiritualitaet.de

*Tauschen Sie sich mit anderen Lesern
aus über Inhalte und Themen,
die Sie wirklich interessieren!*

Hier geht die Silberschnur-Welt weiter!